MÉMOIRES

DE

CHIRURGIE MILITAIRE.

MÉMOIRES

DE

CHIRURGIE MILITAIRE.

DE L'IMPRIMERIE DE J. SMITH.

MÉMOIRES

DE

CHIRURGIE MILITAIRE,

ET

CAMPAGNES

DU BARON D. J. LARREY,

Chirurgien en chef de l'Hôpital de la Garde royale, ex-Inspecteur général du service de santé militaire; ex-premier Chirurgien de la grande armée en Russie, Saxe, etc.; Commandeur de l'Ordre Royal de la Légion-d'Honneur, Chevalier de l'Ordre de la Couronne de Fer; ancien Professeur de l'Hôpital militaire d'instruction du Val-de-Grâce; Docteur en Chirurgie et en Médecine, Membre de l'Institut d'Egypte, des Sociétés de la Faculté de Médecine de Paris, d'Émulation, Philomatique; Associé correspondant de celles de Toulouse, de Montpellier, de Lyon, de l'Académie Impériale Josephine de Vienne; des Académies de Berlin, d'Jéna, de Munich, de Bruxelles, de Madrid, de Rome, de Naples, de Turin.

Eò adductus sum ut multis meorum æqualium hinc indè errantibus viam monstrarem et aliquantulùm munirem. BAGL. PRAX. MED., *lib. I, cap. I.*

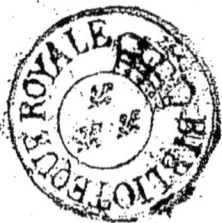

TOME IV.

PARIS

PARIS,

Chez J. SMITH, Imprimeur-Libraire, rue de Montmorency.

1817.

CAMPAGNES
ET MÉMOIRES.

CAMPAGNE
DE RUSSIE.

PREMIÈRE PARTIE.

Eᴏᴘᴇ́ʀᴀɴᴛ jouir du repos dont il semblait que l'on pouvoit se flatter après vingt années d'une guerre extrêmement active, je conçus l'idée de rassembler les notes du journal de mes campagnes, pour les livrer à l'impression, et rendre, par ce moyen, mes travaux profitables aux jeunes officiers de santé militaires.

Cette tâche difficile, que je m'étais imposée, se trouvait à peine remplie, à la fin de l'année 1811, par la publication des trois volumes de mes Mémoires, lorsque nous apprîmes que le gouvernement faisait encore d'immenses préparatifs de guerre, et prenait des mesures qui annonçaient une expédition lointaine.

Les craintes que j'en conçus ne tardèrent pas à être confirmées par l'ordre inattendu de départ que je reçus, en même temps qu'on m'adressa le décret (du 12 février 1812) qui me nommait chirurgien en chef de la grande-armée. Il ne me fut plus alors permis de douter de l'ouverture d'une nouvelle campagne.

Le point de rendez-vous du quartier général de l'armée était à Mayence : cependant, avant de me mettre en route pour m'y rendre, je m'occupai, en ce qui me concernait, de l'organisation du service de santé de l'hôpital de la garde, et du personnel de ses ambulances, dont la direction particulière fut confiée, sur ma proposition, à M. Paulet, chirurgien en chef adjoint.

Je quittai Paris le 24 du même mois, et j'arrivai à Mayence le 1.er mars. Cette journée fut consacrée à la visite des autorités militaires. Le lendemain je pris, de l'intendant général par *intérim*, M. l'ordonnateur Joinville, les instructions dont j'avais besoin pour organiser mon service. La plus grande partie des troupes qui composaient l'armée avait déjà franchi le Rhin, et marchait à grandes journées vers la Prusse. On ne connaissait pas le but de l'expédition : on pensait généralement que l'on devait s'embarquer sur la Baltique pour passer en Angleterre, ou dans d'autres pays plus éloignés. Le quartier général, qui fermait la marche des troupes, quitta Mayence le 8 mars, et il était à Fulde le 12. Après y avoir séjourné, on partit pour Erfurt, où nous étions arrivés le 18.

Nous reçûmes bientôt l'ordre de nous rendre à Magdebourg. Le mauvais temps et les chemins dégradés par le passage de l'artillerie rendirent cette courte marche extrêmement pénible.

Pendant notre séjour à Magdebourg, nous prîmes, le médecin en chef de l'armée M. le baron Desgenettes et moi, des dispositions pour l'amélioration des hôpitaux.

Cette ville, l'une des plus commerçantes de l'Allemagne, était devenue, sous la domination française, une place de guerre presque imprenable; elle formait un entrepôt d'armes considérable et un magasin immense pour les armées de la confédération du Rhin; elle aurait été par la suite l'une des principales citadelles de l'Elbe et des plus fortes clefs de la Saxe. On y continuait avec une grande activité les travaux des fortifications et les préparatifs du siége. La cathédrale et l'arsenal sont dignes de remarque. Cette ville a donné naissance au célèbre Othon Guerricke, inventeur de la machine pneumatique.

De Magdebourg le quartier général eut ordre de se rendre à Berlin, en passant par Brandebourg.

Dès notre arrivée dans cette première ville (le 2 avril), je rassemblai tous les chirurgiens de l'armée pour les classer et les distribuer dans les ambulances; j'ouvris un cours de chirurgie militaire, et les fis exercer à la pratique des opérations. Les jeunes officiers de santé de l'académie de Berlin rivalisaient avec les nôtres de zèle et d'émulation; ils assistaient régulièrement à mes leçons, et partageaient avec nous tous les travaux de l'amphithéâtre. M. le chevalier Gœrcke, chirurgien général des armées prussiennes, leur avait donné cette impulsion. Ce célèbre praticien est dans une sollicitude permanente pour ses élèves; il leur consacre ses soins, ses veilles et tous les secours que des enfans auraient droit d'attendre de leur père. Nous fûmes comblés de bienveillance et d'attentions par ce respectable confrère, et nous nous rappellerons toujours avec plaisir les marques d'intérêt que nous donnèrent MM. Hufeland, premier médecin du roi; Grœffe, professeur de chirurgie; Wibel, médecin en chef des armées prussiennes; Rudolphi, professeur d'anatomie et directeur du muséum anatomique, etc.

J'ai vu pour la deuxième fois avec satisfaction

ce riche muséum; j'y ai remarqué quelques
pièces d'angéiologie, qui prouvent que les anatomistes de Berlin ont porté l'art des injections au degré de perfection qu'offrent celles de
Prochaska et de Sœmmerring. Les injections relatives aux membranes synoviales, aux ligamens
et aux extrémités articulaires des os, sont d'une
grande beauté. L'on voit aussi, au milieu de cette
précieuse collection, des embryons extrêmement
curieux par les maladies organiques qui se sont
établies dans ces fœtus au moment de leur formation. J'ai observé comme une chose assez rare
dans l'estomac préparé d'un cheval, les chrysalides de la mouche qui en porte le nom. Lorsque
cette nymphe est près de se métamorphoser, elle
se détache de l'estomac, gagne l'œsophage, si elle
en est plus rapprochée, ou bien le tube intestinal,
et se manifeste au-dehors sous la forme de l'insecte
parfait. Il arrive souvent que sa métamorphose
s'opère dans la bouche de l'animal ou dans l'intestin rectum; c'est ce qui avait fait croire à quelques naturalistes que cette mouche parcourait
tout le système intestinal, sans obstacle et en
différens sens. Cette mouche, à peine sortie du
corps de l'animal, va se fixer à l'un des points
favorables de sa surface, et y pond ses œufs; le
cheval les enlève avec sa langue et les avale; la
chaleur animale les fait promptement incuber

dans son estomac; les larves se réfugient dans l'intervalle des replis, s'y nourrissent et s'y accroissent rapidement; elles se convertissent bientôt en nymphes ou chrysalides, pour se métamorphoser ensuite en mouches, ainsi que nous l'avons dit.

Un autre phénomène non moins curieux, quoique très-connu, c'est le pipa mâle et femelle que nous avons vu dans ce cabinet. Il y a également des pipas au cabinet du Roi à Paris. Le pipa femelle présente à son dos une sorte de guêpier, c'est-a-dire une série de trous orbiculaires très-rapprochés les uns des autres, et à différens degrés de dilatation ou de resserrement. Pendant la ponte, ces ouvertures se dilatent; et, à mesure qu'elle se fait, le mâle saisit les œufs avec sa patte antérieure, et les dépose dans les petits sinus qu'il remplit l'un après l'autre; l'incubation s'y opère, et les têtards s'y nourrissent jusqu'à leur métamorphose : les petits crapauds en sortent ensuite pour ne plus y rentrer. Ces trous sont sans cesse remplis d'un mucilage qui sert sans doute à nourrir ces reptiles.

Je rendrai compte, dans un autre endroit, de quelques maladies chirurgicales que nous avons observées dans les hôpitaux de Berlin.

Avant de quitter cette capitale, j'organisai six divisions d'ambulances volantes, composées

chacune de huit officiers de santé. Chaque chirurgien-major exerçait journellement sa division, d'après mes instructions, à la pratique des
opérations et à l'application des bandages. La
plus grande émulation et la plus exacte discipline
régnaient parmi tous les chirurgiens.

Nous partîmes de Berlin le 30 avril, et nous
arrivâmes à Francfort-sur-l'Oder le 2 mai. Pendant
le séjour que nous y avons fait, je me suis appliqué
à perfectionner nos ambulances et à faire améliorer les hôpitaux que nous trouvâmes en très-
mauvais état.

Deux monumens remarquables y fixent à juste
titre l'admiration des étrangers; l'un est le tombeau du général Kleist; l'autre, situé sur la rive
droite du fleuve, à une très-courte distance du
pont, est un mausolée érigé à la gloire du prince
Léopold de Brunswick, gouverneur de la ville,
pour perpétuer le souvenir de l'acte héroïque de
dévouement dont il a été victime en avril 1795:
des statues allégoriques, d'un travail précieux,
retracent les vertus de ce prince et les regrets
des habitans.

Le 10 mai, nous arrivâmes à Posen. Nous igno-
rions encore le but de notre campagne: cependant les corps d'armée grossissaient, une artillerie
formidable et des équipages sans nombre s'avançaient de toutes parts. Je profitai de quelques

jours de repos que nous prîmes dans cette ville,
pour achever l'organisation des ambulances volantes et faire exercer mes collaborateurs à la
pratique des opérations. Nous fîmes de nouvelles
recherches sur la nature et les causes de la plique
polonaise; elles confirment l'opinion que je m'en
étais déjà faite dans la première campagne de
Pologne (c'est-à-dire que cette affection n'est
qu'une maladie factice).

La grande armée fut bientôt arrivée sur la rive
gauche de la Vistule : le dénombrement qui en
fut fait au moment du passage nous donnait
environ 400,000 hommes, tant d'infanterie que
de cavalerie, fournis par les Français, les Espagnols, les Napolitains, les Italiens, les Autrichiens,
les Prussiens, les Bavarois, les Wurtembergeois,
les Westphaliens et les Saxons; ce qui formait
dix corps d'armée, y compris la garde et son
corps de cavalerie. Des généraux habiles étoient
à la tête de ces corps, sous les ordres de
Napoléon. Le quartier général, qui marchait le
dernier, se dirigea sur Thorn, où nous arrivâmes
le 2 juin au matin. Le lendemain, toutes les autorités furent réunies pour former autant de conseils
particuliers. Je faisais partie du grand conseil
des hôpitaux. Après avoir recueilli les avis ou
les observations de chacun de ces conseils sur
les diverses branches du service qui les concer-

naît, le chef de l'armée fit un ordre du jour dans lequel étaient tracées la marche des troupes et les précautions à prendre pour franchir avec le plus de célérité possible les contrées désertes que nous avions à parcourir en entrant dans la Russie.

Après une revue générale, on se remit en marche, et nous arrivâmes à Heilsberg le 10 juin, jour anniversaire du combat livré par les Français devant cette ville en 1807, première campagne de Pologne. L'on ne s'y arrêta point, et le quartier général eut ordre de suivre la route de Tilsitt; mais on rétrograda bientôt, et l'on reprit celle de Kowno, où nous entrâmes le 24 juin. Quelques troupes des avant-gardes russes qui étoient dans cette ville, n'eurent que le temps de couper le pont et de se mettre en retraite. Cependant nos éclaireurs, qui passèrent le Niémen sur des barques, atteignirent une portion de l'arrière-garde, avec laquelle il y eut quelques engagemens qui nous donnèrent une centaine de blessés : je les fis réunir aux hôpitaux de Kowno. Cette ville est avantageusement située sur la rive droite du Niémen, et à l'extrémité d'une colline qui se prolonge flexueusement jusqu'aux environs de Wilna. La route sillonne sa base, et borde un torrent très-profond, qui suit la colline et isole le chemin, qu'on est forcé de suivre sans pouvoir s'en détourner, une fois qu'on y est engagé.

De Kowno à Wilna, la marche a été pénible,
à cause des mauvais chemins, des pluies continuelles et du défaut d'abri. Ces contre-temps et
l'usage immodéré du *chenaps* (eau-de-vie du pays)
ont été funestes à un assez grand nombre de
conscrits de la jeune garde. Cette liqueur est
vraiment pernicieuse pour les personnes qui n'y
sont pas habituées, surtout lorsqu'elle est bue à
trop forte dose : elle se tire du blé, et on ajoute
à la liqueur fermentée de ce graminée, des
plantes excitantes de la classe des narcotiques ;
ce qui lui donne une propriété stupéfiante, comme
on a pu facilement le reconnaître chez ces jeunes
militaires. Tous ceux qui sont morts des effets de
l'abus de cette liqueur ont présenté les phénomènes suivans : il y avait perte des mouvemens musculaires, vertiges, assoupissement; leurs
yeux étaient à demi-ouverts, ternes, larmoyans ;
les conjonctives comme injectées ; enfin ils s'ac-
croupissaient dans les fossés, même sur les chemins, où ils périssaient presque immédiatement :
plusieurs ont présenté des taches gangréneuses
aux pieds et aux jambes.

Nos avant-gardes entrèrent à Wilna, presque
sans éprouver de résistance : la veille de leur
arrivée, l'empereur Alexandre y était encore,
et l'on était très-éloigné de penser que les Français fussent alors aussi près de cette ville. Les

petits combats qui eurent lieu à ses portes ou dans
les environs, nous donnèrent 150 blessés, que je
fis transporter dans les deux hospices de Saint-
Jacques et de la Charité. On ne saurait faire assez
l'éloge des sœurs grises de ces hôpitaux, pour les
soins assidus qu'elles ont prodigués à nos malades.

Parmi ces blessés, que j'opérai et que je fis
panser sous mes yeux, il s'en présenta quelques-
uns chez qui nous observâmes des phénomènes
assez singuliers. Le premier était un officier
polonais, blessé depuis vingt - quatre heures.
Son corps était enflé au plus haut degré par un
emphysème général : la peau était distendue au
point que les membres étaient roides, inflexibles,
les plis des articulations effacés, les yeux entièrement recouverts par la bouffissure des paupières.
Les lèvres étaient d'une grosseur prodigieuse, et
gênaient le passage des liquides dans la bouche ;
le pouls et la respiration étaient presque nuls,
l'anxiété était extrême, la voix faible et entre-
coupée ; enfin l'on peut dire que cet officier était
dans un danger imminent.

Un coup de lance de cosaque avait été porté
obliquement sous l'angle inférieur de l'omoplate
gauche, avec pénétration dans la poitrine et lésion au poumon. Quoique la plaie des tégumens
ne fût point parallèle avec la division des muscles
intercostaux, on l'avait réunie exactement au

moyen d'emplâtres agglutinatifs. Le blessé avait
été mis ensuite sur une charrette et transporté à
Wilna, où il était arrivé pendant la nuit. L'air
qui sortait sans cesse du poumon, s'échappait
par l'ouverture de la poitrine, et s'infiltrait dans
le tissu cellulaire, d'où il se répandait dans l'habitude du corps, ce qui avait été la cause de cet
énorme emphysème.

Mon premier soin fut de lever les emplâtres
agglutinatifs, de débrider la plaie et de la mettre
en parallèle avec l'ouverture de la poitrine. Des
ventouses sèches furent appliquées immédiatement après sur la blessure; elles se remplirent
rapidement de gaz et de sang. Je rapprochai ensuite les lèvres de la plaie, et les maintins en rapport au moyen d'un linge fenêtré, trempé dans
du vin chaud camphré. D'autres ventouses scarifiées furent successivement appliquées sur toute
la surface du corps, principalement au thorax et
aux extrémités.

Je fis faire plusieurs fois, par jour, des embrocations de vin camphré et ammoniacé. Je faisais répéter les scarifications aussi souvent qu'il
en était nécessaire. Je fis de simples mouchetures
aux parties où les ventouses ne pouvaient pas
être appliquées. Je prescrivis pour boisson l'infusion d'arnica montana, du bon bouillon et du
bon vin.

Après le pansement de la plaie, le malade se trouva soulagé; le danger disparut, et il alla toujours de mieux en mieux. Au moment de notre départ, le corps était désenflé des deux tiers, et tout m'annonçait une guérison prochaine. A notre retour de Moscou, j'eus occasion de rencontrer cet officier; il était si bien portant, que je ne l'aurais pas reconnu s'il ne se fût annoncé. Cette cure m'a singulièrement étonné.

Un paysan de l'une des fermes voisines de Wilna, blessé dangereusement d'un coup de feu reçu à bout portant à l'épaule gauche, fut apporté au même hôpital peu de momens après l'officier polonais. La sœur supérieure me pria de le voir et de lui donner mes soins. Je reconnus, au premier aspect, le désordre qui devait exister dans la partie blessée; mais, avant de l'examiner, je fis appeler le chirurgien-major de l'hospice, M. le professeur Bécu.

La balle avait traversé le bras très-près de son articulation, d'avant en arrière. Les muscles, les nerfs brachiaux et l'artère axillaire avaient été rompus ou déchirés, l'humérus brisé en éclats au-dessous de la tête et dans une grande portion du corps de l'os. Le membre était froid, insensible, privé de tous ses mouvemens, et menacé d'un sphacèle complet. L'épaule et tout le côté correspondant de la poitrine étaient couverts d'une forte ecchymose. Les plaies de l'entrée et de la sortie de la balle ayant peu d'étendue, et n'annonçant point évidemment le désordre que j'avais reconnu, MM. les consultans avaient d'abord pensé que l'extirpation du membre que j'avais proposée dès le commencement, n'était pas nécessaire, et que le blessé pourrait conserver le bras : cependant ils cédèrent à mes observations, et furent d'avis que l'opération serait faite sur-le-champ. Malgré le délabrement des parties, je pus employer mon procédé. L'opération fut pénible et difficile, parce qu'une portion de la tête de l'humérus, qui avait été fracturée, s'était fichée à travers les mailles du plexus brachial, sous le muscle sous-scapulaire, et que l'artère ayant été rompue très-haut, je fus obligé de l'aller chercher sous le muscle pectoral pour en faire la ligature. Ce blessé avait été conduit à une guérison complète, lorsque, par des causes qui me sont restées inconnues, il fut attaqué, plusieurs mois après, d'une maladie interne à laquelle il succomba. J'avais obtenu pour lui une indemnité provisoire de 600 fr.

Plusieurs autres blessés intéressans furent traités sous ma surveillance dans cet hôpital. Les notes que j'ai recueillies sur la nature de leurs blessures et sur leur traitement, seront rapportées dans d'autres articles.

Pendant le peu de jours que nous restâmes à Wilna, je fus à même d'observer encore et de suivre
la marche de la *plique*, que MM. les professeurs
de Wilna eurent la complaisance de nous montrer
chez quelques femmes qui languissaient depuis
long-temps à l'hospice Saint-Jacques. On les disait
affectées d'un tricoma général et d'une plique plus
ou moins hideuse, qu'on avait provoquée pour
établir la crise de la maladie principale. En effet,
chez presque toutes ces femmes, on remarquait,
sur différentes parties du corps, des ulcères ou des
cicatrices difformes. Dans l'un et l'autre cas,
l'homme expérimenté retrouvait les traces d'un
vice scrofuleux ou vénérien invétéré. MM. Castel,
Ribes et plusieurs autres médecins français portèrent le même jugement que moi. Cette opinion
ne fut pas goûtée de MM. les professeurs, qui
étaient tous imbus de l'idée qu'ils s'étaient faite
de l'existence d'un vrai tricoma accompagné de
la plique, caractérisée elle-même, chez quelques-unes des femmes, par des mèches entortil-
lées et des calottes épaisses; chez quelques
autres, par des masses de cheveux feutrés, remplis de crasse et de vermine. Cependant, chez
toutes, la racine et le sommet de ces cheveux
pliqués étaient toujours intacts et dans l'état
naturel. C'est sur ce point que portaient nos
argumens, et c'est ce problème que MM. les

professeurs ne purent résoudre. En vain nous demandâmes qu'on coupât toutes les pliques et qu'on soumît toutes les femmes à un traitement méthodique, ayant pour base les préparations mercurielles; on s'y refusa : il fallut rester, chacun de son côté, dans ces deux opinions différentes, tant il est vrai qu'un préjugé est la chose la plus difficile à déraciner. Un jeune médecin polonais, Gadowski, plus sincère et plus exact dans ses observations, a dévoilé ces erreurs dans sa dissertation inaugurale qu'il a faite sur la plique. Le docteur Gasc, médecin français, vient de faire, sur cette prétendue maladie, un ouvrage *ex professo*, qui ne laisse rien à désirer.

L'un des professeurs nous fit voir un cabinet d'anatomie à peine commencé; nous y trouvâmes cependant quelques pièces assez curieuses, surtout une collection de crânes d'un grand nombre de malfaiteurs. On les supplicie avec une espèce de guillotine en usage dans toute la Lithuanie depuis un temps immémorial. L'un de ces crânes appartenait à un homme fameux par ses crimes et par son courage.

Après s'être plusieurs fois évadé des prisons, et être retombé dans les mains de la justice, il allait enfin subir le jugement capital auquel il avait été condamné, lorsque, pour échapper à ce genre de mort, il chercha à se détruire en se coupant les principaux organes génitaux. Il tenta cette opération avec un petit couteau peu acéré, qu'il avait eu l'adresse de cacher. Malgré plusieurs récidives, il put à peine ouvrir les bourses et mettre à nu l'un de ces organes. Pressé sans doute par le temps et par son impatience, il le saisit avec ses doigts, et l'arracha tout d'un coup. Le cordon spermatique se rompit au loin, dans le bas-ventre. A la plus vive douleur, succédèrent aussitôt une forte syncope et d'autres accidens graves qui firent suspendre l'exécution de ce criminel. On le transporta à l'hôpital, d'où il parvint à s'évader encore peu de temps après, pour reprendre son métier de braconnier. On avait trouvé dans la main de cet homme le testicule qu'il venait de s'arracher. Il fut mis dans de l'esprit de vin, où on le conserve. Le cordon a environ trois pouces de longueur.

Après avoir commis encore plusieurs meurtres, ce misérable fut repris, condamné de nouveau à la peine de mort, et décapité sur-le-champ.

On voit aussi, dans ce cabinet, le squelette d'un homme nain, dont la naissance n'avait pas été connue, et qu'on avait rencontré plusieurs fois dans les forêts de la Lithuanie, vêtu de peaux d'animaux non préparées. Son corps était cou-

IV.   2

vert de poils. Il s'approchait rarement des habitations; il se nourrissait de chair d'animaux
et de fruits sauvages, dont il faisait sans doute
provision dans la belle saison. Voilà les seuls détails que nous avons pu recueillir sur la vie de cet
homme, dont le crâne m'a paru avoir beaucoup
de rapport avec la tête du sauvage de l'Aveyron,
que j'avais vu chez M. le docteur Itard, à mon
retour d'Égypte.

Le squelette du sauvage de la Lithuanie a
beaucoup d'analogie avec celui de l'ourang-ou-
tang. Le crâne est très-petit, comparativement
avec celui des personnes même de cette taille et
de cet âge. Le front est presque nul, l'occiput
est très-développé, et forme une saillie très-forte
à la protubérance occipitale. Les deux mâchoires
sont très-saillantes aux arcades dentaires; les
dents incisives et canines, d'une blancheur éclatante, sont presque coniques, aiguës, et plus
longues que dans l'état ordinaire. Les membres
supérieurs ont plus de longueur que chez
l'homme bien constitué; les inférieurs sont très-
courts en proportion, et les calcanéums très-
prolongés en arrière.

Je ne me permettrai aucune réflexion sur le
caractère et les habitudes qui ont pu distinguer
cet individu.

Nous prîmes toutes les mesures nécessaires pour recevoir successivement et faire traiter avec soin, dans Wilna, six mille malades.

Un ordre du jour du 9 juillet régla la marche de la grande armée et celle des quartiers généraux.

Le petit quartier général du corps d'armée reçut en même temps l'avis de se tenir prêt à partir au sortir d'une revue qui devait être passée le 10. Invité officiellement à me rendre au lever du chef suprême de l'armée, j'y reçus directement l'ordre de me trouver à cette revue avec nos ambulances volantes : elle était indiquée pour quatre heures, elle n'eut lieu qu'à six. Le temps était chaud et calme ; mais les nuages épais qui couvraient l'horizon nous menaçaient d'un orage, qui éclata en effet quelques momens après. Lorsque la trompette donna le signal de l'arrivée du chef, des coups de tonnerre se firent entendre et se succédèrent sans interruption ; une effroyable tempête se déchaîna sur la terre. Le ciel était obscurci au point qu'on ne se reconnaissait, à une très-courte distance, qu'à la lueur des éclairs. Une forte grêle, lancée avec violence par les vents impétueux, fit rompre les lignes, et contraignit la plupart des cavaliers à mettre pied à terre pour ne pas être renversés. Les chevaux effrayés cherchaient à s'enfuir, et se jetaient les uns sur les autres. Nous fûmes en un

2 *

instant inondés par des torrens de grêle et de pluie. Enfin la revue ne put se terminer : Napoléon et son état-major furent obligés de rentrer en ville. Je n'avais jamais vu d'orage aussi affreux, aussi épouvantable. Etait-ce le sinistre présage des malheurs qui nous attendaient ?

Cependant nous ne tardâmes pas à nous mettre en marche, nous dirigeant sur Mentianoni et Benchenkowiski. Ici les corps d'armée de nos avant-gardes atteignirent ceux de l'arrière-garde russe. Il s'engagea un combat d'autant plus opiniâtre, que l'ennemi occupait une position extrêmement avantageuse. Nos troupes néanmoins attaquèrent franchement ses lignes, rompirent les rangs, et le forcèrent à une retraite précipitée. Ce combat nous donna environ six cents blessés français et cinq cents russes, qui n'avaient pas été enlevés du champ de bataille.

Tous ces blessés, que je fis transporter dans les temples des juifs de cette ville, reçurent les secours qu'ils avaient droit d'attendre de nous. J'en indiquerai quelques-uns que j'ai opérés.

Un colonel russe, l'un des premiers portés à l'hôpital, avait reçu de l'un de nos cavaliers un coup de sabre qui lui avait coupé le nez à sa base dans toute sa longueur. L'instrument porté obliquement, avait étendu la division sur les deux régions canines et les deux latérales de la lèvre supérieure, dans l'épaisseur des deux os maxillaires, au niveau des fosses nasales. Cette division était bornée à la voûte palatine, qui faisait partie du lambeau renversé sur le menton, lequel ne tenait au reste des parties vivantes de la face, que par les deux petites languettes de la lèvre supérieure, qui servent à former les commissures de la bouche. On voyait, d'une part, toute l'étendue des fosses nasales et la cavité de la bouche, sans arcade alvéolaire; de l'autre, le lambeau de la totalité du nez, de la lèvre supérieure et de la voûte palatine, renversé sur le menton. L'un de mes élèves ayant trouvé ce lambeau froid, et ne tenant que par les deux points dont nous avons parlé, allait le détacher complétement et panser la blessure, selon son indication, lorsque j'arrivai près du blessé. J'écartai les ciseaux du chirurgien; et, après avoir examiné la plaie, je fis tout disposer pour en faire la suture. J'eus quelque peine à enlever des caillots de sang qui remplissaient les fosses nasales, et que la poussière avait rendus concrets. Je détachai ensuite la portion de la voûte palatine qui tenait au lambeau. Elle se composait de la moitié antérieure de l'arcade alvéolaire supérieure. Elle avait été séparée du reste de la mâchoire, d'un côté, entre la canine et la première molaire, et, de l'autre, entre les deux premières molaires.

Je détachai aussi du lambeau plusieurs portions
des os propres du nez et des apophyses mon-
tantes des os maxillaires. Je remis en rapport le
nez et la lèvre, et je procédai à leur réunion par
la suture entrecoupée, commençant par la racine du nez, et descendant successivement sur
ses côtés, dont les bords furent réunis par dix
points parallèles de suture. Un linge fin, fenêtré,
trempé dans l'eau salée, fut appliqué sur toute
l'étendue du triangle qui indiquait la plaie. J'introduisis dans les narines deux portions de grosses
sondes de gomme élastique, pour en conserver
la forme et le diamètre. Elles furent assujéties à
l'extérieur au moyen d'un cordonnet de fil que
j'avais passé à leur extrémité antérieure. Des
compresses graduées furent placées sur les côtés
du nez, et un bandage contentif termina l'appareil. J'eus la satisfaction d'apprendre, à mon retour de Moscou, que cet officier supérieur était
parfaitement guéri, et sans nulle difformité. Cette
cure est remarquable par la gravité de la blessure, et à cause du peu de vaisseaux qui entretenaient une communication entre le lambeau et
les tégumens de la face. La vie s'est reproduite
dans le nez, et sa réunion avec les bords de la
plaie a été exacte et parfaite.

Plusieurs amputations partielles du pied, de
la jambe dans l'épaisseur des condyles, avec

extirpation du péroné, du bras à son articulation scapulo-humérale, furent faites dans la même journée; elles eurent en général un succès complet. Les plus intéressantes seront rapportées aux notices relatives à ces opérations.

De Benchenkowíski, nous marchâmes sur Witepsk. Nous arrivâmes près de cette ville le 26 juillet au soir, et le lendemain nous fûmes en présence de l'ennemi, qui avait pris position en avant. On l'attaqua presque aussitôt : il en résulta un combat assez opiniâtre, qui n'eut point d'effet décisif, parce que les Russes avaient une position tres-avantageuse sur le bord d'une colline demi-circulaire, protégée par une rivière dont ils avaient coupé les ponts. La ville est bâtie sur un plateau assez élevé, qui termine cette colline.

On fit des dispositions pendant la nuit pour tourner cette position et pour établir des ponts sur les points les plus praticables de cette rivière. A la pointe du jour, l'on s'aperçut que les Russes avaient effectué leur retraite. On passa rapidement dans Witepsk pour les poursuivre, mais on ne connut pas bien la direction de leur marche, ce qui engagea sans doute le chef de l'armée à donner l'ordre de rétrograder. Il rentra dans la ville avec son quartier général et toute sa garde, autant pour obtenir des renseignemens certains sur les manœuvres de l'armée russe; que pour laisser reposer ses troupes, qui jusqu'alors n'avaient cessé de faire des marches forcées. On se ressentait déjà de la pénurie des subsistances, et les soldats n'avaient pas reçu de distributions régulières depuis plusieurs jours.

A notre premier passage à Witepsk, nous avions reconnu plusieurs locaux propres à l'établissement des hôpitaux dont on avait grand besoin. On les disposa aussitôt pour y recevoir les blessés des combats des 27, 28 et 29 juillet; il y en avait sept cent cinquante du côté des Français et à peu près autant du côté des Russes.

J'eus beaucoup de peine à assurer sur le champ de bataille le premier pansement de ces blessés. Il fallut se servir du linge des soldats, et employer même nos chemises pour parvenir à l'effectuer. Trois cent cinquante Russes des plus malades avaient été oubliés ou abandonnés dans diverses maisons d'où les habitans s'étaient enfuis. Malgré les recherches que je fis faire, je ne les découvris que le quatrième jour. Il serait difficile de peindre le tableau déchirant que présentaient ces infortunés, presque tous mutilés par les effets du feu d'artillerie, et qui n'avaient pu sortir de leur asyle pour réclamer du soulagement. Nous les trouvâmes couchés sur de la mauvaise paille, entassés les uns sur les autres, entourés d'ordures, et croupissant, pour ainsi dire, dans l'infection. Chez la plupart, la gangrène ou la pourriture d'hôpital avait frappé de mort leurs membres dilacérés par le boulet ou l'obus, et tous mouraient de faim. Je m'empressai d'abord de faire assurer les subsistances de ces malheureux, ensuite je les fis tous panser, et je pratiquai chez plusieurs les opérations les plus difficiles. Enfin je les fis transporter avec nos blessés dans les hôpitaux préparés à cet usage, où ils recevaient les mêmes secours et les mêmes soins que les Français.

Quarante-cinq amputations de bras, d'avant-bras, de cuisses et de jambes furent pratiquées en ma présence par les chirurgiens-majors de nos ambulances légères. Toutes les opérations faites dans les premières vingt-quatre heures ont été généralement suivies de succès ; celles au contraire qui n'ont été pratiquées que les troisième, quatrième ou cinquième jours, n'ont pas aussi bien réussi. Cette différence a été connue et observée par tous les chirurgiens des armées, et il ne peut rester aucun doute sur la nécessité de faire l'amputation sur-le-champ lorsqu'elle est indiquée.

Parmi les blessés les plus importans, il s'en présenta quelques-uns de très-remarquables.

Le premier était un officier du 92.º régiment ;

il avait reçu une balle dans la vessie. Elle fut extraite par l'opération de la taille ; et le malade fut
guéri avant le 3o.ᵉ jour. Cette opération fait le
sujet d'un mémoire qui sera placé à la fin de la
campagne.

Le deuxième était un soldat russe qui avait eu
la cuisse gauche désorganisée par un boulet de
canon. Le fémur était brisé en éclats jusqu'au
trochanter, et les parties molles détruites dans les
deux tiers de l'épaisseur du membre. Il fut décidé,
dans une consultation de plusieurs chirurgiens
habiles, au nombre desquels était M. Ribes, que
l'extirpation de la cuisse était le seul moyen de
sauver la vie au blessé : elle fut pratiquée à l'instant même, et en présence des consultans. Je
suivis mon procédé, et l'opération fut terminée
en moins de quatre minutes. Les lambeaux furent
mis en contact et fixés en rapport au moyen de
plusieurs bandelettes agglutinatives, avec la précaution cependant de ne pas opérer une réunion
trop exacte. Ce Russe, qui avait supporté l'amputation avec un grand courage, n'éprouva aucun
accident jusqu'au 25.ᵉ jour. La suppuration s'était
établie sans effort ; les ligatures s'étaient détachées
du 7.ᵉ au 11.ᵉ jour ; la cicatrice était très-avancée,
et il ne restait d'ouvert que les deux points correspondans aux commissures des lambeaux où
j'avais d'abord placé les ligatures. Les subsis-

tances étant venues à manquer tout-à-coup dans
cet hôpital, par des causes que je n'ai pu connaître, nos blessés, surtout ceux qui étaient hors
d'état de sortir, furent livrés aux effets de la faim :
ils l'appaisaient avec peine au moyen de quelques
pommes de terre mal préparées, de quelques
plantes potagères-bulbeuses ou de mauvais fruits ;
pour boisson, ils n'avaient que de l'eau ou de la
très-mauvaise bière, quoique, avant mon départ,
j'eusse procuré environ deux cents bouteilles de
vin qui devaient être données comme médicament
aux blessés les plus malades ; enfin mon malheureux et intéressant Moscovite s'affaiblit, un mouvement fébrile avec dysenterie se déclara, cette
affection s'aggrava et marcha rapidement, les forces
s'épuisèrent, et il mourut, avec un grand nombre
d'autres blessés, du vingt-neuvième au trentième
jour de son opération, qui aurait eu un succès
complet sans ces funestes complications. Le rapport m'en fut fait à Moscou par le chirurgien-
major de Witepsk, M. Bachelet.

Cet officier de santé reçut, long-temps après,
dans son hôpital, un de nos dragons à qui j'avais
fait la même opération à la cuisse gauche. Il ne
restait plus à se cicatriser qu'une très-petite portion de la plaie chez ce blessé, lors de son passage
dans cette ville, et il jouissait d'ailleurs d'une
bonne santé : il fut évacué plus loin vers l'inté-

rieur de la Pologne; à son passage à Orcha, il était parfaitement guéri. Je reviendrai dans un autre moment sur cette amputation. Toutefois il est évident qu'elle a réussi chez les deux sujets: le premier, au moment où il touchait à sa guérison, a été saisi par la faim, par le chagrin et la misère, et il a dû nécessairement succomber aux effets de ces accidens; j'espère encore découvrir le second, qu'on peut toujours citer comme ayant été complétement guéri de son opération.

Un cas non moins intéressant nous a été fourni par un soldat russe qui fut percé au milieu du front par un biscaïen du poids de quatre onces: son observation sera rapportée dans le mémoire des plaies de tête.

Il y eut aussi plusieurs amputations partielles du pied; d'autres furent faites dans l'épaisseur des condyles du tibia et au quart supérieur de la cuisse. Les fractures des extrémités inférieures et les amputations de cuisse ont eu en général des résultats fâcheux, parce que les malades ne pouvant se lever pour se procurer, chez les habitans, de bons alimens et des liqueurs confortantes, succombaient aux effets de l'abstinence et de leurs blessures graves.

J'assurai, en ce qui me concernait, le service des quatre hôpitaux que nous avions organisés dans Witepsk, et je me disposai à partir avec les ambulances légères. On poursuivit l'ennemi vers Smolensko, ville forte, avantageusement située sur un promontoire très-élevé, défendu par le Niéper du côté de la Russie, et de notre côté bordé de lacs et de marécages: c'était la clef de l'ancienne Pologne; la défense en était facile, surtout contre ceux qui l'auraient attaquée du côté de la Russie. Trente mille Russes environ s'étaient retranchés dans cette forteresse et sur les hauteurs voisines.

A notre passage à Krasnoë, nos avant-gardes atteignirent l'arrière-garde russe : elle ne put soutenir le choc de l'attaque vigoureuse de nos troupes. Quatorze pièces de canon et plusieurs drapeaux tombèrent en notre pouvoir; on fit aussi un assez grand nombre de prisonniers, parmi lesquels se trouvaient beaucoup de blessés que je réunis dans la synagogue et que nous pansâmes immédiatement. De notre côté, nous en eûmes cinq cents, presque tous atteints de coups d'armes blanches. Je laissai dans cette ville plusieurs officiers de santé pour assurer le service d'un hôpital qui y fut établi.

L'armée arriva bientôt sous les hauteurs de Smolensk. Il fallut les attaquer et les enlever à la baïonnette l'une après l'autre. Cette opération, quoique très-difficile, à cause de la position et des défilés tortueux où il fallait passer, fut terminée en vingt-quatre heures. J'arrivai à temps avec nos ambulances pour faire panser les blessés : la place fut attaquée et prise d'assaut, le lendemain 18 août. L'ennemi fit de toutes parts la plus vigoureuse résistance ; mais que pouvait-elle contre la valeur et l'intrépidité des Français tant de fois éprouvées ? La prise de Smolensk sera regardée comme un des faits d'armes les plus honorables parmi ceux de toute la campagne. Le feu ayant pris, pendant l'attaque, dans plusieurs endroits de la ville et des faubourgs, il en résulta un incendie d'autant plus terrible, que la majeure partie des maisons est construite en bois. Cet accident favorisa la retraite des Russes, et l'entrée des Français dans la place.

L'assaut donné à Smolensk est un des plus sanglans que j'aie jamais vus. L'entrée des portes, les brèches et les principales rues étaient remplies de morts et de mourans, presque tous Russes. Leur perte fut immense : il eût été difficile de compter le grand nombre de morts qu'on trouva successivement dans les fossés de la ville, les ravins des collines, sur le bord du fleuve, et au passage des ponts. Nous eûmes, de notre côté, environ six mille blessés et douze cents morts : la plupart avaient reçu les premiers secours sur le champ de bataille, à mesure que les combats les fournissaient. J'avais fait un grand nombre d'opérations aux ambulances d'avant-garde, d'où nous enlevâmes les blessés avec toute la célérité possible, pour les réunir dans quinze grands bâtimens qui furent convertis en hôpitaux. Plusieurs étaient près des principaux points du champ de bataille, d'autres dans les faubourgs, et les plus considérables dans la ville.

Ici, comme à Witepsk, nous fûmes en pénurie de toutes sortes de secours matériels pour les pansemens des blessés. Je dus, comme dans un grand nombre d'autres circonstances, imaginer des moyens qui pussent suppléer à ceux qui nous manquaient : ainsi, au lieu du linge à pansement que nous avions épuisé dès les premiers jours, en outre de celui des soldats blessés, je me servis du papier que nous trouvâmes aux Archives, dont le bâtiment fut destiné à un hôpital. Les parchemins servirent d'attelles et de draps fanons ; l'étoupe et le coton de bouleau (*betula alba*) remplacèrent la charpie, et le papier servit encore avantageusement pour le coucher des malades. Mais quelles difficultés ne fallut-il pas surmonter ! quelles peines n'avons-nous pas eues dans cette conjoncture ! Presque tous les habitans de la ville avaient abandonné leurs maisons, et la majeure partie de celles qui offraient des ressources était devenue la proie

des flammes ou du pillage. Je fus activement
secondé dans tous ces travaux par les chirurgiens des ambulances du quartier général, et par
ceux de la garde. Nous fûmes occupés, nuit et
jour, au pansement de tous les soldats que le fer
et le feu avaient atteints; et, malgré le peu de
moyens que nous avions, toutes les opérations
indiquées furent faites dans les premières vingt-
quatre heures.

Les cas les plus graves et les plus variés se présentèrent en grand nombre chez les blessés que
nous donna la prise de Smolensk.

Une des blessures les plus remarquables était
celle d'un caporal du 13.ᵉ régiment de ligne. Un
boulet de fort calibre avait réduit en pièces la
tête de l'humérus gauche, la clavicule et la totalité de l'omoplate; les fragmens osseux étaient
renversés sur le dos, avec les parties molles dé-
chirées et attrites. Cette plaie était d'un aspect
effrayant. Ce militaire, dans un état de souffrance insupportable, demandait à grands cris
qu'on le débarrassât du reste de son bras et d'un
grand nombre d'esquilles fichées dans les chairs.
Malgré le peu d'espérance que donnait cet infortuné, je tentai l'opération suivante. Après avoir
extirpé le bras, qui ne tenait que par quelques
lambeaux de chair, et avoir lié l'artère axillaire,
je fis l'extraction de toutes les pièces osseuses

détachées des muscles et de leurs périostes ; j'excisai les principaux lambeaux désorganisés ; je rapprochai les bords frangés et inégaux de cette énorme plaie, et je les maintins dans cet état de rapprochement, au moyen de quelques bandelettes agglutinatives et d'un grand linge fenêtré, trempé dans une dissolution de gomme arabique, animée avec le muriate de soude ; des gâteaux d'étoupe fine et le bandage scapulaire terminèrent le pansement. Je confiai ce blessé, qui était, immédiatement après l'opération, entré dans un calme parfait, aux soins de M. Sponville, l'un des chirurgiens-majors des ambulances légères. Je fus informé, par la suite, qu'il avait été évacué, le trente-cinquième jour, de Smolensk sur la Pologne, étant en voie de guérison. Je n'en ai pas eu de nouvelles depuis ; mais il y a tout lieu de croire qu'à moins d'une autre maladie, ce militaire aura été sauvé. —

Je fis, dans les premières vingt - quatre heures, onze amputations du bras à l'articulation scapulo-humérale. Neuf de ces sujets furent complétement guéris avant notre retour de Moscou ; les deux autres succombèrent à la dysenterie. Ce succès extraordinaire justifie l'opinion avantageuse qu'on s'est faite de cette opération. Je pratiquai aussi plusieurs amputations de la cuisse à son quart supérieur, en formant deux

lambeaux. J'aurai occasion de parler de cette
opération à la fin de la campagne.

Il fut extrêmement difficile d'approvisionner
les hôpitaux, pour le grand nombre de blessés et
de malades français et russes que nous y avions.
Les Russes étaient traités pêle-mêle avec les
nôtres, et ils eurent de notre part les mêmes soins
et les mêmes secours. Cependant on parvint à
sauver du pillage et de l'incendie une grande
quantité de médicamens de première nécessité,
du vin et de l'eau-de-vie. On envoya chercher
dans les campagnes voisines des bestiaux, des
subsistances ; et l'on reçut, des ambulances de
réserve, du linge à pansement et de la charpie. Ces
diverses ressources, et le zèle infatigable de nos
chirurgiens, conduisirent assez promptement à la
guérison tous ceux qui n'étaient blessés que légèrement. Toutes les blessures graves étaient en général en très-bon état, lorsqu'un mois après on
vit manquer à la fois les subsistances de toute nature, à l'exception de la farine, dont on avait reçu
quelques convois venant de l'intérieur. Tous les
militaires qui n'étaient pas blessés aux membres
inférieurs, purent se soustraire aux effets de
cette pénurie ; les autres en souffrirent beaucoup.

La nécessité impérieuse d'assurer les secours
à donner à environ dix mille blessés russes et

français réunis dans les hôpitaux de Smolensk,
et la persuasion intime où j'étais que l'armée,
après de si grands succès, et à l'approche des pluies
d'automne, ne s'avancerait plus guère dans le
nord, m'avaient porté à laisser dans cette ville,
outre tous les officiers de santé de la réserve, cinq
divisions de nos ambulances légères. Je partis
avec la sixième et mes deux élèves particuliers,
pour me rendre à Volontina, éloigné de cinq à six
lieues de Smolensk, sur la route de Moscou, où
les avant-gardes, commandés par le général Gudin, avaient engagé un combat d'autant plus
opiniâtre, que les arrière-gardes ennemies s'é-
taient arrêtées sur une chaîne de petites montagnes qui bordent la rive droite du Niéper,
et se prolongent contre sa direction, parallèlement à la ville de Smolensk et aux montagnes
adjacentes. Je fis panser les blessés de ce combat. Le général Gudin était du nombre; mais
j'étais arrivé trop tard pour lui faire l'opération
que ses blessures nécessitaient. Il avait eu l'une
des jambes emportée par un boulet de canon, et
le mollet de l'autre détruit dans toute son épaisseur jusqu'aux os. Des accidens d'une inflammation très-intense se déclarèrent promptement
dans les deux membres; l'érétisme et la gangrène
se manifestèrent rapidement dans les plaies, et la

3 *

mort termina, le troisième jour, les tourmens
de ce digne et brave général, qui avait enlevé à la
baïonnette la position presque inexpugnable de
la montagne de Volontina, quoiqu'elle fût dé-
fendue par les grenadiers de la garde impériale
russe. Nous trouvâmes le défilé de cette montagne rempli des morts de cette troupe d'élite :
les nôtres y étaient dans la proportion d'un à
quatre contre les Russes. Ce nouveau succès, sans
doute, où l'espoir de livrer au premier moment
une dernière bataille décisive, engagea Napoléon à
poursuivre l'ennemi dans sa retraite vers Moscou.
Pour pouvoir le rejoindre, j'accélérai le pansement
de six à sept cents blessés, que le dernier combat
nous avait donnés, et près desquels je fus encore
contraint de laisser ma sixième division d'ambulance légère, qui rentra avec eux à Smolensk.
Il ne resta avec moi que deux aides, et nous ne
pûmes atteindre le quartier général qu'à la première station, à Dorogobouje. Après avoir passé
cette ville et la chaîne de collines qui la précède, on
repasse le Niéper pour la dernière fois, et l'on
découvre les plaines immenses qui comprennent
la majeure partie de la Russie proprement dite.
A l'entrée de ces plaines, et sur le bord du
fleuve, on remarque plusieurs monticules de
terre d'une forme pyramidale, que les habitans

d'un village voisin nous ont dit être les tombeaux des victimes d'une bataille sanglante livrée jadis entre les Russes et les Polonais. M. le baron Percy a décrit, dans un mémoire fort savant lu à l'Institut, des monumens semblables qu'il avoit observés dans différentes contrées de l'Allemagne. La vue de ces tombeaux me fit une douloureuse impression. Ne devaient-ils pas en effet inspirer des idées sombres à des hommes qui se voyaient si éloignés de leur patrie au moment où l'on allait entrer dans la saison des pluies, première période de l'hiver de ce climat, et lorsqu'on pouvait craindre que le mauvais état des chemins n'exposât l'armée, dans sa marche, à de grands dangers, comme nous l'avions déjà éprouvé à Pultousk? (*Voyez* la 1.re campagne de Pologne.) Les routes de la Russie, qui ont une largeur immense, ne sont en effet ni ferrées ni entretenues.

Ces plaines, qui se continuent jusqu'à Moscou et au-delà, sont couvertes de moissons abondantes en été, et de couches plus ou moins épaisses de neige en hiver.

A peine avions-nous traversé la dernière branche du Niéper à Dorogobouje, que j'éprouvai tout-à-coup tous les symptômes du mal de mer, tels que des nausées fréquentes, des pandiculations, des étourdissemens ou vertiges, et des vomissemens. Il me semblait voir aux limites incommensurables de l'horizon, un scintillement ou un trémoussement particulier de la terre, lequel produisait dans mes sens le même effet que le tangage du vaisseau sur mer. Cette illusion ou ces sensations me paraissaient plus fortes lorsque je marchais à pied, moins si j'étais à cheval, et presque nulles quand j'étais couché : la position horizontale du corps m'était la plus favorable. Cette indisposition m'a tourmenté jusqu'à mon retour à Smolensk. Quelle pouvait en être la cause? Est-ce une erreur d'optique, ou un excès de sensibilité de mes organes qui recevaient véritablement une impression défavorable dans le mouvement continuel des grandes masses d'individus et d'objets dont j'étais sans cesse entouré sur ces plaines immenses ?....

A notre passage à Dorogobouje, nous avons trouvé en feu toutes les maisons qui auraient pu offrir quelques ressources. Les progrès rapides de l'incendie nous forcèrent de coucher au bivouac. C'étaient les soldats russes qui avaient mis le feu à la ville, et tous les habitans l'avaient abandonnée.

Ici commencèrent pour nous les privations de toute espèce. Cet exemple sévère devait nous avertir des maux qui nous attendaient sur le reste de la route que nous avions encore à parcourir pour arriver à Moscou. Entraînés par une puissance

invincible, bercés par de vaines espérances de
paix, nous continuâmes d'avancer. Nous attei-
gnîmes bientôt Viasma, ville assez considérable
qui servait d'entrepôt au commerce des deux
Russies. Elle recélait des magasins immenses
d'huile, d'eau-de-vie, de savon, de sucre, de
café et de pelleteries. Nous la trouvâmes presque
toute embrasée. L'armée eut beaucoup de peine
à la traverser; et, comme les vents étaient impétueux, il fut impossible d'arrêter l'incendie. Les
habitans avaient également abandonné la ville, et
l'on peut juger de ce que nous eûmes à souffrir
au milieu de cette désolation. Cependant les
soldats recueillirent dans quelques maisons échap-
pées aux flammes, et même dans les caves de
celles qui étaient incendiées, de la farine, de
l'huile, de l'eau-de-vie, du sucre et un peu de
café.

De Viasma, nous passâmes rapidement à
Giad, ville moins importante, dont presque
toutes les maisons étaient construites en bois :
elle n'avait qu'une seule rue, d'une longueur prodigieuse. Nous la traversâmes comme les deux
autres villes, au milieu des flammes. Cependant
des pluies abondantes qui survinrent lorsque nous
y entrâmes, arrêtèrent l'incendie, et permirent
à l'état-major et à la garde de s'abriter dans les
maisons qui avaient été préservées. Les cam-

pagnes qui avoisinent cette ville étaient couvertes
de gros choux pommés, qui ont été d'un grand
secours, avec du lard et du biscuit qu'on avait
trouvés dans un magasin : nos soldats purent s'en
rassasier momentanément.

Les pluies, quoiqu'elles n'eussent pas été de
longue durée, avaient rendu les chemins impraticables pour l'artillerie. L'armée fut obligée de
s'arrêter autour de Giad pour attendre le beau
temps, sur lequel personne n'osait compter. Cependant, à notre grande et agréable surprise,
les vents passèrent tout-à-coup au nord nord-est,
et nous amenèrent un temps sec. Dans cet intervalle, on fut informé que l'armée russe avait
pris définitivement position sur les hauteurs de
Mosaïsk et près de la Moskowa, où elle s'était
fortement retranchée. Les préparatifs d'une
grande bataille furent ordonnés, et je fus averti,
par le chef suprême de l'armée, de faire en conséquence mes dispositions.

Cette nouvelle m'affecta vivement, parce que
tous mes chirurgiens étaient restés à Smolensk,
et que les fourgons d'ambulance étaient encore
en arrière. Pour suppléer aux officiers de santé
qui me manquaient, je sollicitai un ordre du
jour, qui mettait à ma disposition tous les chirurgiens des régimens, le chirurgien-major, un
aide et un sous-aide exceptés, pour les corps de

l'infanterie ; pour la cavalerie , un chirurgien-
major et un sous-aide. Cette mesure me procura
quarante-cinq chirurgiens , aides ou sous-aides ,
que j'attachai au quartier général.

Une prolongation de séjour de vingt-quatre
heures à Giad donna le temps à plusieurs caissons de nos ambulances de nous rejoindre , et je
fus assez heureux , malgré l'éloignement où nous
étions de la réserve , pour être à peu près en
mesure de fournir les secours nécessaires dans la
journée qui se préparait.

SECONDE PARTIE.

Après trente-six heures de marche, nous nous trouvâmes en présence de l'armée russe : elle était en position, et retranchée sur la crête d'une colline circulaire qui s'étend de la Calouga et de la grande route de Moscou à notre gauche, jusqu'à des forêts que nous apercevions à une grande distance à notre droite. Au pied de la colline est un ruisseau profond, peu guéable, qui rendait cette position inattaquable.

Le défaut de subsistances et de fourrages, surtout le manque d'avoine, avait réduit presque à l'état d'épuisement les hommes et les chevaux. Arrivé sur la ligne de bataille, on fut au dépourvu de toute espèce de secours. L'eau elle-même était extrêmement rare ; il fallait l'aller chercher à la barbe de l'ennemi au ruisseau désigné plus haut. Giad, et l'abbaye de Kolloskoï, voisine du champ de bataille, n'offraient presque aucune ressource. L'incendie de Giad, que tous ses habitans, sans exception, avaient abandonné, éclata de nouveau à notre départ; et, soutenu par la violence des vents, il réduisit la ville en cendres en quelques heures. Les églises et trois ou quatre maisons construites en

briques furent seules épargnées ; elles nous servirent d'hôpitaux, où je fus obligé de laisser
encore une partie de nos officiers de santé.

Cependant les corps d'avant-garde de notre
armée déploient leurs colonnes, et attaquent, le
5 septembre, à deux heures de l'après-midi, la
première ligne de l'ennemi, qui se resserre sur
la deuxième. On enlève quelques redoutes avec
leurs pièces de canon. La masse entière s'ébranle;
tout annonçait des résultats satisfaisans, lorsque
la nuit vient surprendre les combattans et les
oblige, de chaque côté, à cesser le combat et à
reprendre leurs positions respectives.

Je fis panser nos blessés pendant la nuit, et les
fis évacuer immédiatement sur l'abbaye de Kolloskoï, où l'on avait établi l'ambulance générale de
retraite.

La journée du 6 fut consacrée au repos des
troupes et à la reconnaissance exacte des lignes
ennemies. J'en profitai pour faire préparer les
appareils à pansemens, et mettre au fait du service trente-six chirurgiens que j'avais pu réunir
près de moi. Je fis également disposer tous les
objets du matériel des ambulances. Les points
que devait occuper celle du quartier général et
de la garde avaient été désignés par Napoléon
lui-même. Avant de me rendre à ce bivouac, je
parcourus toute la ligne pour donner mes ins-

tructions aux ambulances des corps et des divisions.

Une proclamation eut lieu dans la nuit du 6 au 7 septembre. (*Voyez* le bulletin de l'armée.) Je me rendis, avant le jour, avec l'ambulance, au lieu désigné. C'était un espace carré d'environ cinq cents toises de circonférence; il était situé au centre de la ligne, près des tentes du quartier général. Au lever du soleil, la bataille commença par une attaque générale: le prince Eugène commandait l'aile gauche, le prince Poniatoski la droite, et le prince Murat le centre, où étaient les corps de la garde et le chef de l'armée.

Plus de deux mille pièces d'artillerie appartenant aux deux armées, firent feu en même temps. Nos bataillons s'élancèrent à travers les feux croisés de l'ennemi, pour s'emparer des premières redoutes et rompre ses lignes. L'aile gauche enfonça la colonne qui défendait une des plus fortes positions sur la route de Moscou, et s'avança à grands pas sur Mosaïsk. Le centre, sous les ordres particuliers du maréchal Ney, après avoir essuyé le feu le plus vif des batteries et des redoutes nombreuses qui défendaient le point le plus important de la ligne ennemie, enleva ces redoutes et s'empara de cette position formidable et presque inaccessible.

Le chef de la colonne d'attaque, le général Caulaincourt, fut tué sur la première redoute; les généraux Morand et Lausnaberg, qui lui succédèrent dans le commandement, y furent blessés. Ce dernier mourut peu de jours après de sa blessure : une balle lui avait traversé le bas-ventre en lésant les intestins. La perte de ces généraux ralentit les progrès de cette colonne, et l'on eut assez de peine à conserver les redoutes et la position. De son côté, le prince Poniatoski attaqua avec le même succès, et marcha avec la même fermeté sur les colonnes ennemies qu'il avait à combattre. Toute leur ligne fut ébranlée, leur première position emportée. Ils auraient été totalement coupés sans doute, si la réserve avait pu seconder la colonne du centre, si l'espace qu'occupaient l'infanterie et la cavalerie, déjà très-fatiguées, n'eût pas été aussi étendu, enfin si le jour ne nous eût pas manqué aussitôt : la victoire resta même quelques momens incertaine. Cependant nos bataillons se serrent; animés par une nouvelle impulsion, ils s'avancent avec rapidité, et s'emparent de tout le champ de bataille, en repoussant avec vigueur, devant eux, l'armée russe. La forte résistance qu'elle oppose est funeste à un grand nombre; le reste précipite sa retraite sur Moscou, où il ne cherche point à s'arrêter, et d'où il continue sa marche sur Calouga. Cette sanglante bataille a duré depuis six heures du matin jusqu'à neuf heures du soir. Nous avons eu, de notre côté, une quarantaine de généraux tant tués que blessés, et environ douze à treize mille hommes officiers et soldats mis hors de combat. Les blessés se sont élevés à neuf mille cinq cents. L'on estime la perte de l'ennemi à plus de vingt mille. Il serait difficile de peindre tout ce que présenta d'affreux cette épouvantable journée, où plus de cinq à six cent mille combattans étaient réunis dans un espace d'environ une lieue carrée de terrain.

Les deux tiers des blessés désignés passèrent par notre ambulance générale, dont toute l'armée avait reconnu la position par l'ordre du jour, et par le voisinage où elle était des tentes du quartier général.

J'avais à peine fait faire les préparatifs essentiels, que les blessés arrivèrent en foule, et il y aurait eu beaucoup de confusion si je n'avais suivi l'ordre de pansement et de placement que j'ai observé à toutes les batailles, et dont les principales dispositions sont détaillées dans mes premières campagnes. Je dois à mes estimables collaborateurs, à M. Laubert, pharmacien en chef de l'armée, et à plusieurs de ses jeunes pharmaciens, des éloges et des remercîmens pour le zèle avec lequel ils m'ont secondé dans cette pénible circonstance.

Le petit nombre de sujets élevés en grade, que j'avais près de moi, me forçait à faire moi-même toutes les opérations difficiles. Je devais aussi exercer une surveillance active et sur cette ambulance et sur toutes celles de la ligne.

Il y avait deux ou trois heures que la bataille était commencée, lorsque je fus appelé pour aller porter des secours au général Montbrun, commandant l'un des corps de la cavalerie, blessé mortellement. Il fallut le panser sur le lieu même où le boulet l'avait atteint; il avait eu les reins traversés d'un côté à l'autre par ce projectile. Il y eut peu de chose à faire; la mort était certaine et peu éloignée. J'appliquai un appareil, et fis transporter ce général à un petit village voisin, où il mourut peu d'heures après. J'avais couru le plus grand danger pendant le pansement, puisqu'un boulet avait tué des chevaux qui étaient derrière nous. Je revins à mon ambulance, où je fus encore rappelé pour les généraux Nansouty, Lausnaberg et Romeuf. Le premier avait eu le côté interne du genou droit traversé par une balle, qui heureusement n'avait pas entamé l'articulation. Je débridai les plaies, je lui appliquai un appareil convenable et le remis dans les mains du chirurgien principal Bancel, qui lui donna ses soins jusqu'à parfaite guérison. J'ai déjà fait connaître la blessure du deuxième, laquelle ne présentait d'autre indication que celle d'un pansement simple et des soins consécutifs qu'on lui prodigua avec le plus grand zèle, mais qui furent malheureusement inutiles. Je ne pus rencontrer le troisième, et je ne le vis que le lendemain. Il avait été pansé sur le champ de bataille, et transporté dans le même village où avait été porté le général Montbrun. On n'avait pas reconnu un très-grand désordre que le boulet, étant à la fin de sa course, avait produit dans la hanche droite et à la région lombaire du même côté, sans laisser aucune trace extérieure. Une longue incision que je fis sur-le-champ dans la peau désorganisée de cette région, et distendue par une grande quantité de sang épanché, me fit découvrir toute l'étendue du désordre intérieur. Les muscles étaient dilacérés et réduits en bouillie, l'os coxal et les vertèbres lombaires correspondantes rompues. On peut imaginer quelle avait dû être la commotion que les viscères du basventre avaient reçue. Le général Romeuf mourut la même nuit. Il est impossible de montrer plus

de valeur et de courage que ces honorables victimes, dont les noms méritent d'être inscrits
dans les fastes de l'histoire.

Je rentrai promptement à l'ambulance générale, où je continuai, sans désemparer, jusqu'au
lendemain, très-avant dans la nuit, les opérations
difficiles. Nos fonctions furent d'autant plus pénibles, que le temps était très-froid et devenait
souvent nébuleux. Les vents de nord, de nord-est
ou de nord-ouest, qui n'ont cessé de régner tout le
mois, étaient très-forts, en raison de l'approche
de l'équinoxe. Ce n'était qu'avec beaucoup de
peine qu'on pouvait, pendant la nuit, conserver
sous mes yeux une torche de cire allumée : d'ailleurs je n'en avais absolument besoin que pour
faire la ligature des artères.

Tous les chirurgiens, dans cette journée, ont
donné les preuves les plus signalées de courage
et de dévouement. Les ambulances des corps,
comme celles des régimens, étaient à leur poste ;
elles ont parfaitement rempli leurs devoirs.

Sur onze sujets auxquels je fis, le premier jour,
l'amputation du bras à l'épaule, deux seulement
ont péri dans les évacuations, comme j'en fus
informé par la suite ; tous les autres étaient arrivés
guéris en Prusse et en Allemagne, avant l'époque
de notre retour dans ces contrées. Le plus remarquable de tous ces blessés était un chef de batail-

IV. 4

lon de l'un des régimens d'infanterie de ligne.
Aussitôt qu'il fut opéré, il se mit en route, monté
sur son cheval qu'il ne tarda pas à perdre, ce qui
ne l'empêcha pas de continuer sa marche sans
interruption jusqu'en France, où il arriva guéri,
trois mois et demi après.

Un autre genre d'opération délicate m'occupa
également beaucoup; ce fut l'amputation de la
cuisse à lambeau.

Chez plusieurs militaires de toutes classes,
ce membre s'était trouvé désorganisé, assez haut
pour empêcher de pratiquer l'amputation circulaire, et pas assez néanmoins pour nécessiter
l'extirpation du membre : je dus, dans tous les
cas, faire l'amputation à lambeau au niveau du
grand trochanter, ou à une très-courte distance
de cette apophyse. J'ai indiqué ailleurs la manière de faire cette opération.

Cependant, parmi ces blessés, il se présenta
un sous-officier de dragons, dont la blessure
réclamait l'extirpation de la cuisse. Un boulet de
cinq avait traversé ce membre, du côté externe du
pli de l'aîne, au grand trochanter. Les muscles,
dans tout le trajet du projectile, se trouvaient
détruits, et l'os avait été brisé en éclats jusque
dans l'articulation coxo-fémorale. Néanmoins
l'artère crurale, quoique très-voisine de la plaie,
était restée intacte; le blessé avait perdu peu de

sang, et il ne présentait aucun symptôme fâcheux
sous le rapport de la commotion des organes
intérieurs; enfin il était, à cela près du désordre
local, dans l'état le plus favorable pour l'opération, que j'entrepris, quoique sur le champ de
bataille, avec d'autant plus de confiance qu'il la
demandait instamment. Le lambeau interne était
déjà préparé par l'étendue de la blessure; il se
trouvait seulement moins volumineux que si je
l'avais fait sur des parties intactes. Le muscle
pectinéus en étant isolé, je le laissai en place, et,
sans l'entamer, je coupai sous ce muscle le ligament inter-articulaire qui retenait une portion
de la tête de l'os dans sa cavité, et je terminai
mon opération comme à l'ordinaire. Après avoir
fait toutes les ligatures, je rapprochai les deux
lambeaux; je les fixai en rapport avec des
bandelettes agglutinatives et un appareil convenable. Ce blessé fut transporté ensuite à l'abbaye
de Kolloskoï, d'où il fut successivement évacué
sur Witepsk et Orcha. Le chirurgien-major qui
le reçut dans cette dernière ville, m'écrivit qu'il
avait vu ce sous-officier parfaitemement guéri de
l'opération. J'ignore ce qu'il est devenu depuis.

Si les plaies d'armes à feu à la cuisse, avec
fracture de l'os fémur, exigent en général l'amputation du membre, il en est d'une espèce peu
connue qui la réclament rigoureusement, ou bien

4*

le blessé est condamné à périr après avoir parcouru un cercle de douleurs et de tourmens
inouis. C'est en effet une de ces blessures qui
paraissent les plus favorables à la conservation
du membre, parce qu'elle n'annonce pas à l'extérieur le danger qui l'accompagne.

Une balle, dans le fort de sa course, perce la
cuisse d'avant en arrière, immédiatement au-
dessus de la rotule; ce projectile traverse le
membre de part en part, ou s'arrête dans la
fosse poplitée, selon le degré de résistance qu'il
éprouve de la part de l'os : dans l'un et l'autre
cas, le fémur est rompu transversalement au-
dessus des condyles, et les deux apophyses sont
séparées l'une de l'autre par une fracture perpendiculaire qui pénètre dans l'articulation; l'équilibre est détruit, et la chute du blessé, qui a lieu
immédiatement, augmente le désordre intérieur.
On peut se figurer aisément la série d'accidens
graves qui va se développer, et la terminaison
qu'une telle blessure doit avoir : du reste, il est
assez difficile d'en reconnaître toute la gravité.
Si la balle a terminé sa course sans avoir lésé
l'artère poplitée, les deux plaies n'offrent, au
premier coup d'œil, rien de fâcheux; il n'y a
point ou presque point de déplacement dans
les pièces fracturées, et le blessé souffre peu
dans les premières heures; mais le gonflement

survient bientôt, et l'on ne peut plus faire de recherches : ainsi, d'un côté, l'on est porté à croire que la plaie n'est pas assez grave pour nécessiter l'amputation du membre ; et, de l'autre, on ne connoît point toute l'étendue de la cause qui produit les accidens consécutifs, ce qui aura induit plusieurs fois sans doute les praticiens en erreur, ce qui m'a égaré moi-même pour quelques sujets, atteints de ces sortes de blessures, et que j'ai espéré pouvoir guérir sans opération. L'expérience m'a appris à déterminer d'une manière précise les cas des plaies d'armes à feu à la cuisse, avec fracture ou fracas du fémur, où l'amputation est indispensable, et ceux où l'on peut tenter de conserver le membre par les moyens ordinaires. En attendant que nous puissions traiter complétement cette question, nous allons rendre compte de ce que nous avons observé sur ce point à la bataille de la Moskowa.

Le premier blessé de ce genre qui s'est présenté à cette bataille, et chez qui j'ai eu le bonheur de découvrir toute la gravité du mal, était le colonel du régiment des cuirassiers de la garde impériale russe, comte Sackoveninsk, superbe homme de guerre, d'une constitution robuste et d'un embonpoint considérable. Cet officier supérieur me fut apporté, avec plusieurs de ses camarades, à l'ambulance générale : il avait reçu un coup de balle au-dessus du genou gauche. Après avoir rompu le fémur au-dessus des condyles, ce projectile s'était arrêté sous la peau du jarret, d'où il fut extrait par le chirurgien principal, M. Bancel, qui se disposait à appliquer au blessé un appareil à fracture. Cependant je fus appelé pour examiner la plaie, laquelle, au premier coup d'œil, n'offrait rien de fâcheux. Des recherches plus approfondies me firent découvrir, en outre de la fracture complète de l'extrémité inférieure de l'os, la séparation des deux condyles par une fracture perpendiculaire qui paraissait communiquer dans l'articulation. Je n'hésitai pas alors de proposer l'amputation : les officiers de santé présens ne l'approuvaient pas ; le blessé n'y était pas décidé ; mais, après quelques momens de réflexion, il changea d'avis, et me demanda lui-même à être opéré sur-le-champ. Je pratiquai l'amputation circulaire au-dessus du mal. Mon procédé fut conforme aux préceptes indiqués dans plusieurs articles de mes *Campagnes.* Le blessé fut enlevé du terrain de notre ambulance, et transporté dans un village voisin avec d'autres prisonniers. Les objections qui s'étaient élevées contre l'opération m'engagèrent à faire disséquer aussitôt le membre détaché. L'os était coupé, à son union aux condyles, par une fracture transversale, et les deux éminences, par une autre fracture perpendiculaire. L'articulation était pleine d'un sang noirâtre, albumineux ; l'artère poplitée était dilacérée, et les muscles de la jambe gorgés de sang : certes, il est difficile de rencontrer un cas qui commande plus impérieusement l'amputation. Nous parlerons encore de ce blessé à notre retour de Moscou. Trois cas à peu près semblables se présentèrent dans la même journée : les membres amputés ayant été examinés par un de mes élèves, les mêmes phénomènes furent observés.

J'avais fait conserver le genou à un assez grand nombre de blessés qui avaient eu la jambe emportée ou désorganisée par le boulet, assez près de cette articulation, pour me porter à faire l'amputation de la cuisse, si l'expérience ne m'avait démontré le succès de l'amputation pratiquée dans l'épaisseur des condyles du tibia. Les avantages de cette dernière opération n'ont jamais été mieux appréciés par les malades que dans les circonstances cruelles où ils se trouvèrent. En effet, plusieurs d'entre eux qui avaient su se faire des jambes de bois, eurent le bonheur, quoiqu'elles fussent très-incorrectes, de se soustraire aux vicissitudes pénibles que les amputés des cuisses éprouvèrent dans les ambulances jusqu'à notre retour de Moscou, et au froid rigoureux qui moissonna la majeure partie des blessés hors d'état de marcher, et surtout ceux qu'on transportait à la suite de l'armée. Je rapporterai en peu de mots l'observation que je regarde comme la plus remarquable d'une de ces amputations faites près du genou.

Un jeune officier russe, appartenant au régiment du colonel cité plus haut, avait été atteint au mollet de la jambe droite par une boîte de mitraille. L'un des biscaïens enfermés dans cette boîte s'en écarta au moment où elle traversa l'épaisseur du membre; il s'enfonça dans le creux du jarret, remonta dans la cuisse en suivant les vaisseaux poplités, et se fit jour à la partie moyenne et interne de ce membre. Le mollet était totalement emporté; les deux os étaient fracassés très-haut, et près du genou.

Quoique l'articulation fût restée intacte, aucun des officiers de santé présens ne croyait à la possibilité de conserver le genou. L'un d'eux se disposait même à amputer la cuisse, lorsque le colonel russe, qui parlait français, me fit appeler.

Après avoir bien exploré toute l'étendue de la plaie, je procédai à l'amputation de la jambe dans l'épaisseur des condyles, au-dessus du niveau de la tubérosité rotulienne. Avant de scier le tibia, je désarticulai le péroné: les condyles étaient sains. Je n'avais pu conserver qu'une petite portion des tégumens pour recouvrir en avant la moitié de ces éminences tronquées; ceux du jarret avaient été emportés jusqu'à la cuisse. Je liai l'artère poplitée au point de sa bifurcation. Je débridai la plaie de la cuisse, et j'établis une communication entre elle et celle du moignon, à l'aide d'une bandelette de linge effilé que j'avais recommandé d'extraire lorsque la suppuration serait bien établie. L'application d'un linge fin fenêtré et de l'appareil ordinaire termina le pansement. Ce blessé fut transporté avec le colonel, le prince Gallizin, blessé légèrement, et d'autres officiers russes, dans un village voisin; où ils restèrent jusqu'à leur guérison.

En général, les blessures de cette bataille étaient graves, parce qu'elles avaient été presque toutes produites par le feu d'artillerie, et que celles qui provenaient de la mousqueterie avaient été reçues à bout portant, ou au moins de très-près. D'ailleurs, les balles des Russes, comme nous l'avons remarqué plusieurs fois, sont plus grosses que celles de nos fusils.

Un grand nombre de blessures, faites par l'artillerie, ont exigé l'amputation d'un ou de deux membres. J'en ai pratiqué, dans les premières vingt-quatre heures, environ deux cents; elles auraient eu l'issue la plus favorable si tous nos blessés avaient eu un asile, de la paille pour se coucher, des couvertures et des subsistances. Nous étions malheureusement au dépourvu de toutes ces ressources, et très-éloignés des lieux qui auraient pu nous les fournir.

D'abord le défaut de moyens de transport nous obligea de déposer les malades dans tous les villages voisins, y compris l'abbaye de Kolloskoï, où le plus grand nombre fut réuni. Le séjour que la cavalerie de l'armée avait fait dans le petit cercle d'endroits occupés par nos blessés, avait occasionné la consommation de toute espèce de fourrages, et nous ne pûmes qu'avec peine trouver la quantité de paille nécessaire pour les coucher les premiers jours.

Le peu de pain et de farine que nous avions à l'armée fut bientôt consommé. Nos blessés furent réduits à la viande de cheval, aux pommes de terre et aux tronçons de choux, qui, avec la chair de cet animal, servirent pendant quelque temps à faire la soupe. Ce genre d'alimens ne tarda même pas à s'épuiser : la marche de nos convois était d'autant plus difficile que les routes étaient infestées de Cosaques.

La charpie et le linge à pansement manquèrent également presque partout. On aurait pu néanmoins faire parvenir, de quelques endroits où nous avions trouvé des ressources, plusieurs objets de première nécessité, tels que le pain, la farine, la bière, des médicamens et du linge à pansement. D'après mes réclamations, des ordres supérieurs

avaient été donnés pour profiter de cet avantage ;
mais l'exécution de ces sortes de mesures dépend
ordinairement de trop de monde pour ne pas
éprouver de grandes difficultés ; le temps s'écoule,
et le blessé ne reçoit pas tous les secours qu'il a
droit d'attendre. Les chirurgiens, seuls consola-
teurs de ces infortunés, étaient obligés de laver
eux-mêmes, ou de faire laver sous leurs yeux, le
linge qui avait déjà servi aux pansemens, afin de
pouvoir les renouveler journellement. Enfin, c'est
au zèle infatigable et à l'industrie de mes collaborateurs que la plupart des blessés ont dû leur salut.

L'armée marcha, dès le lendemain de la bataille,
à la poursuite des Russes, qui ne jugèrent pas
à propos de s'arrêter à Mozaïsk, où ils avaient
cependant une position avantageuse.

Je retardai mon départ de trois jours pour
faire achever le pansement de nos blessés, et celui
des Russes qu'on avait successivement enlevés du
champ de bataille et transportés dans nos ambulances.

A notre entrée à Mozaïsk, nous trouvâmes
plusieurs quartiers de la ville en feu. Tous les
habitans avaient fui ; les principales maisons étaient
remplies de blessés russes qui n'avaient pu suivre
l'armée, et qu'on avait laissés sans aucune espèce
de secours. Presque tous ces malheureux avaient
les membres mutilés, et étaient par conséquent

hors d'état de faire aucune démarche pour se
procurer des subsistances. Le plus pressant besoin
dont ils furent tourmentés, si j'en excepte le pansement de leurs plaies, était une soif ardente.
Cette affection me parut avoir beaucoup contribué à la mort d'un grand nombre de ces infortunés qui gissaient au milieu des vivans. Cependant
les chirurgiens russes avaient fait l'amputation
d'un membre à une dixaine de ces blessés; les
deux premiers avaient eu le bras extirpé à l'épaule.
On avait formé deux grands lambeaux, un supérieur ou scapulaire, et l'autre inférieur ou axillaire. Plusieurs ligatures avaient été passées dans
l'épaisseur de ce dernier, pour embrasser l'artère
axillaire, et les deux lambeaux étaient fixés en
rapport au moyen de plusieurs points de suture.
Chez l'un des deux blessés, un gonflement énorme
s'était emparé du moignon; l'érétisme et la gangrène s'y développèrent dans le même jour, et il
mourut la nuit suivante, malgré la précaution que
j'avais prise de couper les ligatures. Nous trouvâmes le second expirant, de l'effet d'une hémorragie survenue peu de temps après l'extirpation.
Il avait été opéré d'après le même procédé. Il paraît que, chez celui-ci, toutes les artères n'avaient
pas été liées. Néanmoins, comme chez le premier,
la réunion des lambeaux était exacte, et les points
de suture étaient même plus multipliés. Je n'ai

pu savoir ce que les autres amputés étaient devenus.

Aidé de quelques soldats de la garde dont j'avois mis l'humanité plusieurs fois à l'épreuve, je pourvus d'abord aux premiers besoins de ces infortunés. Je leur fis distribuer de l'eau et quelques galettes de biscuit que je découvris dans le fond d'un magasin; ensuite je fis enlever les morts. Tous les blessés qui n'avaient pas été pansés, le furent immédiatement. Les églises et la maison commune furent mises en état de recevoir les blessés français; les Russes furent réunis dans des maisons de négocians; enfin, je laissai auprès d'eux, sous la surveillance d'un chirurgien principal, le peu d'officiers de santé qui me restaient, préférant attendre l'arrivée successive de ceux que nous avions en arrière.

Après avoir passé deux jours à Mozaïsk, le quartier-général, en suivant le mouvement de l'armée, se dirigea sur Moscou.

A peine étions-nous éloignés de quelques milles de Mozaïsk que nous fûmes tout étonnés de nous trouver, malgré le voisinage où l'on était d'une des plus grandes capitales du monde, sur une plaine sablonneuse, aride et complétement déserte. L'aspect lugubre de cette solitude qui jetait tous nos soldats dans le découragement, semblait nous présager la désertion entière de

Moscou, et les malheurs qui nous attendaient dans cette cité, dont la richesse devait nous promettre un autre sort.

L'armée traversa cet espace avec peine. Les chevaux étaient harassés, épuisés par la faim et la soif; car l'eau était aussi rare que les fourrages. Les hommes eurent aussi beaucoup à souffrir. On était en effet accablé de fatigue et privé de subsistances. La troupe n'avait reçu depuis long-temps aucune distribution, et le peu de ressources que l'on trouva dans Mozaïsk ne servit qu'à la jeune et à la vieille garde. Un assez grand nombre de conscrits de ce premier corps furent victimes de l'abus qu'ils firent du chenaps (eau-de-vie du pays). On les voyait s'éloigner à quelques pas de leurs compagnons, chanceler, tourner sur eux-mêmes, puis tomber sur les genoux ou s'asseoir involontairement. Ils restaient immobiles dans cette attitude, et expiraient bientôt après, sans proférer une seule plainte. Ces jeunes sujets étaient prédisposés aux effets pernicieux de cette liqueur par l'ennui, les privations et les fatigues excessives.

Cependant nous arrivâmes, le 14 septembre, au soir, dans l'un des faubourgs de Moscou; nous y apprîmes que l'armée russe, à son passage dans la ville, avait entraîné avec elle tous les citoyens et les fonctionnaires publics. Il n'était resté que quelques gens du bas peuple et de la domesticité; en sorte qu'en parcourant les principales rues de cette grande cité, où nous entrâmes le lendemain au matin, nous ne rencontrâmes presque personne. Toutes les maisons étaient entièrement abandonnées : mais, ce qui nous surprit beaucoup, ce fut de voir le feu se manifester dans plusieurs quartiers éloignés, où aucun de nos soldats n'avait encore paru, et particulièrement dans le bazard du Kremlin, bâtiment très-vaste, garni de portiques qui ont quelque ressemblance avec ceux du Palais-Royal à Paris.

D'après tout ce que nous avions vu sur notre passage en traversant la petite Russie, nous restâmes étonnés de la grandeur de Moscou, du grand nombre d'églises et de palais qu'il renfermait, de la belle architecture de ces édifices, de la distribution commode des maisons principales, de la richesse de leur ameublement et de tous les objets de luxe que l'on trouvait dans la plupart. Les rues sont généralement spacieuses, régulières et bien percées. Rien ne semblait être en discordance dans cette cité. Tout annonçait son opulence et le commerce immense qu'elle faisait des produits des quatre parties du monde.

La construction variée des palais, des maisons et des églises, ajoutait infiniment à la beauté de la

ville; il y avait des quartiers qui, par le genre d'architecture des différens édifices, indiquaient par
quelles nations en général ils étaient habités : ainsi
on distinguait facilement le quartier des Francs,
celui des Chinois ou Indiens, et celui des Allemands. Le Kremlin pouvait être considéré comme
la citadelle de Moscou; il est au centre de la ville,
sur un promontoire assez élevé, entouré d'une
muraille à créneaux, et flanquée de distance en
distance par des tours armées de canons. Le
bazard dont nous avons parlé, ordinairement
rempli de marchandises de l'Inde et de fourrures
précieuses, était devenu la proie des flammes, et
l'on ne put profiter que des objets qui avaient été
emmagasinés dans les caves où les soldats pé-
nétrèrent après l'incendie, qui consuma presque
tout l'extérieur de ce bel édifice. Le palais
des empereurs, celui du sénat, les archives, l'arsenal et deux temples fort anciens, occupent le
reste du Kremlin. Ces divers monumens, d'une
riche architecture, se présentent majestueuse-
ment tout autour de la place d'armes. On s'ima-
gine être transporté sur la place publique de
l'antique Athènes, où l'on admirait, d'un côté,
l'Aréopage et le temple de Minerve; de l'autre,
l'Académie et l'arsenal. Entre les deux temples
s'élève une tour presque cylindrique en forme

de colonne, désignée sous le nom de la tour
d'Yvan: c'est plutôt un minaret égyptien, dans
l'intérieur duquel on a suspendu plusieurs cloches
de diverses grandeurs; au pied de cette tour,
on en voit une d'une grosseur prodigieuse dont il
est parlé par tous les historiens. Du haut de
la tour on découvre toute la ville et ses environs: elle se dessine sous la forme d'une étoile
à quatre branches bifurquées. Les couleurs variées des toits des maisons, l'or et l'argent qui
recouvrent les dômes et les chapiteaux des clochers, dont le nombre est considérable, donnent à cette cité l'aspect le plus pittoresque.
Rien n'égale la richesse de l'un des temples ou
églises du Kremlin, (c'était le tombeau des empereurs); ses parois sont recouvertes de plaques
d'or et de vermeil de 5 à 6 lignes d'épaisseur,
sur lesquelles est représentée en relief l'histoire
de l'ancien et du nouveau Testament: les lustres
et les candélabres d'argent massif étaient surtout
remarquables par leurs proportions extraordinaires.

Les hôpitaux, qui fixèrent particulièrement
mon attention, sont dignes de la nation la plus
civilisée du monde: je les distingue en hôpitaux
militaires et en hospices civils. Le grand hôpital
militaire est divisé en trois parties, présentant
ensemble un parallélogramme. La principale par-

tie a été construite sur le bord d'une grande
route, en face d'une caserne immense qu'on peut
comparer à l'école royale militaire de Paris.
Deux bâtimens latéraux, en coupant à angle
droit le premier, ferment l'enceinte de la cour,
d'où l'on communique dans un beau et vaste
jardin qui sert de promenade aux malades. Un
portique, à colonnes d'ordre composite, forme la
façade de ce bâtiment, élevé de deux étages. On
entre d'abord dans un vestibule spacieux, où correspondent les portes d'entrée des salles du rez-
de-chaussée, et où est placé un grand et magnifique escalier qui conduit aux étages supérieurs.
Les salles occupent toute la longueur du bâtiment; elles sont percées, de chaque côté, de fenêtres qui vont presque du plancher au plafond;
elles sont à double châssis de vitres, comme dans
toute la Russie, et parfaitement closes en hiver : des
poêles sculptés sont placés dans l'intérieur aux distances convenables. Il règne dans les salles quatre
rangs de lits uniformes, séparés par les espaces que
commande la salubrité; chaque rang est composé
de cinquante lits, dont le nombre total pouvait se
monter à plus de trois mille, les trois corps-de-
logis de l'hôpital renfermant quatorze salles principales à peu près de la même étendue : les usines,
la pharmacie, la cuisine et tous les accessoires
sont établis très-commodément dans autant

d'endroits isolés, à portée des salles. Cet hôpital est un des mieux construits, des plus vastes et des plus beaux que j'aie jamais vus. Nous n'y trouvâmes qu'un très-petit nombre de malades qu'on fit évacuer sur un deuxième hôpital plus petit, situé près d'un établissement consacré, sous le nom d'Instituts, à l'éducation des enfans des deux sexes appartenant aux militaires morts à la guerre.

Les hospices civils que je devais visiter comme les hôpitaux militaires, pour y faire déposer nos blessés, sont également dignes d'attention.

Les quatre principaux sont l'hôpital de Cheremetow, celui de Gallizin, l'hôpital d'Alexandre, et celui des Enfans-Trouvés.

Le premier, remarquable par sa forme, sa construction et ses distributions intérieures, fut destiné à recevoir les blessés et malades de la garde.

Cet hospice, élevé de trois étages, a la forme d'un croissant; derrière cet édifice se trouvent les accessoires. Un beau portique, qui fait saillie au centre de cette demi-lune, forme l'entrée d'une chapelle qui occupe le milieu du bâtiment: cette chapelle, surmontée d'un dôme, autour de laquelle correspondent les principales salles destinées aux malades, renferme le mausolée du prince fondateur de cet hospice; elle est ornée de colonnes de stuc, de statues et de beaux ta-

5 *

bleaux. La pharmacie est une des plus belles et
des plus riches que je connaisse. Les salles auxquelles on arrive par des corridors, sont de différentes grandeurs; les lits et autres objets du
mobilier y étaient tenus très-proprement : nous
y trouvâmes une vingtaine d'hommes infirmes de
la maison du prince, que nous fîmes isoler dans
l'un des meilleurs quartiers de l'hôpital, pour
qu'ils ne se trouvassent pas au milieu des nos malades, et les mêmes secours leur furent administrés.

L'hôpital de Gallizin, situé à l'extrémité opposée de la ville, était le plus beau de Moscou ;
nous y réunîmes les officiers français blessés. Nous
donnâmes également nos soins à une trentaine
d'officiers russes atteints de blessures graves, que
leurs compagnons avaient déposés dans cet hospice à leur départ de Moscou. Trois d'entre eux
avaient subi une amputation ; deux, celle de la
jambe, et l'autre, celle de la cuisse : celui-ci
mourut, pendant notre séjour, de la fièvre de
résorption produite par les effets de la conicité
du moignon. Les plaies des deux jambes am-
putées étaient frappées de pourriture d'hôpital
chez les deux autres, lorsque je les vis pour la
première fois; l'un succomba aux effets de cette
affection qui prit un caractère gangréneux, et
elle devint favorable à l'autre que nous con-
duisîmes à la guérison : la pourriture que nous

pûmes heureusement arrêter à temps, avait détruit un lambeau que le chirurgien russe avait formé dans l'opération, aux dépens du mollet; dès ce moment, la plaie se trouva de niveau, et la cicatrice s'en opéra, à la vérité d'une manière lente. Plusieurs autres officiers russes étaient atteints de fracas énormes aux jambes, avec désorganisation des parties molles : j'eus beaucoup de peine à les persuader de la nécessité de l'amputation; cependant, deux d'entre eux s'y décidèrent: ce fut pour eux un moyen de salut, et ils parvinrent en peu de temps à la guérison.

Deux officiers français, attachés au corps d'armée polonais, commandé par le prince Poniatoski, furent apportés de l'avant-garde dans cet hôpital; ils avaient reçu tous deux, dans l'un des combats qu'essuya ce corps d'armée, des blessures assez graves pour nécessiter l'amputation du membre; chez l'un, elle avait été pratiquée à la cuisse, et, chez l'autre, à la jambe : le chirurgien principal polonais, M. La Fontaine, auteur d'un ouvrage sur *la Plique*, avait fait ces deux opérations; il avait réuni, par première intention, les plaies de ces deux moignons, et en avait maintenu les bords réunis au moyen de plusieurs points de suture entrecoupés. L'un de ces officiers eut une hémorragie considérable en entrant à l'hôpital, et le moignon était déjà frappé de gangrène : je coupai à l'instant les points de suture; je trouvai le moignon rempli de sang coagulé, et il n'y avait point de ligature : cependant il ne survint pas de nouvelle hémorragie, et le malade éprouva quelque soulagement; mais la gangrène n'en fit pas moins de progrès, et au bout de quelques heures il n'existait plus.

Le deuxième, M. F***, était dans un état d'érétisme violent que je ne pus appaiser par aucun des moyens connus : on avait également cousu le moignon. Les points de suture furent coupés, et l'on appliqua les émolliens sur tout le membre affecté : après quelques momens d'espérance, la gangrène se déclara, et marcha avec une effrayante rapidité; elle s'étendit bientôt à la cuisse qu'elle envahit promptement, et le malade mourut dans les vingt-quatre heures. C'est pour la deuxième fois que je voyais ce mode d'amputation : j'aurai occasion d'en parler encore.

L'hôpital des Enfans-Trouvés, situé sur le bord de la Moskowa, protégé par le canon du Kremlin, est sans contredit le plus vaste et le plus bel établissement de ce genre qu'il y ait en Europe. Il se compose de deux portions d'édifice : la première, où est la porte d'entrée, est destinée au logement du gouverneur, pris parmi les anciens généraux d'armée, à celui de l'administration, des officiers de santé, des bureaux et de toutes les personnes attachées au service de l'hospice ; la deuxième forme un carré parfait. Au milieu de la cour, qui est très-grande, est une fontaine à réservoir qui distribue l'eau de la rivière dans tout l'hôpital. Chacun des côtés se compose de quatre grands étages, autour desquels règne un corridor régulier, peu large, assez spacieux cependant pour que l'air et les individus y circulent librement ; les salles occupent le reste de la largeur, et toute la longueur de chacune des ailes du bâtiment. Dans chaque salle sont placés deux rangs de lits à rideaux ; leur grandeur est relative à celle des enfans ; le quartier des garçons est séparé de celui des filles : la plus grande propreté et le plus grand ordre règnent partout.

Il est à remarquer que le premier bâtiment et la majeure partie des salles du deuxième sont voûtés et d'une construction assez solide pour être à l'abri de l'incendie : les usines et en général tous les accessoires de cet établissement sont au dernier degré de perfection.

Les Russes, lors de leur retraite, avaient emmené avec eux tous les enfans des deux sexes qui avaient passé l'âge de sept ans ; il n'en restait qu'un petit nombre des plus jeunes, qu'on réunit dans un quartier séparé de l'hôpital, et l'on fit disposer le reste des bâtimens pour y recevoir les malades français qu'on ne pouvait transporter : on avait choisi cet asile, dans l'intime persuasion qu'il serait plus respecté par les Cosaques, dans le cas du départ précipité de notre armée.

A peine avions-nous pris possession de la ville, et étions-nous parvenus par nos efforts à éteindre le feu que les Russes avaient allumé dans les plus beaux quartiers, que, par suite de deux causes majeures, l'incendie se renouvela d'une manière plus vive, se propagea rapidement d'une section de la ville à l'autre, et embrasa toute la cité. La première de ces causes est justement rapportée à la volonté, bien prononcée, d'une certaine classe de Russes, que l'on a dit être les individus détenus dans les prisons, dont les portes avaient été ouvertes au départ de l'armée : ces misérables, excités, soit par un ordre supérieur, soit par un mouvement spontané, et dans la vue sans doute d'exercer le pillage, se portaient, aux yeux de tout le monde, d'un palais à l'autre, ou d'une maison à une autre, pour y mettre le feu ; les patrouilles françaises, quoique nombreuses et fréquentes, n'avaient pu les en empêcher : j'ai vu prendre plusieurs de ces individus sur le fait ; on avait saisi dans leurs mains des mèches allumées et des matières combustibles. La peine de mort, appliquée à ceux qu'on prenait en flagrant délit, ne faisait nulle impression sur les autres ; et l'incendie continua trois jours et trois nuits sans interruption [1]. En vain nos soldats coupèrent les maisons pour l'arrêter; la flamme franchissait bientôt les espaces, et en un clin d'œil les bâtimens ainsi isolés étaient embrasés. La deuxième cause devait être attribuée aux vents impétueux de l'équinoxe, toujours très-forts dans ces contrées, et à la faveur desquels le feu croissait, et se déployait avec une activité extraordinaire.

Il serait difficile, dans quelque circonstance que ce soit, d'avoir sous les yeux un tableau plus horrible que celui qui affligeait nos regards. Ce fut surtout pendant la nuit du 18 au 19 septembre, époque où l'incendie était au plus haut degré, que ses effets offrirent un spectacle étonnant: le temps était beau et sec, les vents n'ayant cessé de régner de l'est au nord ou du nord à l'est. Pendant cette nuit, dont l'image effrayante restera toujours gravée dans mon souvenir, toute la cité

[1] L'un de ces incendiaires s'était introduit dans le palais occupé par le général Grouchy, et, une torche allumée à la main, allait embraser la maison, en mettant le feu aux rideaux de son lit, lorsque le fils de ce général (qui m'a raconté ce fait) sauta tout-à-coup sur le corps de ce misérable, et, assisté de ses domestiques, parvint à le mettre à la porte où il fut arrêté par une patrouille française et conduit au tribunal institué contre ces incendiaires.

était embrasée, des gerbes épaisses de flammes de couleurs variées s'élevaient de toutes parts, jusques aux nues, couvraient en entier l'horizon, portant au loin une lumière éclatante et une chaleur brûlante. Ces gerbes de feu projetées dans tous les sens et entraînées par la violence des vents, étaient accompagnées dans leur ascension et dans leur marche rapide, par un sifflement épouvantable et par des détonnations foudroyantes, résultat de la combustion des poudres, du salpêtre, des huiles, résines et eaux-de-vie, dont la plupart des maisons et des boutiques étaient remplies. Les plaques de tôle vernissée, qui recouvraient les bâtimens, se détachaient brusquement par l'effet de la chaleur, et allaient jaillir au loin; des portions très-considérables de solives ou de poutres de sapin enflammées, lancées à de très-grandes distances, servaient à propager l'incendie jusqu'aux maisons que l'on croyait les moins exposées à cause de leur éloignement. L'épouvante et la terreur avaient frappé tout le monde. La garde, le quartier général et le chef de l'armée quittèrent le Kremlin et la cité, et allèrent établir un camp à Pétroski, château de Pierre-le-Grand, sur la route de Pétersbourg. Je restai, avec un très-petit nombre de mes camarades, dans une maison bâtie en pierre, isolée, et située au sommet du quartier franc, près du Kremlin. Je pus

facilement observer de là tous les phénomènes de
cet épouvantable embrasement. Nous avions envoyé nos équipages au camp, étant toujours sur
le qui-vive, pour parer aux événemens ou pour
les prévenir.

Les hommes du bas peuple qui étaient restés
dans Moscou, pourchassés d'une maison à l'autre
par l'incendie, jetaient des cris lamentables. Très-
jaloux de sauver ce qu'ils avaient de plus précieux, ils se chargeaient de ballots qu'ils avaient
peine à porter, et que souvent on les voyait
abandonner pour se soustraire aux flammes.
Les femmes, conduites par un sentiment d'humanité bien naturel, emportaient un ou deux
enfans sur leurs épaules, traînaient les autres par
la main; et, pour échapper à la mort qui les
menaçait de toutes parts, couraient, les jupes
retroussées, se réfugier dans les recoins des rues
et des places; mais l'activité du feu les forçait
bientôt d'abandonner cet asile, et de fuir précipitamment de tous côtés, sans pouvoir quelquefois sortir de cette espèce de labyrinthe, où
plusieurs d'entre elles trouvèrent une fin malheu-
reuse. J'ai vu des vieillards dont la longue barbe
avait été atteinte par les flammes, traînés sur de
petits charriots par leurs propres enfans, qui
s'empressaient de les enlever de ce véritable tar-
tare.

Quant à nos soldats, tourmentés par la faim et la soif, ils bravaient tous les dangers pour ravir du fond des caves et des boutiques embrasées les comestibles, les vins, les liqueurs, et autres objets plus ou moins utiles. On les voyait courir dans les rues pêle-mêle avec les habitans désespérés, emportant tout ce qu'ils avaient pu arracher aux ravages de cet affreux incendie. Enfin, en huit ou dix jours, cette immense et superbe cité fut réduite en cendres, à l'exception des palais du Kremlin, de quelques grandes maisons et de toutes les églises, ces édifices étant bâtis en pierre.

Cette calamité jeta l'armée dans une grande consternation, et nous présagea de plus grands malheurs. Nous crûmes tous ne pouvoir plus trouver ni subsistances, ni étoffes, ni les autres objets nécessaires à l'habillement des troupes, et dont on avait le plus pressant besoin. Quelle idée plus sinistre pouvait se présenter à notre imagination !

Cependant le quartier général vint, après l'incendie, s'établir de nouveau au Kremlin, et la garde se logea dans quelques maisons du quartier franc, qui avaient été épargnées. Chacun reprit l'exercice de ses fonctions [1].

[1] Les corneilles (*corvus-cornix*) qui habitent les clochers des églises, chassées aussi par le feu, de leur séjour accou-

On découvrit, à force de recherches, des magasins de farine, de viandes, de poissons salés, d'huiles, d'eaux-de-vie, de vins et de liqueurs. On en fit quelques distributions aux soldats; mais on voulut beaucoup trop épargner ou emmagasiner, et cet excès de prévoyance, qui n'est quelquefois qu'un prétexte, conduisit à brûler par la suite ou à laisser dans ces magasins des denrées de tout genre, dont on aurait pu tirer les plus grands avantages, et qui auraient même suffi aux besoins de l'armée pendant plus de six mois, si l'on fût resté à Moscou. Il en fut ainsi principalement pour les étoffes et les fourrures qu'on aurait dû s'empresser de faire confectionner, de manière à fournir à nos troupes tous les vêtemens capables de les préserver le plus possible de la rigueur du froid, auquel il fallait s'attendre. De leur côté, les soldats qui ne songent jamais à l'avenir, loin de suppléer, pour leur intérêt, à ce défaut de précautions, ne s'occu-

tumé, vinrent reprendre leur asile. On peut comparer ces oiseaux, pour la quantité, aux pigeons que nous avions trouvés en Égypte : en effet, lorsque ces corneilles sortaient le soir et le matin de leurs clochers, l'horizon en était couvert. Elles se nourrissent de graines et d'insectes. On ne les a jamais vues, comme on l'a faussement rapporté, sur les cadavres des chevaux répandus en grand nombre autour de la ville.

paient qu'à recueillir les vins, les liqueurs, les matières d'or et d'argent, et méprisaient tout le reste.

Cette abondance inattendue qu'ils devaient à leurs infatigables recherches, altéra la discipline de l'armée et la santé des hommes intempérans. Ce seul motif aurait dû faire presser notre départ pour la Pologne. Moscou devint, pour nos troupes, une nouvelle Capoue. Les chefs de l'armée ennemie entretenaient les nôtres dans des espérances de paix : les préliminaires devaient en être signés d'un jour à l'autre. Cependant des nues de Cosaques couvraient nos cantonnemens et nous enlevaient tous les jours un grand nombre de fourrageurs. Le général Kutusoff rassemblait les débris de son armée, et la fortifiait des recrues qu'il recevait de toutes parts. Insensiblement, et sous divers prétextes de pacification, ses avant-gardes se rapprochèrent des nôtres. Enfin le terme des négociations était arrivé, et c'est au moment où le général, ambassadeur français, devait obtenir une dernière décision, que le corps d'armée du prince Joachim fut enveloppé. Notre général ambassadeur put à peine franchir les obstacles qu'il rencontra pour se rendre à Moscou. Déjà plusieurs portions de nos troupes et quelques pièces de canon avaient été enlevées. Neanmoins les di-

vers corps de cette avant-garde, d'abord disper-
sée, se rallient, rompent la colonne russe qui
les cernait, prennent une position favorable,
et s'élancent à leur tour sur la cavalerie nom-
breuse de l'ennemi, qu'ils repoussent avec
force en reprenant une partie des pièces d'artillerie et des soldats faits prisonniers dans la
première attaque. Enfin, l'arrivée du général
Lauriston et des blessés nous confirme, au quartier général, la reprise des hostilités. Des ordres
sont aussitôt donnés pour le départ subit de l'armée; la générale se fait entendre : tous les corps
se disposent à exécuter ce mouvement précipité.
On se hâte de faire quelques provisions, et l'on
se met en marche dans la journée du 19 octobre.

Avant de partir, nous évacuâmes sur Mozaïsk,
et sous l'escorte d'une forte division d'infanterie
commandée par le général Claparède, tous les
blessés et malades transportables : quant à ceux
qu'il n'était pas possible d'emmener, nous les
réunîmes à l'hospice des Enfans-Trouvés, où
j'avais laissé trois divisions d'officiers de santé
pour en assurer le service. J'avais placé auprès
des blessés russes plusieurs chirurgiens français
qui résidaient depuis long-temps dans la ville, et
qui m'avaient demandé de l'emploi, dans l'intention de se rendre utiles près de ces blessés,
et de mériter la bienveillance du gouvernement

russe. La majeure partie des Français établis à
Moscou suivit le convoi des malades, sous la
protection spéciale du chef de la division, à qui
Napoléon les avait recommandés.

L'intention du chef de notre armée était sans
doute d'aller attaquer celle de l'ennemi, de passer ensuite à Kalouga, et d'effectuer la retraite
en Pologne par l'Ukraine.

La crainte où l'on était de manquer de vivres,
et le souvenir des privations que l'on avait déjà
essuyées, avaient porté tous nos compagnons
à faire des provisions. Les uns en avaient
chargé des voitures, d'autres leurs chevaux, et
les soldats en avaient rempli leurs sacs. Jamais
l'armée n'avait été encombrée d'autant d'équipages qu'à sa sortie de Moscou. Celle de Da-
rius, lors de son départ de Babylone, ne présentait sans doute pas autant de richesses et de
bagages. Un brouillard humide et pluvieux, qui
se déclara le lendemain, rendit la marche de ces
équipages extrêmement difficiles, et il y eut alors
un premier désordre, parce que chacun voulait
sauver ses provisions. Cependant nous rejoignîmes l'avant-garde le 23 au soir. Dès ce moment l'ennemi quitta sa position et se dirigea sur
Kalouga.

Le prince Eugène, qui commandait l'avant-
garde, eut ordre de se rendre, par une route de

traverse, à Malajaroslaw, petite ville située dans
un défilé de montagnes, où l'armée de Kutusoff devait passer. L'infidélité des guides et les
mauvais chemins ralentirent la marche, et l'ennemi était arrivé au défilé deux heures avant le
corps du prince. Cependant notre général franchit
les rivières, gravit la montagne, attaqua avec vigueur, et après un combat sanglant s'empara du
défilé, mais trop tard, puisque la majeure partie
des troupes russes était passée. C'est une des batailles qui fait le plus d'honneur à ce guerrier. Les
Russes y perdirent plus de six mille hommes : un
assez grand nombre de prisonniers, beaucoup de
canons et de chariots d'artillerie restés en notre
pouvoir, furent encore le résultat de ce combat.
De notre côté, nous perdîmes plusieurs militaires distingués, parmi lesquels était le général
d'avant-garde Delzon, l'un de mes compagnons
d'Égypte, officier d'un grand mérite et d'une
rare intrépidité. Nous eûmes encore près de
deux mille blessés, dont plusieurs officiers supérieurs, que nous pansâmes sur le champ de
bataille, et qu'on fit transporter à la suite de
l'armée, dans les voitures particulières amenées
de Moscou. Je dois particulièrement des éloges
à MM. Assalini, premier chirurgien du prince,
Pinçon, chirurgien principal du corps d'armée,
et à tous les chirurgiens de ce corps et des am-

bulances de la garde, pour les soins actifs et vigilans qu'ils ont donnés à nos blessés.

Le quartier général et la garde arrivèrent à
Malajaroslaw à la fin de l'action pour être témoins de la victoire du prince Eugène. On en-
cloua les canons, on brûla les chariots qu'on
avait pris ; et, après avoir fait quelques reconnaissances, on poursuivit l'ennemi au-delà du
défilé, à quelques lieues sur la route de Kalouga.
Je fis transporter à Malajaroslaw les blessés
russes. Je ne pus m'y arrêter moi-même pour
les faire traiter, mais je m'en éloignai, avec la
confiance qu'ils y seraient soignés par leurs compatriotes.

L'état-major et la garde rétrogradèrent le
même soir pour rentrer dans la position qu'ils
avaient occupée la veille, à un gros village, à
deux lieues du champ de bataille. Je suivis ce
mouvement, et fis disposer, en arrivant, une
ambulance pour y recevoir les blessés isolés du
combat.

Le lendemain matin 25, à la pointe du
jour, Napoléon, revenant de Malajaroslaw, où
le prince avait couché, fut entouré tout-à-coup,
avec son escorte, par plusieurs milliers de Cosaques, qu'une brume épaisse avait empêché de
distinguer d'abord. Ils enlevèrent plusieurs pièces
de canons, et blessèrent beaucoup de chasseurs à

cheval. Napoléon lui-même courut de grands dangers. Cependant les cavaliers de la garde ayant une fois reconnu l'ennemi, firent des prodiges de valeur, le dispersèrent malgré des obstacles excessifs, et reprirent les pièces d'artillerie. Il ne restait d'autre parti qu'une prompte retraite, qu'on commença à effectuer dès le lendemain. La direction que nous devions suivre n'était pas encore connue. Nous passâmes à Borosck, ou la ville aux noisettes, surnommée ainsi par la grande quantité de ces fruits que nous trouvâmes dans les maisons à notre premier passage.

De là nous traversâmes une portion de pays agréable, riche et très-habité. Il eût été à désirer que nous eussions pu continuer notre route dans cette direction, et entrer en Ukraine pour opérer notre retraite par cette province; mais Napoléon voulant sans doute sauver les blessés et malades que nous avions en grand nombre dans les ambulances de Mozaïsk, Kolloskoï, Giad, Wiasma, etc., et ayant connaissance de l'arrivée de Tormasow, qui avait intercepté les communications à Borrisow, se décida à reprendre la route que nous avions suivie en venant; nous la rejoignîmes en peu de jours. Ce fut un grand sujet de chagrin pour toute l'armée, qui entrevoyait l'affreuse misère que nous aurions à supporter à travers une immense étendue de pays

6*

devenu désert, et ruiné par la destruction des villes, des villages, et par le passage continuel de nos troupes et des Cosaques. Nous entrâmes à Mozaïsk, où il y avait beaucoup de malades des deux nations. Tous ceux qui étaient en état de marcher ou d'être transportés furent évacués; je réunis les autres dans un hôpital, et je leur laissai, ainsi qu'aux blessés russes, des officiers de santé et tous les secours qu'on put se procurer. Une grande partie des équipages de l'armée avait déjà disparu, et l'on ne fit que des distributions imparfaites du biscuit et de la farine que l'on trouva dans les magasins.

Cependant on continua la marche, et on arriva à Kolloskoï. Depuis le combat du 24 jusqu'à notre arrivée à Mozaïsk, le temps avait été assez beau; mais, à notre départ de cette ville, les vents s'établirent au nord-est, le froid alla en augmentant et devint rigoureux; en sorte qu'à notre passage sur le terrain de la bataille de la Moskowa, nous trouvâmes les corps des victimes de cette journée dans un état de congélation.

Je retrouvai, dans les villages voisins de la route, et à l'abbaye de Kolloskoï, les ambulances que nous y avions établies. Dans l'une d'elles étaient les officiers russes dont j'ai déjà parlé; ils étaient guéris de leurs blessures : quelques-uns vinrent à ma rencontre pour me témoigner

leur reconnaissance; ils demandèrent à rester
dans leur patrie, ce que je leur fis aisément
obtenir, et je leur laissai même de l'argent pour
se procurer, près des juifs ambulans, les choses
de première nécessité, en attendant l'arrivée de
leurs compatriotes. Je leur recommandai en
même temps nos malades : j'ai lieu de croire que
ces officiers les auront protégés et n'auront pas
oublié les services qu'on leur a rendus.

A Kolloskoï, je pris, à l'égard de nos blessés, les
mêmes mesures qu'à Mozaïsk. Je passai une partie
de la nuit à en opérer un certain nombre qui
allait périr des effets du fracas énorme et de
l'ulcération profonde des membres. Placés sur
les voitures de l'armée, ils suivaient les équipages
du quartier général; les officiers de santé de nos
ambulances, qui les accompagnaient, étaient
chargés de les panser journellement. La pénurie
des moyens était déjà grande ; il tombait beaucoup de neige, et le froid augmentait toujours.

C'est ici que commença la désorganisation de
l'armée, qu'on ne put rallier qu'imparfaitement à
Wiasma. La route était devenue difficile à cause
de la neige dont la terre était couverte, et le
soldat souffrait beaucoup au bivouac. A Wiasma,
on reçut quelques distributions de farine et très-
peu de pain.

Le quartier général et la garde y séjournèrent

vingt-quatre heures pour laisser reposer la troupe
et lui faire distribuer le peu de vivres qui restait
dans les magasins de la place.

Après avoir fait panser les blessés des deux
nations qui étaient dans les hôpitaux, nous fîmes
évacuer vers la France ceux des nôtres en état
de marcher, et réunir les malades non transportables dans un bâtiment solide à l'abri de l'incendie qui se renouvelait sans cesse dans les
constructions en bois, soit par l'imprudence de
nos soldats, soit par les feux des bivouacs qu'on
allumait autour de ces maisons : c'est une de ces
calamités inhérentes à la guerre, et très-communes,
surtout dans les campagnes d'hiver.

Les moyens de transport nous manquant,
le chef de l'armée fit mettre à notre disposition ses caissons et ses voitures pour les blessés :
les chirurgiens et médecins de sa maison étaient
chargés de les suivre et de les soigner. Je dois
faire l'éloge du zèle et du dévouement qu'ont mon-
trés dans cette occasion MM. les docteurs Ribes,
Jouan, Lherminier et Mestivier : M. Rouyères,
pharmacien, ne fut pas moins utile à nos
malades.

TROISIÈME PARTIE.

L'ARRIÈRE-GARDE, commandée alors par le prince Eugène, nous succéda immédiatement à notre passage à Wiasma, ville presque toute réduite en cendres, et remplie des débris des maisons brûlées, ce qui rendait la marche très-difficile, surtout pour les équipages et l'artillerie : aussi plusieurs divisions de l'armée russe, arrivées à la hauteur de cette ville avant la sortie de notre arrière-garde, profitèrent de cette circonstance pour l'attaquer. Cette attaque fut d'autant plus fâcheuse, qu'elle se fit par une brume épaisse et nébuleuse; en sorte que les troupes du 4.e corps furent bientôt confondues avec celles des Russes, et il en résulta une échauffourée terrible.

Cet événement fut l'une des premières causes de la perte de nos blessés, du moins de ceux qui appartenaient au 4.e corps, et d'une partie des familles françaises, établies à Moscou, qui les avaient accompagnés.

Le corps du maréchal Ney remplaça celui du prince Eugène que cette catastrophe avait considérablement affaibli.

Cependant l'armée continuait de marcher avec

assez d'ordre ; mais les effets des privations et du
froid se firent sentir de plus en plus. Déjà les blessés
et les individus les plus faibles succombaient à ces
cruelles vicissitudes ; les chevaux surtout, privés
de fourrage et constamment au bivouac, périssaient en grand nombre ; souvent, on n'attendait
pas qu'ils tombassent pour les égorger : la chair
de ces animaux que les soldats faisaient griller au
premier feu de bivouac, servait à appaiser la faim
qui les tourmentait.

Nous arrivâmes au Niéper que nous passâmes
à une courte distance de Dorogobouje. Comme
cette ville avait été aux trois quarts brûlée, elle
ne nous offrit presque point de ressources : nous
y trouvâmes beaucoup de blessés pour lesquels
on put difficilement trouver de la farine et
une petite quantité de pain. Tous ceux qui
pouvaient marcher suivirent l'armée, et les non-
transportables furent réunis dans le plus solide
et le meilleur des hôpitaux. Quelques-uns de ces
derniers furent, hélas ! victimes d'un incendie
qui éclata pendant la nuit dans une maison
voisine de l'ambulance. Le feu, dont les progrès
étaient extrêmement rapides, consuma en peu
de momens toutes celles du même quartier : je ne
sortis moi-même de cet hôpital qu'à travers les
flammes, et après avoir employé avec mes collaborateurs, pour sauver les blessés, tous les moyens

que nous pûmes imaginer, et que pouvait permettre la rapidité avec laquelle l'incendie se
propageait.

Après plusieurs journées d'une marche très-
pénible, dans un pays inhabité et couvert de
neige, nous arrivâmes à Smolensk le 12 novembre.

Pendant cet intervalle, nos soldats continuaient
de se nourrir des chevaux morts qu'on trouvait en
grand nombre sur la route.

Nous espérions tous trouver le terme de nos
misères aux portes de l'ancienne Pologne. On
avait lieu de croire qu'il avait été établi de grands
magasins à Smolensk, et que nous pourrions
nous y reposer quelques jours; mais nous fûmes
trompés dans notre attente. A peine y avait-il
quelques subsistances pour les blessés et les malades qui remplissaient les hôpitaux. L'armée ne
reçut presque point de distributions, et elle fut
obligée de continuer sa route dans cet état de
dénuement.

En effet, ici commencent les horreurs dont nous
devions être victimes pendant cette fatale retraite.
Les soldats, pressés par la faim et par tous les
autres besoins de la vie, après avoir forcé les
portes de la ville et pénétré dans les magasins où
ils prirent le peu de mauvais biscuit qui y restait,
furent condamnés aux privations les plus cruelles.
La situation des officiers de santé était surtout

bien déplorable; obligés de consacrer tous leurs momens avec moi au pansement des nombreux blessés que nous avions dans les hôpitaux, ils ne purent s'occuper des moyens de se procurer des subsistances; ils étaient loin de trouver dans ces établissemens la moindre ressource, puisque les malades en manquaient eux-mêmes. Je fus néan-moins assez heureux pour acheter à grand prix deux sacs de farine, que je distribuai à ceux de mes camarades dont les besoins étaient les plus pressans.

J'organisai le service des hôpitaux, j'opérai et je fis opérer sous mes yeux tous les blessés pour lesquels il était nécessaire de recourir à ces moyens, et je laissai auprès d'eux une cinquantaine de chirurgiens.

A peine avait-on fait quelques dispositions pour se remettre en marche, que notre arrière-garde fut attaquée par l'avant-garde-russe, qui la pour-suivit jusqu'à son entrée dans Smolensk, le 13 no-vembre. Cependant on lui opposa une résistance vigoureuse, et l'armée eut le temps d'évacuer la ville et de s'éloigner des montagnes qui l'avoi-sinent. Ce nouvel accident, en précipitant la marche d'une partie des équipages et du trésor que l'on faisait passer par une route de traverse, produisit une telle confusion dans ces convois, qu'ils devinrent bientôt la proie des Cosaques.

Le froid était devenu très-vif. Déjà le thermomètre de Réaumur était descendu à 19° au-dessous
de o ; les vents étaient au nord-est et soufflaient
avec violence. Ces premiers froids, survenus
presque tout-à-coup, furent pernicieux à plusieurs
de nos jeunes gens, et surtout aux animaux, qu'on
trouvait fréquemment, sur les bords du chemin,
étendus morts dans la neige. Ceux de nos compagnons qui avaient contracté la bonne habitude de marcher, et qui avaient pu conserver un
peu de café et de sucre, étaient moins en danger.
L'exercice habituel prévenait l'engourdissement
des membres, entretenait la calorification et le
jeu des organes, tandis que le froid saisissant les
individus portés sur des chevaux ou des voitures,
les jetait bientôt dans un état de torpeur et d'engourdissement paralytique, qui les portait à s'ap-
procher d'autant plus des feux des bivouacs,
qu'ils ne sentaient pas les effets de la chaleur
sur les parties gelées : c'est ce qui provoquait
la gangrène, dont j'ai eu le bonheur de me
préserver en marchant continuellement à pied,
et en me privant entièrement du plaisir de me
chauffer.

De Smolensk à Krasnoë, dans un espace d'environ vingt-quatre lieues, on ne trouva aucune
habitation ; tout avait été brûlé ; la terre était
couverte de neige, et le froid avait augmenté de

deux degrés. L'armée se reposait quelques heures la nuit dans les forêts qu'elle traversait ; mais en général elle avait beaucoup à souffrir et de la faim et de la rigueur de la température. C'est dans cette courte marche qu'on a beaucoup recherché les cognats et les corps de ces chevaux. Un cheval échappé était aussitôt assommé et dépecé presque vivant : malheur à l'animal qui s'éloignait de quelques pas de son maître ! Le partage qu'on faisait de ce butin devenait quelquefois un sujet de rixe entre les individus de toutes les classes ; les femmes elles-mêmes surmontaient tous les obstacles pour en avoir leur part.

L'armée, qui s'était décomposée à son passage à Smolensk, perdit encore beaucoup de monde dans l'intervalle de cette ville à Krasnoë. Le froid et la faim furent les principales causes de la mort. Les équipages et les parcs d'artillerie furent coupés plusieurs fois et dispersés par les Cosaques avec d'autant plus de facilité que les chemins couverts de glaces rendaient la marche extrêmement difficile.

Nous avions espéré trouver des vivres à Krasnoë, et y séjourner au moins vingt-quatre heures ; nous fûmes encore trompés dans notre attente. Le lendemain 17 novembre, à la pointe du jour, nous nous trouvâmes presque cernés par une armée russe très-nombreuse. Il fallut livrer ba-

taille, autant pour pouvoir continuer notre retraite que pour prouver à l'ennemi que nous
n'étions pas sans moyens de défense, comme il
le croyait. Cependant l'arrière-garde et la
vieille garde étaient seules en état de soutenir le
choc; les troupes de ce dernier corps surtout
combattirent avec une extrême valeur. Nous
eûmes près de douze cents blessés, que je fis
transporter à l'hôpital de Krasnoë. Je m'y rendis
pour y opérer les plus graves et faire panser les
autres. Quoiqu'il fût resté assez d'habitans dans
cette ville, ils étaient la plupart juifs : nous man-
quâmes de presque tous les moyens nécessaires
pour le pansement de ces intéressantes victimes;
j'éprouvai les plus grandes difficultés pour leur
assurer les premiers secours; aussi auront-ils eu
beaucoup à souffrir après notre départ. Le
manque de transport ne nous permit d'en emmener avec nous qu'un très-petit nombre. Tous
ceux qui ne purent nous suivre furent réunis à
l'hôpital de la ville, où je laissai des officiers de
santé pour continuer leur traitement [1].

[1] Dans cette circonstance difficile et extrêmement pé-
rilleuse, tous les individus de l'armée montrèrent un sang
froid imperturbable; les femmes françaises même qui
avaient pu nous suivre en partageant nos privations et
nos dangers, portèrent leur courage jusqu'à nous aider à
panser les blessés sous le canon de l'ennemi. M.me Aurore

Après le combat, il était urgent de se remettre en marche pour éviter une nouvelle attaque, et atteindre le plus promptement possible des lieux habités et pourvus de magasins. Presque toute l'armée était sans armes et dans un désordre complet. La garde seule, quoique réduite de plus de moitié, avait conservé ses armes et un bon esprit de discipline. C'était elle qui protégeait la marche des troupes isolées, et tenait en respect celles de l'ennemi, qui ne cessaient de nous poursuivre et de nous harceler.

A notre départ de Krasnoë, la température s'était élevée de dix à douze degrés, et nous eûmes beaucoup moins à souffrir du froid : mais nous fûmes très-fatigués par la neige qui tomba en grande quantité pendant plusieurs jours, et très-tourmentés par la faim, les cognats étant devenus plus rares et les recherches de vivres dans les villages étant plus difficiles, à cause du grand nombre de partisans qui nous flanquaient. On ne s'arrêtait que quelques heures au milieu de la nuit dans les lieux où l'on trouvait quelques ressources, ou au moins du bois pour faire les feux des bivouacs.

Bursay, directrice des théâtres de Moscou, avantageusement connue d'ailleurs par ses talens dramatiques, se fit surtout remarquer par son humanité et une fermeté peu commune aux personnes de son sexe.

Nous passâmes rapidement à Dumbrona, petite ville remplie de juifs, où nous pûmes cependant acheter un peu de mauvaise eau-de-vie et du pain. Nous avions beaucoup de malades dans l'ambulance qui y était établie. Tous ceux qui étaient en état de marcher suivirent l'armée; et plusieurs officiers de santé restèrent auprès des autres pour les soigner. Un incendie assez violent se manifesta, au moment de notre départ, dans l'un des quartiers de cette ville; mais j'ai su depuis que le feu ne s'était pas propagé jusqu'à l'hôpital.

A notre arrivée à Orcha, nous passâmes le Niéper pour la dernière fois; très-heureusement le pont n'avait pas été coupé, et le fleuve n'était pas entièrement gelé. Toute l'armée, toujours protégée par la garde, le passa sans obstacle: il est vrai que l'arrière-garde du maréchal Ney contenait les troupes russes qui nous poursuivaient. Au moment où il espérait nous joindre, le maréchal fut enveloppé lui-même et sommé de se rendre. Nos communications avec ce corps d'armée furent interceptées; les vingt-quatre heures de notre séjour à Orcha se passèrent sans que nous en eussions des nouvelles, et notre inquiétude fut à son comble. Nous avions trouvé à Orcha quelques ressources, qui avaient servi particulièrement à nos malades. Presque tous ceux qui suivaient l'armée s'arrêtèrent dans les hôpitaux de cette place. Je passai

toute la nuit de notre arrivée et le lendemain
à faire panser les blessés et à leur assurer des
cours. Je laissai également auprès d'eux un
nombre suffisant d'officiers de santé.

Les troupes continuèrent leur marche vers
Tolecsehyn; mais on fit garder le pont du fleuve,
ne perdant pas l'espoir de voir arriver l'arrière-
garde. En effet, un officier, envoyé par le maréchal
Ney, nous annonça que ses intrépides soldats, loin
de se rendre, malgré le grand nombre d'ennemis qui les cernaient, étaient parvenus à rompre
les colonnes russes, à se faire un passage, et
qu'ils arrivaient sur les bords du Niéper. Nous
les revîmes avec un extrême plaisir.

Après le passage de ces troupes, le pont fut rompu et brûlé à la barbe de l'ennemi; ce qui arrêta
sa marche pendant quelques jours, parce que le
fleuve n'était pas encore complétement gelé. Malgré cet avantage, notre retraite devenait de plus
en plus pénible; les chevaux de l'artillerie étaient
dans un mauvais état, les chemins impraticables:
la neige n'avait cessé de tomber depuis Krasnoë.

Nous arrivâmes à Tolecsehyn, ville remarquable par le combat sanglant que Charles XII
livra aux Russes sous ses murs. Nous y trouvâmes un magasin considérable de farine, et une
assez grande quantité d'eau-de-vie. Les vingt-
quatre heures que nous y séjournâmes, firent le

plus grand bien aux troupes et aux chévaux. Nous
y laissâmes peu de malades.

En sortant de Tolecsehyn, nous apprîmes que
le 2.ᵉ corps d'armée, commandé par le maréchal
Victor, avait fait sa jonction avec notre avant-
garde; mais on nous annonça en même temps l'arrivée à Borrisow de l'armée de Tormasoff. Le
maréchal Victor suspendit sa marche, et nous laissa
passer pour former l'arrière-garde en remplace-
ment du corps d'armée du maréchal Ney, qui
avait beaucoup souffert.

Les vents, après être restés assez long-temps au
nord-ouest, passèrent graduellement au nord-est.
La température baissa tout-à-coup, et le froid devint d'autant plus vif, que ces vents étaient violens.
Nous arrivâmes devant Borrisow, dont le pont
avait été coupé par Tormasoff, qui occupait la
ville et ses environs, sur la rive droite de la Bérézina, position inexpugnable et hors de la portée
de notre canon.

Notre chemin de retraite étant ainsi coupé et
d'un accès inabordable, on résolut d'aller passer
la rivière à deux lieues plus haut, tandis qu'on ferait des démonstrations d'attaque vis-à-vis l'armée ennemie. Le point du passage fut choisi en
face d'un très-gros village, où l'on put se procurer
à peu près tous les matériaux nécessaires pour la
construction des ponts. Il paraît que c'est dans

IV.   7

ce même lieu que Charles XII passa la Bérézina avant le combat de Tolecsehyn, lorsqu'il poursuivit les Russes, et qu'il évita d'entrer dans Borrisow défendu sans doute par des troupes nombreuses.

En attendant que les ponts fussent construits, le quartier général et la garde allèrent s'établir, la nuit du 24 au 25 novembre, dans le château d'un prince de Radziwil, éloigné d'environ une lieue du point où devait s'effectuer le passage. Ce château, avec ses dépendances, occupe le revers oriental d'une colline qui borde la rive gauche de la rivière. Les fermes de ce château étaient pleines de fourrage et de bestiaux, ce qui fut d'un grand secours pour la cavalerie qui nous restait et pour toute la garde. On y trouva aussi quelques farines et beaucoup de légumes secs.

La crainte d'être brûlé dans les granges me fit rester au bivouac au milieu des grenadiers. Le ciel était serein, et le froid assez vif. Obligé de parcourir le camp pendant la nuit pour visiter les blessés qui nous suivaient, je pus observer à l'aise tout ce qui nous entourait. Je ne tardai pas à être frappé de l'apparition d'une comète, presque parallèle à l'horizon, en regard de l'armée et située droit au nord. Elle paraissait descendre vers le pôle arctique : ce corps lumineux était allongé perpendiculairement et se terminait en une pointe de laquelle se détachait une mince chevelure qui s'élevait en ligne verticale à une très-haute distance. Elle disparut la même nuit, et ne se remontra plus dans la suite. Ce météore singulier avait été observé dans plusieurs points de l'Europe, notamment à Leipzig.

Cependant les deux ponts dont on avait entrepris la construction furent terminés à l'insu de l'ennemi; la garde les passa après les 1er et 4e corps, et l'on aborda la rive opposée sans résistance et sans accident; mais, au passage des canons de gros calibre, l'un de ces ponts se rompit: la marche du reste de l'artillerie, de tous les équipages et des ambulances se trouva ainsi suspendue. Cet accident jeta la terreur chez tous ceux qui étaient restés sur la rive gauche. Dans ce moment de suspension, le corps de Wittgenstein qui nous suivait de près, atteignit notre arrière-garde. Celle-ci fit toute la résistance possible; forcée dans sa position, elle voulut de même effectuer sa retraite, et ce mouvement facilita davantage l'approche de l'ennemi, dont les boulets et les obus tombaient sur la foule immense déjà formée à la tête des ponts, qu'on avait réparés sans doute, mais dont le passage était devenu impraticable, par l'encombrement et le désordre qui y régnaient. L'épouvante était dans tous les esprits; on se pres-

7 *

sait, on se heurtait de toutes parts, on se jetait les uns sur les autres; le plus fort abattait le plus faible, qui était foulé aux pieds de la multitude; les voitures, les chariots d'artillerie, ceux des équipages, étaient renversés et brisés; les chevaux et les conducteurs écrasés sous les débris de ces chariots; enfin, on n'entendait de tous côtés que des cris lamentables. Pour comble de malheur, les ponts mal assurés se rompent une seconde fois. Dès ce moment, toute espérance de salut paraît être détruite; le plus grand nombre ne prend plus conseil que de son désespoir; on s'élance sur un banc de glace, imaginant pouvoir passer la rivière à la faveur des glaçons qui semblent la couvrir, mais on est arrêté près de l'autre rive, où ce banc était interrompu par la force même du courant. Quelques-uns parviennent à franchir cet espace à la nage; d'autres ont le malheur de se noyer, ou de se trouver embarrassés au milieu des glaçons; ils y périssent d'autant plus vite qu'ils sont déjà engourdis par le froid et exténués par les privations. Les plus courageux et les plus sages reviennent sur leurs pas pour se jeter dans les mains des Russes, et se soustraire aux horreurs du spectacle qu'ils avaient sous les yeux.

Le passage de la Bérézina coûta la vie à un grand nombre d'individus de toutes les classes:

on a vu des mères suivre volontairement le sort de leurs enfans tombés dans la rivière, ou se noyer avec eux, les tenant étroitement embrassés. Plusieurs autres actions aussi touchantes ont été observées dans cette catastrophe.

Malgré des difficultés presque insurmontables, j'avais repassé l'un des ponts quelques heures avant sa rupture, dans l'intention de faire transporter sur la rive droite plusieurs caisses d'instrumens de chirurgie dont on avait le plus grand besoin pour les blessés; ce court voyage faillit me coûter la vie. J'étais près de périr dans la foule à mon tour, lorsqu'heureusement je fus reconnu; aussitôt chacun s'empresse de favoriser mes efforts; transporté par les soldats de l'un à l'autre, je me trouvai, à ma grande surprise, en peu de momens sur le pont. Ce témoignage, qu'ils me donnèrent de leur attachement dans cette circonstance, me fit bientôt oublier et les dangers que j'avais courus et la perte que je venais de faire de mes équipages.

Les corps d'armée qui avaient traversé le fleuve les premiers, surprirent l'ennemi derrière la ville de Borrisow. Celui-ci défendit le passage avec opiniâtreté, et il paraissait disposé à abandonner la ville pour ne pas céder le chemin; ce qui rendait notre position très-pénible, à cause des pertes que nous avions éprouvées. L'on fit néanmoins,

dans le premier combat qui eut lieu , 3ooo prisonniers aux Russes, et on leur tua beaucoup de
monde. De notre côté, il y eut environ 600
blessés que je réunis dans un village voisin, où
je les fis panser.

Un mouvement rétrograde qu'avait fait Tormasoff, autant pour faciliter sa retraite que pour
arrêter notre marche , détermina un deuxième
combat qui fut livré principalement par le corps
du prince Poniatoski. Parmi les militaires grièvement blessés dans ce combat , je reçus à l'ambulance du champ de bataille le général Zayonzek ,
l'un des plus anciens généraux polonais au service
de la France. Il avait fait la guerre en Italie, en
Egypte et dans toutes les contrées septentrionales
de l'Europe. Ce brave général avait eu le genou
droit fracassé par une balle reçue, presque à bout
portant, à la tête de sa division. Cette blessure,
dont il a déjà été fait mention, commandait impérieusement l'amputation de la cuisse, que je fis
aussitôt sous le canon de l'ennemi, pendant le froid
le plus rigoureux et sur la neige. Cette opération,
assez remarquable par des circonstances singulières qui se sont présentées, a été suivie d'un succès inespéré, et la Pologne s'enorgueillit de pos-
séder encore l'un de ses plus illustres guerriers,
âgé de plus de quatre-vingts ans.

A l'exception de quelques individus mortellement blessés que je laissai avec des secours dans le village dont je viens de parler, tous ceux qui avaient été frappés dans ces deux combats furent aussitôt évacués sur Wilna, à l'aide des traîneaux que l'on trouva chez les habitans des campagnes.

On découvrit un chemin de traverse qui devait nous faire arriver à cette ville avant Tormasoff et sans être inquiété par ses troupes; on le fit d'abord prendre aux blessés : quant aux équipages, il n'en était plus question; ils étaient tous restés au passage de la Bérézina. Après avoir battu et repoussé l'armée du général russe, qui croyait nous attirer sur sa route, nous nous engageâmes promptement dans le défilé qui nous avait été indiqué. Ce défilé passe à travers des forêts immenses et des lieux marécageux entrecoupés fréquemment par des ruisseaux ou des rivières, dont les ponts étaient très-mauvais. Il eût été facile à une compagnie de Cosaques, armés d'une seule pièce de canon, de nous arrêter dans ce chemin. Nous le parcourûmes heureusement sans obstacle ni accident notables, et nous rejoignîmes la grande route à Smorgonie [1], deux journées avant Tormasoff. Ce fut de cette petite ville que Napoléon partit pour retourner en France, après avoir confié le commandement de l'armée au prince Joachim.

[1] Smorgonie est remarquable par une espèce d'académie pour l'exercice des oursons.

Quoique le froid eût toujours augmenté depuis notre passage de la Bérézina, le mercure n'était pas encore descendu au-dessous de 10 à 12 degrés. Le jour de notre arrivée à Smorgonie, il tomba de la neige cristallisée en étoiles. Ce phénomène était le précurseur d'un froid excessif qui se déclara immédiatement après. Pendant la nuit que nous passâmes au bivouac, le mercure descendit à 18 degrés ; il passa ensuite assez rapidement à 19, 20 et 21 de Réaumur.

Le lendemain, 6 décembre, nous nous remîmes en marche de très-bonne heure pour arriver d'un trait à Osmiana, autre ville assez grande, où nous trouvâmes quelques juifs, à qui nous pûmes acheter de la mauvaise eau-de-vie et du pain. Le froid augmentait progressivement. Avant notre arrivée à Smorgonie, les rivières étaient entièrement prises ; à notre entrée dans Osmiana, mon thermomètre marquait 25 degrés ; il descendit pendant la nuit à 26, et le bivouac fut terrible. Je fus assez heureux pour passer cette fatale nuit dans une chambre chaude et sur un peu de paille, après avoir pris quelques alimens que l'un de mes anciens compagnons d'Egypte, M. Pla, eut la complaisance de m'offrir. Nous nous mîmes en marche le lendemain matin avant le jour, le thermomètre étant à 27 degrés. On pouvait alors à peine se tenir debout, et exécuter de simples

mouvemens. Celui qui perdait l'équilibre et qui
tombait à terre, était aussitôt frappé d'une stupeur glaciale et mortelle. Nous trouvâmes sur la
route un grand nombre de morts provenant de
la 12.ᵉ division militaire, qui était venue à notre
rencontre à Osmiana ¹. Je laissai dans cette ville,
avec quelques officiers de santé, tous les blessés
qui voulurent y rester : il m'était trop douloureux
de les voir périr en route sans pouvoir leur
donner aucun sujet de consolation. A l'exception
de quelques troupes d'élite de la garde, qui avaient
su conserver leurs capotes ou manteaux, leurs
chaussures et leurs gants, toute l'armée était dans
un affreux dénuement, sans armes, sans aucun
signe capable de faire reconnaître les corps ; mêlés
complétement, ils ne formaient plus que des
masses d'individus qui semblaient marcher tout
d'une pièce. Le froid et la faiblesse les portaient
à s'appuyer et à se serrer les uns contre les autres.
Mais rien n'était plus bizarre et plus déplorable
à la fois que leur habillement. Ils étaient tous couverts de fragmens de pelisses, de manteaux, ou de
morceaux d'étoffes de couleurs différentes. Le feu

---

¹ Cette division, commandée par le général Loison,
était de 12,000 hommes en partant de Wilna, et il n'en
est rentré en France que 360, d'après le rapport qui
en fut fait par plusieurs des officiers.

des bivouacs avait consumé graduellement les manteaux, les capotes, les pelisses; on n'avait aucun moyen de les réparer, on n'y pensait même pas; d'ailleurs on ne s'arrêtait nulle part. Toutes ces circonstances expliquent l'état de denuement où le reste de cette grande armée fut réduit avant son arrivée dans la vieille Prusse.

Notre passage à Miedneski, lieu remarquable par un château que le temps a noirci et dégradé (Rownopoli), fut signalé par l'extrême intensité à laquelle le froid était parvenu. La plus grande partie à laquelle des maisons du village, situé au pied de ce château, ayant été brûlées ou démolies, toute l'armée sans exception fut forcée de bivouaquer. Malheur à celui qui se laissait saisir par le sommeil! Quelques minutes suffisaient pour le geler entièrement, et il restait mort à la place où il s'était endormi.

Mon thermomètre, suspendu quelques momens, au milieu de la nuit, à la boutonnière de mon habit, marqua 28 degrés. Il y avait très-peu de différence de la température du jour à celle de la nuit, les rayons du soleil ne pouvant pénétrer l'atmosphère considérablement condensée. Nous étions au milieu d'un brouillard très-rare qui couvrait de cristaux toutes les villosités du corps et des vêtemens. Ceux qui étaient suspendus aux cils, en forme de stalactites, interceptaient plus ou moins le passage de la lumière, et gênaient infiniment pour la marche, qui fut extrêmement pénible jusqu'à Wilna, Kowno, et plus loin encore, parce que le froid resta à peu près au même degré d'intensité.

Les bords du chemin étaient parsemés de soldats qui avaient péri pendant leur marche, dans la nuit du 8 au 9 décembre. Ils appartenaient principalement à la 12.ᵉ division, presque toute composée de jeunes gens. Enfin, nous étions tous dans un tel état d'abattement et de torpeur, que nous avions peine à nous reconnaître les uns les autres. On marchait dans un morne silence. L'organe de la vue et les forces musculaires étaient affaiblies au point qu'il étoit difficile de suivre sa direction et de conserver l'équilibre. L'individu chez qui il venait à être rompu tombait aux pieds de ses compagnons, qui ne détournaient pas les yeux pour le regarder. Quoique l'un des plus robustes de l'armée, ce fut avec la plus grande difficulté que je pus atteindre Wilna. A mon arrivée dans cette ville, j'étais à bout de mes forces et de mon courage; j'étais près de tomber, pour ne plus me relever sans doute, comme tant d'autres infortunés qui avaient péri sous mes yeux.

L'accueil plein de sensibilité que je reçus des sœurs grises de la Charité, en entrant dans leur hospice le 9 au soir, et les soins vigilans qu'elles me prodiguèrent, me rappelèrent à la vie. Cette circonstance restera à jamais gravée dans mon souvenir.

L'empressement que chacun mettait à entrer dans Wilna, cette ville tant désirée, et où nous ne trouvâmes pourtant que peines et misères, produisit en peu de momens vers les portes un encombrement effrayant : on se culbutait, on se déchirait pour entrer. Quoiqu'on eût assigné et fait disposer des couvens pour chaque corps d'armée, toutes ces masses se disséminèrent dans la ville et remplirent aussitôt les cafés, les auberges et les boutiques d'épiciers ; ils burent et mangèrent avec une telle précipitation, qu'en quelques quarts d'heure tous les liquides et les comestibles furent consommés.

Malgré l'extrême confusion qui régnait de tous côtés, la nuit se passa sans accident. Ceux qui ne purent coucher dans les couvens ou dans les maisons, bivouaquèrent sur les places et dans les rues, et ils s'y trouvèrent encore mieux que dans les bivouacs qu'ils avaient supportés jusqu'alors.

Cependant les Cosaques menaçaient déjà les faubourgs de Wilna : leur approche précipita, dès le 10 au matin, dans l'enceinte de la ville, la queue de la colonne, ce qui augmenta le trouble et la confusion. Les sentinelles placées pour la garde des magasins furent forcées, les portes enfoncées, les subsistances et les habillemens pillés par nos troupes et par des juifs. Le désordre fut porté à son comble, et la voix des autorités entièrement méconnue.

Au milieu de tout ce tumulte, le prince Murat, qui avait le commandement de l'armée, sortit précipitamment de son palais, traversa la foule sans gardes, et alla s'établir dans le faubourg de la route de Kowno où l'état-major et la garde le rejoignirent peu de momens après. Le pillage des magasins avait mis une grande quantité de rhum et d'eau-de-vie à la discrétion des soldats. La plupart en firent un usage immodéré; ce qui multiplia le nombre des malades, fit développer la gangrène aux extrémités, et causa même la mort de plusieurs d'entre eux.

Pour moi, après avoir pris quelques heures de repos, je visitai rapidement les hôpitaux pour en assurer le service dans la partie qui me concernait. Je réunis à l'hospice de la Charité les chirurgiens malades et les principaux officiers blessés, que je confiai aux soins particuliers des bonnes sœurs grises. Je laissai dans tous les hôpitaux, en outre des officiers de santé malades, un nombre suffisant de chirurgiens de tous grades, pour le traitement des blessés qu'on avait réunis dans cette ville. Je leur remis des lettres de recommandation pour les médecins en chef de

l'armée russe, et je me disposai à rejoindre la garde
et le quartier général. Je me mis en route la nuit
du 10 au 11 ; et, au lieu de m'arrêter dans le faubourg où ils étaient, je m'acheminai vers Kowno.

Dès le lendemain matin 11, les Cosaques entrèrent dans Wilna, et jetèrent l'épouvante chez
tous les Français qui y étaient restés en nombre
considérable. Les Juifs leur firent éprouver de
mauvais traitemens, et les maladies épidémiques
attaquèrent successivement une grande partie de
ceux qui avaient échappé à cette catastrophe et
aux effets meurtriers du froid et de la faim. J'aurai
occasion de parler de ces affections dans des
mémoires particuliers [1].

A notre départ de Wilna, la température s'était
élevée de quelques degrés ; il tomba dans ce peu
de momens une très-grande quantité de neige
qui rendit presque impraticable le passage de la
montagne qu'on rencontre sur la route, à quelques lieues de la ville. Le peu d'équipages et de
caissons du trésor qu'on avait sauvés des dangers
précédens, furent abandonnés ou brûlés sur cette
fatale montagne ; ainsi l'on peut dire que Wilna
nous a été presque aussi funeste que la Bérézina.

---

[1] Plus tard nous apprîmes que l'arrivée de l'empereur
Alexandre avait fait rétablir l'ordre dans cette cité, et
que nos prisonniers avaient trouvé dans sa munificence et
son humanité de grands sujets de consolation.

Pendant la nuit du 12 au 13, la température baissa de nouveau, et le froid reprit toute sa première intensité. Il se soutint au même degré jusqu'au-delà de Kowno. Notre entrée et notre passage dans cette ville furent aussi difficiles et aussi pénibles qu'à Wilna. Nous y perdîmes de même beaucoup de jeunes gens par l'ivresse où les plongèrent les liqueurs alcoholiques.

J'eus le bonheur de retrouver dans cette ville le docteur Ribes, mon ami, que je n'avais pas vu depuis Wilna. Il était au dernier degré d'épuisement causé par la fatigue et les effets de la rigueur du froid, auquel les tempéramens les plus robustes ne pouvaient résister. J'ai remarqué cependant, toutes choses égales d'ailleurs, que les tempéramens, qualifiés sous le nom de sanguins et chauds, résistaient beaucoup mieux à l'action de cet agent sédatif que ceux qu'on a designés sous le nom générique de lymphatiques : aussi la mort a-t-elle plus épargné les individus des contrées méridionales de l'Europe, que ceux des contrées septentrionales et humides, tels que les Hollandais, les Hanovriens, les Prussiens et autres peuples allemands. Les Russes eux-mêmes, d'après le rapport qui m'en a été fait par plusieurs officiers de santé restés à Wilna, ont perdu, par cette seule cause, plus d'hommes en proportion que les Français. J'employai tous les moyens que me commandait l'amitié pour rappeler chez M. Ribes les forces qui lui échappaient, et pour l'aider à gagner les frontières de la vieille Prusse, contrée que naguère nous considérions comme une seconde patrie.

Dès le lendemain de notre arrivée à Kowno, je m'empressai d'aller visiter les hôpitaux, que je trouvai remplis de malades. Tous ceux qui purent marcher furent évacués vers la Prusse; on pourvut à l'existence des autres, et un nombre suffisant d'officiers de santé fut laissé auprès d'eux pour assurer leur traitement. Ici, comme à Wilna, les magasins furent pillés, ce qui prolongea le désordre et les excès dans l'armée. D'ailleurs, les partisans ennemis ne tardèrent pas à nous atteindre. La majeure partie de nos troupes s'était remise en marche dès le 13 décembre au matin; je ne partis que le 14 à la pointe du jour, avec mon ami et quelques soldats de la garde : nous eûmes beaucoup de difficulté à passer le pont qui était encombré; nous ne parvînmes aussi qu'avec beaucoup de peine au sommet de la montagne qui devance Kowno. Presque toutes les pièces d'artillerie qu'on évacuait de la ville furent abandonnées sur ce chemin escarpé et couvert de glaces. Ce passage fut encore funeste à beaucoup de nos soldats, affaiblis par les fatigues, le froid et la faim; ils ne purent échapper à la poursuite des Cosaques qui avaient passé le Niémen à pied sec. Ce fleuve

était gelé à plusieurs pieds de profondeur, et
cette circonstance était aussi avantageuse pour
eux qu'elle nous devenait funeste, parce que nous
n'avions presque pas d'arrière-garde pour protéger
la marche de nos militaires isolés. Quelques soldats
de la garde qui avaient encore leurs armes, se
trouvant exposés à la charge de ces Cosaques,
eurent beau se rallier pour les repousser, le contact du fer paralysa leurs doigts, les fusils leur
tombèrent des mains sans qu'ils eussent pu les
charger et en faire usage, et ils furent obligés
de nous réjoindre précipitamment.

Enfin, les ennemis s'arrêtèrent et cessèrent de
nous harceler, soit qu'ils eussent préféré s'occuper
de la prise du reste de nos équipages et des pièces
d'artillerie, qu'ils trouvèrent entassés dans le chemin du revers de la montagne, soit qu'ils eussent
craint de s'éloigner trop promptement de leurs
frontières. Nous pûmes marcher paisiblement et
avec sûreté pendant quelques jours. Les soldats
des diverses nations, profitant de cet instant de
repos, se dispersèrent et se rendirent par des
routes différentes à leur destination. Les Français
seuls suivirent la route de Gumbinen.

Trois mille hommes des meilleurs soldats de la
garde, tant d'infanterie que de cavalerie, presque
tous des contrées méridionales de la France,
étaient les seuls qui eussent vraiment résisté aux

IV.   8

cruelles vicissitudes de la retraite; ils possédaient encore leurs armes, leurs chevaux et leur attitude guerrière; les maréchaux ducs de Dantzick et d'Istrie étaient à leur tête; les princes Joachim et Eugène marchaient au centre de cette troupe, que l'on pouvait considérer comme le reste d'une armée de plus de 400,000 hommes, que les habitans du pays avaient vue défiler, six mois auparavant, dans toute sa force et dans tout son éclat. L'honneur et la gloire des armées françaises s'étaient en quelque sorte retranchés dans ce petit corps d'élite.

Les deux premiers jours depuis notre départ de Kowno furent encore très-pénibles. Nous eûmes toujours à souffrir de la faim et du froid rigoureux; mais, arrivés à Gumbinen, et successivement, nous trouvâmes des abris pour nous loger et assez de subsistances pour la nourriture des troupes. Jamais nuit ne m'a paru plus agréable que celle que je passai dans cette ville. Pour la première fois, depuis Moscou, je fis un repas complet, je couchai dans une chambre chaude et dans un bon lit. Pour la première fois aussi, nous eûmes le bonheur de faire séjour au milieu de ces avantages. Cet intervalle de temps permit aux troupes isolées de continuer leur route sur Kœnigsberg, et à beaucoup de soldats égarés de la garde de se rallier sous leurs drapeaux. On reçut de plus quelques détachemens des gardes napolitaines, avec plusieurs pièces de canon et de la cavalerie. Ces divers renforts grossirent assez notre corps d'élite pour le mettre en état de faire face à l'ennemi et de former même notre arrière-garde. Dès ce moment, nous continuâmes notre marche avec ordre et avec une meilleure discipline. Les logemens et des distributions régulières se firent dans tous les lieux d'étape ; des habits neufs, fournis par les magasins français des premières villes de la vieille Prusse, furent distribués aux soldats, et ils entrèrent à Kœnigsberg, du 25 au 26 décembre, en bon ordre et dans une assez belle tenue.

Dans les hôpitaux qui s'étaient rencontrés sur notre passage, je n'avais laissé, avec le nombre d'officiers de santé nécessaire, que les malades hors d'état de marcher. A Insterbourg, je m'étais détaché du quartier général et de la garde, afin d'arriver promptement à Kœnigsberg, où ma présence était urgente pour l'organisation des hôpitaux. J'y étais arrivé en effet, exténué de fatigue et du froid rigoureux qu'il faisait encore [1],

---

[1] A notre entrée à Kœnigsberg, le thermomètre Réaumur était encore à 20 degrés : le lendemain, il descendit à 18, et il n'était pas remonté au-dessus de 15 à notre départ de cette ville, le 2 janvier.

8 *

dans la nuit du 21 au 22 décembre, conduisant par la bride le seul cheval qui me restait, et dont je ne devais sans doute la conservation qu'à l'utile précaution que j'avais eue de le faire ferrer à glace avant mon départ d'Insterbourg.

QUATRIÈME PARTIE.

Dès le lendemain de mon arrivée à Kœnigsberg, 22 décembre, malgré l'état de faiblesse où j'étais, j'allai visiter, avec M. le médecin en chef Gilbert, tous les hôpitaux de la place; je donnai à MM. les chirurgiens l'instruction ci-après, pour le pansement des affections gangréneuses résultant de la congélation, et je répartis dans les hôpitaux tous les officiers de santé que j'avais ramenés de l'armée; enfin je rendis compte à M. l'intendant général du résultat de notre inspection, en réclamant près de cette autorité l'exécution des mesures à prendre pour l'amélioration de ces établissemens.

Le nombre des malades et blessés déjà réunis dans cette ville, qui se trouvait être le rendezvous général de la grande armée, se montait à près de dix mille. Les hôpitaux en étaient encombrés; il y en avait jusque dans les maisons. Cependant chaque corps d'armée ayant reçu une destination particulière sur les bords de la Vistule, les soldats qui leur appartenaient s'y rendirent successivement. L'on fit évacuer aussi, à l'aide de traîneaux, et sur le Frich-Haff congelé, vers Elbing et Dantzick, tous les malades en état de supporter le voyage. La garde seule resta avec l'état-major à Kœnigsberg.

Après avoir organisé mon service, je donnai à M. Bancel, chirurgien principal, des instructions pour en surveiller toutes les branches et faire traiter avec tout le succès possible les maladies chirurgicales. Je joins ici l'extrait de ma lettre à ce chirurgien principal :

« Je vous prie, Monsieur, de transmettre à MM. les chirurgiens chargés du service les observations suivantes, auxquelles vous donnerez les modifications que votre expérience et que les circonstances vous suggéreront.

» En général, les plaies de congélation présentent les mêmes phénomènes que les brûlures. En effet, les parties désorganisées par les caustiques ou par le froid forment une escarre gangréneuse plus ou moins épaisse, dont il faut favoriser la chute par des topiques qui, en entretenant l'action des parties restées saines, ramollissent en même temps les parties frappées de gangrène.

» Le moyen le plus simple et le plus propre à remplir cette double indication est l'onguent de styrax, étendu sur du linge ou des plumaceaux de charpie, selon l'épaisseur des escarres. Cette substance aromatique et balsamique entretient l'action des vaisseaux subjacens, et ramollit l'escarre. Les liqueurs alcoholiques et les décoctions de quinquina, dont on fait un usage habituel dans les hôpitaux, ont pour inconvénient de resserrer les vaisseaux sains, d'empêcher la sécrétion purulente nécessaire à la chute de l'escarre, de la tanner ou de la raccornir, ce qui gêne son évulsion et retarde le travail de la nature. Si ces décoctions sont trop aqueuses, elles sont encore susceptibles d'amener l'œdématie, et favorisent les progrès de la gangrène. Ces liqueurs péchent toujours, d'ailleurs, par les degrés de température. Il est rare qu'on les emploie à la chaleur convenable, laquelle se dissipe promptement ou s'exalte, sous l'influence de l'air qui règne dans les salles plus ou moins froides ou plus ou moins chaudes; et, dans l'un et l'autre cas, il peut en résulter des inconvéniens. On ne doit donc employer ces décoctions que comme lotions, à l'instant du pansement, si elles sont indiquées: pour la propreté, l'eau chaude savonneuse ou animée de vinaigre est préférable.

» Les escarres tombées, les plaies doivent être considérées comme simples et traitées comme telles; par conséquent, les moyens les plus doux et les plus ordinaires seront les meilleurs. Du cérat safrané, étendu sur du linge fin, suffit pour amener promptement les plaies à la cicatrisation. Si

la déperdition de substance est considérable, on
peut fenêtrer les linges, et les recouvrir de plumaceaux de charpie fine. Le reste de l'appareil
doit être fait à sec; enfin on pansera ces plaies
avec de la charpie fine, lorsque la sensibilité des
parties sera émoussée. Il faut avoir soin de maintenir la plus grande propreté dans les pourtours
et de faire les pansemens avec douceur et avec
promptitude, pour prévenir la contagion de la
pourriture d'hôpital, que les parties malades
reçoivent facilement, pour peu que l'air des salles
soit imprégné des miasmes de cette pourriture;
aussi est-il avantageux de faire faire des fumiga-
tions *guitonniennes* pendant ces pansemens.

Lorsqu'un ou plusieurs doigts d'une extrémité sont sphacélés, ou que le membre l'est
dans sa totalité, et que les limites de la gangrène
ne se trouvent pas en rapport avec les articulations, il faut couper le membre dans sa continuité
au-dessus de la maladie et dans les lieux d'élection; la nature ne pourrait seule séparer les parties
nécrosées dans la continuité des os. Il ne faut
point chercher à réunir trop immédiatement
les plaies qui résultent de ces amputations, à
raison de l'état d'appauvrissement où se trouvent
les parties, qu'il faut laisser enflammer et sup-
purer. On se contentera d'en opérer le rapprochement, à l'aide de quelques bandelettes

agglutinatives légèrement serrées, et d'un linge
fenêtré. Si les limites de la gangrène se rencontrent sur les articulations de ces appen-
dices, ou de quelques portions favorables d'un
membre, on aidera le travail de la nature en
coupant les ligamens articulaires, pour extirper
la portion nécrosée. L'articulation se recouvre,
et la guérison peut avoir lieu. Dans tous les cas,
il faut suivre attentivement la marche de ces
maladies, et observer dans leur traitement l'application des préceptes que nous avons indiqués
dans les mémoires sur la gangrène, insérés dans
nos *Campagnes*.

Je rendis compte au prince, chef de l'armée, et
à M. l'intendant général comte Daru, de toutes
nos opérations pendant la retraite de Moscou
jusqu'à notre arrivée à Kœnigsberg.

Le surlendemain 23, à peine avais-je terminé
toutes mes dispositions, que je fus saisi tout-à-coup
des symptômes de la fièvre catharrale de congélation, espèce de typhus qui a la plus grande
analogie avec la fièvre d'hôpital. J'en retracerai
plus tard les principaux phénomènes. Cette maladie fit des progrès rapides, et me mit en très-
peu de jours dans le plus grand danger. Je dus
mon salut aux soins efficaces que me prodigua,
sans être médecin, mon hôte et respectable ami,
M. Jacobi. Ce vieillard éclairé connaissait par

expérience les remèdes qui convenaient à ce genre de maladie, et sut me les administrer à propos. Je passai ensuite assez rapidement à l'état de convalescence, et je pus sortir de mon lit pour la première fois, la veille du premier de l'an 1813.

On annonça le même jour la retraite précipitée du duc de Tarente. Ce maréchal avait marché d'abord sur Riga de concert avec le général en chef prussien Yorck; mais la séparation qui se fit des deux corps d'armée porta le maréchal Macdonald à effectuer sa retraite sur Kœnigsberg. Informé de cette nouvelle, on se hâta de faire évacuer les hôpitaux, les arsenaux, les magasins, et le quartier général se disposa à partir. Dès le lendemain, 1.er janvier, on effectua ce départ: l'arrière-garde, confiée au duc de Tarente, entra à Kœnigsberg le 2 au soir, et l'ennemi y parut la même nuit. Je réunis toutes mes forces pour me mettre en route et m'éloigner de cette ville. Je fus accompagné par l'un de mes plus estimables collaborateurs, M. le D.r Bourgeois, qui me prodigua tous ses soins. Je rejoignis le quartier général à Elbing. A notre passage à Framberg, je formai le désir de monter à l'observatoire de l'immortel Copernic; une extrême faiblesse ne me permit pas de satisfaire ma curiosité: d'ailleurs le froid était encore très-vif; le thermomètre marquait 14 ou 15 degrés; et, lorsque nous arrivâmes à

Elbing, le froid augmenta, pendant deux ou trois jours, d'environ deux degrés. Ensuite, du 10 au 11 janvier, la température commença à s'élever un peu, et l'ascension continua à se faire graduellement jusqu'à notre arrivée à Francfort-sur-l'Oder, le 10 février : néanmoins le thermomètre marquait encore dans cette ville 10 et 11 degrés au-dessous de zéro. Les vieillards de la Russie et de la Pologne nous ont déclaré qu'ils n'avaient jamais vu un hiver aussi long et aussi rigoureux.

C'est ici que finit à proprement parler la retraite de Moscou. Joachim partit brusquement de Posen pour l'Italie, et fut remplacé dans le commandement de l'armée par le prince Eugène qui possédait toute la confiance et l'amitié des troupes.

Mon voyage de Kœnigsberg à Posen et à Francfort n'offre rien de particulier. Je m'occupai, dans ces diverses places, de l'amélioration du service des hôpitaux ; je profitai du séjour un peu plus long que nous fîmes à Francfort, pour mettre en ordre les notes journalières que j'avais faites sur l'action du froid, et je continuai mes recherches sur les causes directes de la fièvre maligne de congélation, sur les phénomènes qui la caractérisent, sur ses résultats et son traitement.

Comme on a pu le voir dans l'exposé rapide que j'ai tracé de notre expédition de Moscou, les vicissitudes les plus cruelles que nous avons essuyées dans notre retraite, ont été sans contredit le froid et la faim. Le froid commença à se faire vivement sentir à notre passage de la portion du Borystène située près de Dorogobouje. Il s'accrut progressivement et presque sans nulle interruption jusqu'au passage du Niémen; il se soutint ensuite à peu près au même degré jusqu'à Kœnigsberg, et même jusqu'à Posen. Dans les momens où la température s'élevait de quelques degrés, la neige tombait en grande quantité, et souvent cristallisée en étoiles à six branches, de différentes grandeurs : on observait, dans les petites étoiles comme dans les grandes, la même distribution et la même symétrie des cristaux.

Depuis notre départ de Smolensk, où le mercure était déjà descendu, dans le thermomètre de Réaumur, à 19 et 20 degrés, le froid se maintint jusqu'à Kowno entre 19 et 28 degrés. A notre arrivée à Ohsmiana, le mercure était descendu à 22 degrés, et pendant la nuit à 23; le lendemain il descendit à 24 et 25; et au bivouac de Miedneski, où nous passâmes la nuit du 8 au 9 décembre, à 26, 27 et 28. Le froid varia ensuite de 24 à 18.

Toute l'armée étant constamment au bivouac, elle ne pouvait se soustraire que très-difficilement aux effets de cet agent sédatif et mortifère. Il frappa d'abord les animaux privés de couvertures.

On trouvait des chevaux morts à chaque pas; les lieux de station en étaient remplis, et c'est pendant la nuit surtout qu'ils périssaient. Les hommes, presque tous dépourvus de fourrures, de manteaux ou de capotes, étaient saisis d'engourdissement aussitôt qu'ils prenaient le moindre repos. Les jeunes gens, plus enclins au sommeil, succombaient en plus grand nombre.

J'ai remarqué que les sujets bruns et d'un tempérament bilioso-sanguin, presque tous des contrées méridionales de l'Europe, résistaient plus que les sujets blonds, d'un tempérament phlegmatique et presque tous des pays du nord, aux effets de ces froids rigoureux, ce qui est contraire à l'opinion généralement reçue. La circulation, chez les premiers, est sans doute plus active; les forces vitales ont plus d'énergie; il est vraisemblable aussi que leur sang conserve beaucoup mieux, même sous l'influence du froid le plus intense, les principes de la chaleur animale identifiés avec sa partie colorante. Par la même cause, la force du moral se soutient davantage; le courage ne les abandonne pas; et, par un soin bien entendu de leur conservation, ils savent mieux éviter les écueils que les habitans, généralement apathiques, des climats froids et humides. Ainsi nous avons vu les Hollandais du 3.e régiment des grenadiers de la garde, composé de 1787 hommes, tant officiers que soldats, périr presque tous sans exception, car il n'en était rentré en France, deux années après, que 41, y compris le colonel général Tindal, qui était blessé [1] ; tandis que les deux autres régimens des grenadiers, composés d'hommes presque tous nés dans les provinces méridionales de la France, ont conservé une assez grande partie de leurs soldats : il est d'ailleurs très-vrai que, dans les proportions du nombre, les Allemands ont beaucoup plus perdu de monde que les Français. Plusieurs de nos médecins, restés à Wilna, m'ont assuré que le froid avait moissonné plus d'individus de la coalition, proportion gardée, que de Français, ainsi que je l'ai déjà dit, quoique les premiers eussent bien plus de moyens de se préserver des effets de cet agent destructeur, que nos malheureux compatriotes, qui, dépouillés par les Cosaques de leurs habillemens, et forcés de passer d'un lieu à un autre dans un état de nudité plus ou moins complette, n'en résistaient pas moins la plupart aux injures de l'air glacial, et parvenaient, à force de courage et d'industrie, à se garantir d'une entière congélation.

[1] Cette note m'a été communiquée par monsieur le maréchal-de-camp Coucourt, Hollandais, qui appartenait à ce corps, et à qui j'ai fait l'amputation de la jambe, à la bataille de Lutzen.

Dans les journées des 6, 7, 8, 9 et 10 décembre, il n'y avait pas de bivouac où l'on ne laissât plusieurs hommes totalement gelés : il en périssait même pendant la marche. Les époques les plus fatales ont été les journées et les nuits des 8, 9, 13, 14 et 15 décembre. Il serait difficile de connaître au juste la quantité de cadavres que nous avons rencontrés de Miedneski à Wilna.

La mort de ces infortunés était devancée par la pâleur du visage, par une sorte d'idiotisme, par la difficulté de parler, la faiblesse de la vue et même la perte totale de ce sens ; et dans cet état quelques-uns marchaient, plus ou moins long-temps, conduits par leurs camarades ou leurs amis. L'action musculaire s'affaiblissait sensiblement ; les individus chancelaient sur leurs jambes comme des hommes ivres ; la faiblesse augmentait progressivement jusqu'à la chute du sujet, signe certain de l'extinction totale de la vie.

La marche non interrompue et rapide des soldats réunis en masse obligeait ceux qui ne pouvaient la soutenir à quitter le centre de la colonne pour se porter sur les bords du chemin et le côtoyer : séparés de cette colonne serrée, et abandonnés à eux-mêmes, ils perdaient bientôt l'équilibre, et tombaient dans les fossés remplis de neige, d'où ils pouvaient difficilement se relever : ils étaient frappés aussitôt d'un engourdissement

douloureux, passaient ensuite à un état d'assoupissement léthargique, et en peu de momens ils
avaient terminé leur pénible existence. Il y avait
souvent, avant la mort, émission involontaire de
l'urine : chez quelques-uns, il se manifestait des
hémorragies nasales, ce que nous avons particulièrement remarqué sur les hauteurs de Mieneski,
l'un des points de la Russie qui m'a paru le plus
élevé. J'ai lieu de croire que, dans cette haute
région, le baromètre aurait considérablement
baissé. L'air extérieur étant devenu plus rare sans
doute, et l'élévation du terrain n'offrant plus de
résistance à l'action des fluides, dont le mouvement est entretenu par les forces vitales intérieures et l'expansion de la chaleur animale, ces
fluides s'échappent par les points qui leur résistent le moins; et c'est ordinairement par les
surfaces muqueuses, surtout celle de la membrane nasale où les capillaires sont très-abondans
et susceptibles d'une prompte dilatation [1].

---

[1] **Madame Blanchard** s'étant élevée, dans son aérostat,
à 3900 toises, fut saisie par un froid excessif (son thermomètre était descendu à 25 degrés), et ce froid l'aurait
bientôt fait périr, si, au même instant, elle n'eût ouvert
la soupape du réservoir du gaz hydrogène, et si elle n'avait
eu une hémorragie nasale qui se déclara promptement.
Voyez le Supplément aux Institutions physiques du professeur Sages, p. 224.

Cette mort ne m'a pas paru cruelle. Les forces vitales s'éteignaient par degrés; elles entraînaient la sensibilité générale, et avec elle disparaissait la conscience des facultés sensitives. Il est vraisemblable qu'au dernier moment le cœur était frappé de paralysie, et tous les organes de la vie cessaient en même temps leurs fonctions. Les fluides, déjà réduits de volume par les privations et l'absence du calorique, se coagulaient promptement. Nous avons trouvé, couchés sur le ventre, presque tous les individus qui avaient péri ainsi sous l'influence continue du froid. Leurs corps étaient roides, leurs membres inflexibles; la peau restait décolorée et sans apparence d'aucune tache de gangrène. (J'ai fait connaître dans un mémoire sur la gangrène de congélation la cause immédiate de cette affection gangréneuse. T. III, *Campagnes d'Espagne.*) En général, la mort était plus ou moins prompte, selon que le sujet avait éprouvé une abstinence plus ou moins longue.

Non loin de la contrée où nous avons eu tant à souffrir, dans les forêts immenses de la Lithuanie, Charles XII perdit aussi, par ces deux causes réunies, la faim et le froid, une division entière de son armée.

On trouve, dans le tome V des *Prix de l'Académie royale de Chirurgie*, un fait de ce genre.

En 1732, des voyageurs hollandais, traversant pendant l'hiver une partie de l'Islande, furent saisis tout-à-coup par un froid si violent qu'ils ne purent y résister, quelques précautions qu'ils eussent prises pour se réchauffer entre eux. Leurs membres se roidissaient, et ils y éprouvaient de vives douleurs. N'ayant plus la faculté de se mouvoir, ils restèrent engourdis et périrent tous les uns après les autres. Le dernier termina ainsi son journal : « Tous mes compagnons sont morts » misérablement; et moi qui puis à peine tracer » ces mots, je touche au dernier moment de ma « vie. » Ce journal fut trouvé, le printemps suivant, par des voyageurs, avec les cadavres décharnés de ces malheureux.

Loin de reconnaître à ces épiphénomènes les propriétés toniques du froid, comme lui en attribuent beaucoup d'auteurs, surtout l'écrivain illustre à qui nous devons l'*Esprit des Lois* [1], n'est-on pas forcé de convenir de ses propriétés sédatives et stupéfiantes ? Avant de chercher à en démontrer l'existence, rapportons encore quelques faits qui en fourniront peut-être mieux la preuve.

Alexandre-le-Grand se baignant dans le fleuve Cydnus pendant la chaleur d'un jour d'été, et

___

[1] *Voyez* son Système de l'influence des climats, Liv. XIV.

dans un climat brûlant, fut tellement saisi par le
froid glacial des eaux de ce fleuve, que tout son
corps en devint roide et immobile. La peau se
couvrit d'une pâleur livide, et elle perdit aussitôt sa chaleur naturelle. Il fut retiré de ce fleuve
sans forces, sans l'usage de ses sens, et en un mot
comme sans vie. (Voyez *Quinte-Curce*, liv. 3,
chap. 5.)

Le célèbre professeur Bernouilly, de Pétersbourg, en se baignant dans la Newa pendant les
plus fortes chaleurs de l'été, fut pris de convulsions et se noya, quoiqu'il sût nager.

Le prince Poniatoski, l'un des plus grands
capitaines de la Pologne, a péri de ce genre de
mort dans la rivière du Heister, en sortant de
Leipzig. On peut penser que, bien qu'il fût
blessé, ce général serait parvenu à l'autre bord,
si l'eau n'avait été glaciale. Un grand nombre de
nos compatriotes qui savaient nager, auraient
probablement aussi pu se sauver au passage de
la Bérézina, si l'eau de cette rivière n'avait été
sur le point d'être entièrement gelée. (Elle fut
prise la même nuit.) A peine ces malheureux
étaient-ils entrés dans le fleuve, que leurs membres
étaient frappés de roideur, et ils étaient morts
sans doute avant d'être noyés; car on en a vu
qui avaient péri au milieu des glaçons entre lesquels ils étaient en quelque sorte suspendus.

9*

Il est évident que le froid porte principalement ses effets sédatifs sur le cerveau et le système nerveux; ce qui pourrait servir fortement
à le prouver, c'est qu'à notre retour de Moscou,
les personnes qui n'avaient pas de bonnet fourré,
ou qui avaient peu de cheveux, étaient plus ac-
cessibles au froid : la tête perdait plus facilement
la chaleur qui lui est propre. Les fluides séreux
exudés de la surface intérieure des membranes
cérébrales se coagulaient sans doute plus prompt-
tement; ceux même qui sont contenus dans les
vaisseaux de ces membranes et du cerveau, devaient perdre de leur fluidité par la diminution
du calorique, d'où résultaient l'engorgement et
la compression de la substance nerveuse de l'encéphale. Les effluves frigoriques [1] de l'atmosphère, et ceux qui émanaient des glaces et de la

---

[1] Gærtner a fait connaître que la glace était susceptible
d'une expansion rayonnante de frigorique qui s'étendait
à dix et vingt pas, lorsqu'on exposait un morceau de glace
au foyer de son miroir concave.

Cette expansion de frigorique se manifeste aussi dans
la belle expérience de Leslie, sous le vide de la machine
pneumatique, puisque le thermomètre y baisse de quelques
degrés.

Le frigorique se dégage en partie de la glace dans le
plus grand froid, puisque, dans l'espace de vingt-quatre
heures, elle perd un centième de son poids, comme l'a

neige épaisse dont les plaines de la Russie étaient couvertes, empêchaient jusqu'à un certain point la calorification dans les capillaires de la peau et dans l'organe pulmonaire. La neige et les eaux glaciales que les soldats avalaient, dans l'intention d'appaiser la faim ou d'éteindre la soif produite par l'irritation de la membrane muqueuse de l'estomac, concouraient pour beaucoup à la perte de ces individus, en absorbant le peu de chaleur qui restait dans ces viscères, frappaient de mort surtout les personnes amaigries par l'abstinence, et privées d'alimens nourrissans. Chez celles-ci, elle était précédée de douleurs constrictives sous la région épigastrique, de défaillances instantanées, d'un resserrement douloureux du gosier, et d'une anxiété bien marquée, symptômes de la faim.

J'ai remarqué, par expérience, qu'un peu de bon vin ou de café calmait la faim et en faisait cesser les douloureux effets. Je me rappelle que j'avais passé trois jours entiers sans avoir rien mangé ou sans avoir rien pris, si j'en excepte deux ou trois tasses de café pur et sans sucre, lorsqu'un ami me donna un verre de vin de Bor-

observé Mussembroëck. (Notes extraites du Supplément aux Institutions de physique de M. le professeur Sages, édition de 1812, p. 23 et suivantes.)

deaux, que je bus avec un plaisir indicible, et
dès ce moment s'évanouirent tous les symptômes
de la faim à laquelle j'étais en proie depuis plusieurs heures. *Famem vini potio solvit.* (*Hipp.
Aph.*, section II, aph. 21, édit. de Demercy.) Les
chevaux surtout, après avoir mangé de la neige,
périssaient promptement. Pour les conserver, on
faisait fondre la neige ou la glace au feu des bivouacs, lorsqu'on avait des vases propres à cet
usage, et on leur faisait boire une petite quantité
de cette eau. Depuis notre retour en France,
nous avons vu un grand nombre de personnes
de l'expédition de Moscou, lesquelles ont conservé des hémiplégies dépendantes évidemment
d'une sorte de désorganisation incomplète et par-
tielle du cerveau. Nous pourrions rapporter les
observations de la plupart de ces sujets, si nous
ne craignions d'être prolixe.

Malheur à l'homme engourdi par le froid, et
chez qui les fonctions animales étaient près de
s'anéantir, chez qui surtout la sensibilité extérieure était éteinte, s'il entrait subitement dans
une chambre trop chaude, ou s'il s'approchait de
trop près d'un grand feu de bivouac! Les parties
saillantes engourdies ou gelées, et éloignées du
centre de la circulation, étaient frappées de gangrène, qui se manifestait à l'instant même, et se
développait avec une telle rapidité, que ses

progrès étaient sensibles à l'œil ; ou bien l'individu était tout-à-coup suffoqué par une sorte de turgescence qui paraissait s'emparer du système pulmonaire et cérébral : il périssait comme dans l'asphyxie.

Ainsi mourut le pharmacien en chef de la garde , M. Sureau. Il était arrivé à Kowno sans accident ; seulement ses forces étaient affaiblies par le froid et l'abstinence. On lui offrit un asile dans une chambre très-chaude de la pharmacie de l'hôpital : à peine eut-il passé quelques heures dans cette atmosphère nouvelle pour lui , que ses membres , qu'il ne sentait plus , se tuméfièrent, se boursoufflèrent, et bientôt après il expira dans les bras de son fils et de l'un de ses collaborateurs , sans pouvoir proférer une seule parole.

On a vu des individus tomber roides morts dans les feux des bivouacs. Tous ceux qui s'en approchaient d'assez près pour s'y chauffer les pieds et les mains gelés , étaient frappés de gangrène dans tous les points où le froid avait anéanti les propriétés vitales. Cet accident fatal , en mutilant la majeure partie de nos soldats, les faisait tomber au pouvoir de l'ennemi. Que l'on se figure maintenant, s'il est possible , les souffrances et les misères qu'ont dû éprouver ces malheureux prisonniers , traînés ou transportés , sans beaucoup

de ménagement, de la Pologne ou des frontières
de la vieille Prusse , dans les contrées de la Russie
les plus reculées !...

Les Français, les Portugais, les Espagnols et les
Italiens sont encore les seuls qui aient offert le
moins de victimes de ces cruelles vicissitudes;
nouvel argument contre l'assertion de l'auteur de
l'*Esprit des Lois*, nouvelle preuve que les habitans de ces contrées méridionales ont plus d'é-
nergie et de moyens de résistance à l'action du
froid que les peuples du nord. D'après le rapport
de plusieurs médecins et chirurgiens qui partagèrent le sort de nos soldats et furent transportés
comme eux en Sibérie, presque tous les individus appartenant à nos alliés de l'Allemagne, du
Hanovre et de la Hollande avaient péri de bonne
heure : certaines troupes russes et les Polonais
cependant avaient beaucoup mieux résisté à ces
calamités; mais, comme je l'ai dit dans mes Campagnes, en parlant de cette dernière nation, elle
est originaire de l'Asie mineure [1], et, sous ce
rapport, elle doit avoir une grande similitude de
constitution physique et de caractère avec les
habitans des contrées méridionales de l'Europe,

---

[1] Les mêmes observations s'appliquent aux peuplades
russes des provinces limitrophes de la Turquie et de l'Asie;
tels sont la plupart des Cosaques.

tels que les Français ; aussi, quels que soient les
gouvernemens et les lois sous lesquels vivront les
peuples méridionaux, ils seront toujours supérieurs par leur activité, leur énergie morale et leur
constitution physique, à ces peuples que le froid
et l'humidité permanente doivent, en les compri-
mant, entretenir sans cesse dans l'apathie, l'in-
souciance, et une sorte de timidité. L'Espagne
nous a fourni une preuve éclatante de cette vérité ; la conduite qu'elle a tenue démontre d'une
manière irrécusable l'erreur de Montesquieu,
que l'évêque de Fernambouc, membre de l'académie des sciences de Lisbonne, avait déjà signalée. (Voyez la *Décade philosophique*, n.º 22,
11.ᵉ année.)

M. le docteur Mestivier, qui avait demeuré plusieurs années à Moscou, nous a assuré que les
Français seuls pouvaient impunément se promener dans les rues de cette ville pendant le plus
fort de l'hiver, avec une simple redingotte par-
dessus l'habit, tandis que les habitans pouvaient
à peine résister aux effets du froid rigoureux,
bien qu'ils fussent couverts de pelisses.

On concevra facilement, d'après ce que nous
venons de dire, pourquoi, dans le cas de morti-
fication de quelque partie extérieure du corps,
produite par le froid, au lieu de soumettre cette
partie à un foyer de chaleur, ce qui provoque la

gangrène (car on sait que l'effet du calorique
sur une partie organisée privée de la vie, est
marqué par l'accélération de la fermentation et
de la putréfaction), il faut frotter l'endroit affecté
avec des substances qui contiennent très-peu de
calorique, mais qui peuvent en absorber beaucoup au moment de leur fusion, et le transmettre
à la partie congelée par le [frottement. Avant
d'indiquer les moyens à mettre en usage, retra-
çons succinctement les symptômes qui font reconnaître la congélation : la partie qui en est frappée
est plus blanche que les autres points de la surface du corps ; toute sensibilité y est éteinte, et
l'individu ne la sent point.

La neige et la glace sont les substances auxquelles il faut avoir recours, en ayant la précaution d'en faire une application relative. Les frictions sèches conviennent aussi beaucoup, et surtout l'éloignement des foyers de chaleur plus
ou moins considérables. Je n'ai pas employé
d'autres moyens pour me préserver de la gangrène , qui aurait , au moins, nécrosé chez
moi, les doigts des mains et des pieds, lesquels ont été plusieurs fois privés de toute sensibilité. Dans cet état, j'avais soin de frotter
avec de la neige les parties affectées, et j'insistais
le plus possible sur ces frictions ou sur des frictions sèches. Si ces moyens ne suffisent pas, on

doit plonger la partie dans l'eau froide, qu'on fait tremper jusqu'à ce qu'on aperçoive quelques bulles d'air se dégager de la partie gelée. C'est le procédé dont se servent les Russes pour dégeler le poisson : s'ils le trempaient dans l'eau chaude, ils savent, par expérience, qu'il serait putréfié en quelques minutes, tandis qu'il est, après l'immersion dans l'eau froide, aussi frais que s'il venait d'être pêché. Il faut encore soutenir, autant qu'on le peut, par des cordiaux, les forces de l'estomac et des poumons.

Tant que l'armée avait été en marche, malgré les fatigues, les privations de tout genre et le froid excessif qu'elle avait supportés, il ne s'était pas déclaré de maladies internes. Les soldats n'étaient forcés de s'arrêter dans les lieux de passage que pour des congélations partielles des pieds et des mains. C'était aussi la seule espèce de malades que nous avions trouvée avec les blessés dans les hôpitaux de la ligne d'évacuation de Moscou à Kœnigsberg ; mais arrivés dans la vieille Prusse, où l'armée eut quelques jours de repos, des alimens à discrétion et des asiles chauds, la plupart des soldats qui avaient heureusement résisté aux effets funestes du froid et de la faim, furent atteints presque tout-à-coup de la maladie que nous désignerons sous le nom de *fièvre menin gite catarrhale de congélation.*

Cette maladie prit, en peu de temps, un caractère épidémique; et lorsqu'elle était parvenue
au troisième degré, elle devenait contagieuse,
surtout si elle avait pour complication des affections gangréneuses aux extrémités.

Nous allons tâcher de faire connaître les causes
de ce changement subit dans la santé des troupes.

Pendant tout le temps que nous avons été
soumis aux influences d'un froid de 18 à 28 degrés dans une atmosphère rare, et à l'abstinence
presque continuelle d'alimens nourrissans et de
boissons potables et plus ou moins toniques, nous
avons tous éprouvé, à des degrés différens, une
compression sédative à l'extérieur, une diminution graduée dans le diamètre du tube intestinal,
un amaigrissement général, et une tendance par
le défaut d'équilibre, à l'expansion des vaisseaux
capillaires des membranes intérieures où la chaleur latente et la vie semblaient se retrancher. Le
séjour plus ou moins prolongé dans des apparte-
mens chauffés par des poêles, augmentait sensiblement cette expansion vasculaire, d'où résultait
l'engorgement des membranes, surtout des mé-
ninges et de la membrane muqueuse des voies
aériennes. Ces deux principaux effets s'annonçaient par des douleurs compressives à la tête,
avec pesanteur, lésion dans les facultés mentales,
et altération de celles des organes des sens. Le

sujet était frappé de faiblesse générale et d'une anxiété extrêmement pénible. La toux se déclarait et s'accroissait rapidement ; elle était plus ou moins violente, accompagnée d'expectoration muqueuse et quelquefois sanguinolente. Souvent il survenait en même temps un flux diarrhéique, des envies de vomir, avec des douleurs de colique. Le pouls était fébrile, la peau sèche : le malade éprouvait un engourdissement douloureux dans les membres, des crampes, des soubresauts et une chaleur piquante à la plante des pieds. Le sommeil était laborieux et accompagné de rêves sinistres. Les vaisseaux de la conjonctive s'injectaient. La fièvre se développait avec des redoublemens le soir. Les battemens des carotides et des temporales devenaient sensibles à l'œil ; le délire ou l'assoupissement léthargique s'établissait, et le danger était imminent.

Tels sont les principaux symptômes qui ont accompagné cette affection, qu'on peut appeler *ataxie catarrhale de congélation.* La marche en était plus ou moins rapide, selon la constitution du sujet, son âge et son état de maigreur. Ces symptômes variaient aussi dans leur intensité, selon beaucoup de circonstances.

Lorsque l'issue devait être favorable, la période inflammatoire était de courte durée, et elle se terminait ordinairement par des hémorra-

gies nasales ou par un flux dysentérique passager, qui survenait du cinquième au neuvième
jour, ce qui jugeait la maladie et sauvait le malade. Au lieu d'une émission sanguine qui se
faisait par les membranes muqueuses, il arrivait
quelquefois des sueurs abondantes colorées d'une
teinte brunâtre, de manière à tacher les chemises. Ces phénomènes ont beaucoup d'analogie
avec ceux qu'on observe dans le scorbut aigu.

Lorsque l'issue, au contraire, devait être funeste, les symptômes qui signalent l'apoplexie se
manifestaient et marchaient avec rapidité; le
corps se couvrait, et surtout les extrémités inférieures, de taches érysipélateuses, lesquelles
prenaient bientôt un caractère gangréneux. L'u-
rine, d'une teinte noirâtre, devenait rare; les
évacuations alvines étaient fétides et noires.
Toutes les fonctions s'anéantissaient progressivement, et le malade succombait avant le quinzième jour, ou même plus tôt, si, avant de tomber dans le délire, il découvrait son danger, ou
si la maladie avait été précédée de chagrins profonds. .

Le général Lariboissière en a fourni un triste
exemple. Après avoir supporté, avec assez de
succès, toutes les rigueurs de la campagne de
1812, il fut très-promptement victime des effets
de cette affection, aussitôt qu'il fut arrivé à Kœ-

nigsberg. Ce brave général avait vu périr son fils
à la bataille de Mozaïsk, et à ce motif de douleur
personnelle se mêlaient encore les regrets sin-
cères qu'il partageait avec toutes les ames sensibles sur la perte de l'armée. Le général Eblé, si
avantageusement connu par ses talens et ses vertus guerrières, lui succéda au commandement de
l'artillerie; mais bientôt après, saisi par la même
maladie, il eut la même destinée. Combien
d'autres honorables compagnons, au moment où
ils touchaient le sol de leur patrie, ont suivi ces
victimes !

A l'ouverture des cadavres que j'ai eu occasion
de faire plusieurs fois, j'ai trouvé sur la surface
du cerveau une couche blanchâtre de substance
albumineuse sans un seul point de suppuration ;
les sinus de la dure-mère pleins de sang noir et
coagulé ; le cerveau affaissé, son tissu plus dense
qu'à l'ordinaire et ses vaisseaux injectés d'un sang
noirâtre; la membrane muqueuse du larynx et
des bronches d'un brun noirâtre dans quelques
points; les intestins considérablement rétrécis et
les épiploons presque nuls, résultat de l'abstinence. Chez presque tous, on observait des escarres gangréneuses aux extrémités inférieures
et au bas-ventre.

Ce typhus qui se déclara chez moi, ainsi que
je l'ai dit, peu de jours après mon arrivée à

Kœnigsberg, et à la suite de la visite longue et pénible que j'avais faite des nombreux hôpitaux de cette place, se manifesta par des symptômes d'abord légers, et qui se développèrent ensuite, de maniere à augmenter progressivement d'intensité jusqu'au septième jour. La pirexie était alors à son dernier degré; les douleurs de tête étaient extrêmes, et je commençais à délirer. Après avoir vainement prié qu'on me saignât à la jugulaire, il survint tout-à-coup une hémorragie nasale assez forte qui dissipa les accidens et me tira du danger. Un léger vomitif que je pris ensuite, des embrocations de vinaigre camphré que je me fis faire fréquemment sur toute l'habitude du corps, une infusion de quinquina que je buvais le matin, l'usage du bon vin, du café, et de bons consommés me débarrassèrent par degrés de cette maladie, et je me trouvai heureusement en état de suivre les mouvemens de l'armée, lors de son départ de Kœnigsberg, le 2 janvier 1813 : ma convalescence fut longue et difficile.

D'après l'exposé de ces phénomènes et ma propre expérience, je pense que les meilleurs remèdes à opposer à la maladie sont en général ceux que nous allons indiquer. 1.º Dans la période de la turgescence cérébrale et muqueuse, il faut appliquer les ventouses scarifiées aux tempes, à la tête et à la nuque. Pour faire ces applications et celles qui peuvent les suivre, il est toujours utile de faire raser toute la tête du malade.

Si les symptômes de la turgescence persistent encore, après ces ventouses, on mettra quelques sangsues dans les mouchetures, ou bien l'on ouvrira soit l'une des veines jugulaires, soit l'une des artères temporales. On fera succéder avec avantage l'application sur la tête, d'une peau d'animal écorché vif, ou d'un pigeonneau éventré vivant. J'ai fait connaître l'efficacité de ces topiques dans mes campagnes de Terre-Neuve et d'Espagne, à l'occasion de contusions violentes. La glace pilée, appliquée sur la tête après les saignées locales, peut également produire de bons effets ; mais il faut être circonspect sur l'emploi qu'on en fait. On doit ajouter à tous ces moyens les pédiluves, les sinapismes aux pieds, et des embrocations de vinaigre camphré sur toute l'habitude du corps, au degré de température indiqué par l'état de la peau.

2.º Lorsque les symptômes inflammatoires sont dissipés et qu'il se manifeste des signes d'une affection gastrique saburrale, il faut saisir le moment favorable pour administrer un vomitif composé d'une forte infusion filtrée d'ipécacuanha (faite à froid), et d'une petite fraction d'émétique ; c'est un excellent remède lorsqu'il est donné à propos.

3.° Après avoir débarrassé les premières voies, on mettra le malade à l'usage des toniques légers et des substances nutritives, corroborantes, tels que le quinquina infusé dans du bon vin ou dans une légère décoction de serpentaire et de camomille , quelques potions vineuses thériacales éthérées, le soir, de bons consommés aromatisés avec la cannelle, du bon vin et quelques tasses de café.

La convalescence de tous les individus frappés de cette maladie a été de longue durée, en raison de l'abstinence prolongée à laquelle ils avaient été soumis. Le tube intestinal, ainsi que nous l'avons fait observer, s'était considérablement rétréci; il n'a pu revenir à son premier état que d'une manière lente et graduée. La nutrition et le retour des forces se sont opérés très-lentement; aussi le plus léger écart dans le régime amenait promptement des rechutes; les plus petits excès en alimens causaient des coliques et des tiraillemens douloureux dans tout le bas-ventre. On était obligé de manger souvent, très-peu à la fois, et de se tenir le ventre serré au moyen d'une ceinture. Chez un grand nombre, cette convalescence a été suivie de la perte des cheveux et des poils de toutes les parties du corps. Mais un phénomène singulier s'est présenté dans la personne du chirurgien major Adorne, l'un de

mes collaborateurs que j'avais vu pendant sa maladie à Kœnigsberg, et que nous avons retrouvé en
France à notre retour; c'est la chute des ongles
des pieds et des mains, lesquels se sont régénérés
par la suite, ainsi que toutes les productions pi-
leuses.

Cette maladie a fait les plus grands ravages
dans les premières villes de la Pologne et de la
vieille Prusse, où un grand nombre de nos compagnons avaient été obligés de s'arrêter, pour
cause de fatigue ou de congélation aux pieds.

Pendant notre séjour à Posen, j'avais rendu
compte au prince Eugène, qui commandait l'armée en chef, de tout ce qui avait été relatif à mon
service, depuis Kœnigsberg jusqu'à cette ville de
la Pologne. A notre arrivée à Francfort, je me
mis en devoir d'adresser au ministre de l'administration de la guerre un rapport circonstancié sur
le service chirurgical pendant la retraite de Moscou : ce rapport retraçait succinctement tout ce
que nous avons dit sur les ambulances.

Les Russes qui avaient passé l'Oder sur les
glaces, ayant interrompu nos communications
avec Berlin, nous fûmes obligés de continuer
notre retraite jusqu'à l'Elbe; en conséquence, nous
partîmes de Francfort le 22 février, nous dirigeant sur cette capitale, après avoir surmonté les
obstacles que nous rencontrâmes. De Berlin nous

10*

allâmes à Wittemberg, et successivement à
Leipzig.

A mon passage dans cette première ville, j'ai
visité le temple qui renferme les tombeaux de
Luther et de Melanchton. Les portraits en pied
de ces deux théologiens présentent un contraste
frappant. Celui de Luther annonce un orateur
animé par une imagination ardente, excité par
un noble enthousiasme pour la doctrine qu'il
prêchait avec succès. On reconnaît qu'il était
d'une taille avantageuse, qu'il avait de l'embonpoint, le visage monté en couleur, l'œil vif, étin-
celant, la barbe noire, le front haut et découvert.
La physionomie de Melanchton avait beaucoup
de rapport avec celle de mon célèbre maître Sabatier; et ce qu'il y a de très-singulier, c'est une
ressemblance parfaite entre l'écriture de ces deux
hommes illustres. Melanchton, comme Sabatier,
était de petite taille, maigre, desséché; il offre
le *facies* d'un homme qui a passé toute sa vie dans
l'étude et la méditation ; son front large, bombé,
et son crâne très-évasé indiquent une grande
perfectibilité de l'intellect. Son œil est celui de
l'homme de génie; le travail et l'application semblent avoir tracé sur la face les rides multipliées
qu'on y aperçoit. A la vue de ces portraits, on
est disposé à croire que le peintre a parfaitement
saisi la ressemblance ; on juge encore aisément

que l'un de ces personnages célèbres composait les sermons, et que l'autre les débitait; mais tout l'honneur de ces productions s'est concentré dans la personne de Luther, comme étant celui dont l'image s'est le mieux imprimée dans l'esprit des auditeurs.

De Wittemberg où nous passâmes l'Elbe, nous nous rendîmes à Leipzig; nous y entrâmes le 9 mars : ce fut le premier endroit où nous crûmes la campagne finie. En effet, on nous y annonça un repos de quelques semaines; nous y fûmes bien accueillis et parfaitement traités. Les habitans sont doux, affables et généreux; la ville est par elle-même très-agréable, et les environs sont ravissans, surtout dans la belle saison. Ces avantages étaient infiniment précieux pour moi; mais ce qui ne le fut pas moins, ce furent les objets importans d'instruction que m'offrit cette cité, entre autres le cabinet d'anatomie que possède l'université, et l'observatoire où l'on trouve d'excellens téles-copes. Les pièces du cabinet d'anatomie sont peu nombreuses ; mais il y a des préparations bien faites et extrêmement délicates des nerfs de la face et de toute la tête : rien de plus exact et de mieux soigné. Les plus petits filets nerveux et les anas-tomoses les plus subtils sont conservés et mis en évidence. Quelques belles préparations des vais-seaux lymphatiques peuvent être placées à côté de ces dissections nerveuses. On remarque dans ce cabinet le portrait de Plathner ; son visage porte l'empreinte du génie et du savoir profond qui le distinguaient parmi les hommes de son siècle.

A l'observatoire, l'astronome qui nous fit examiner, à l'aide de son télescope, les astres les plus apparens, et surtout les surfaces de la lune, alors dans son plein, nous entretint du passage d'une comète qui s'était montrée à la fin d'octobre 1812. C'est celle que j'avais vue au passage de la Bérézina, le 24 novembre même année. Au rapport des journaux, elle avait paru en France depuis le 21 septembre jusqu'au 11 octobre suivant : elle se montrait sous la forme d'une tache nébuleuse, sans queue ni chevelure. A l'observatoire de Leipzig, elle parut avec une chevelure verticale, les derniers jours d'octobre, près du Grand-Serpent, se dirigeant au nord-est. Comme il y avait des réparations d'urgence à faire à l'observatoire, on ne put la suivre plus loin et l'observer plus long-temps. Ces détails m'ont été donnés par M. Speisner, observateur astronome de Leipzig.

Pendant le séjour que nous fîmes à Leipzig, j'envoyai au ministre de la guerre, pour lui rendre compte de tout ce qui s'était passé dans mon service, depuis Francfort jusqu'à cette ville, un appendix au rapport que je lui avais déjà adressé.

Je continuai mes recherches et mes observations sur la maladie régnante, fièvre maligne catarrhale de *congélation*, dont la contagion ou les influences pernicieuses s'étaient étendues chez les habitans. La mortalité était considérable : il avait également péri beaucoup de monde dans les villes de la Prusse, où l'armée, à son passage, avait laissé un grand nombre de malades. Je reçus à Leipzig, au sujet de cette maladie, dont les progrès paraissaient effrayans, une lettre du chef d'état-major écrite au nom du général en chef. Mon rapport, en dissipant les inquiétudes du prince, indiquait les mesures de salubrité qu'il y avait à prendre pour empêcher le développement de cette espèce de fièvre, pour en arrêter les progrès et en prévenir la contagion.

A peine avions-nous passé 15 jours dans cette place que nous fûmes menacés de tous côtés par l'ennemi, qui s'était déjà emparé de la Saxe supérieure. Cette circonstance rendait notre position mal assurée ; il convenait aussi de prévenir le blocus de Magdebourg, dont les approvisionnemens de siége et les fortifications n'étaient pas achevés : voilà ce qui porta sans doute le prince à quitter Leipzig, pour se rendre à Magdebourg où nous arrivâmes en peu de jours. A notre passage à Halle, où je m'arrêtai 24 heures pour faire évacuer les malades que nous avions à l'hôpital de cette ville, j'eus grand plaisir à faire la connaissance du fils du célèbre Mekel, que je n'avais pas vu lors de mon passage dans cette cité, pendant la première campagne de Prusse. Ce jeune et savant professeur nous montra un très-beau et très-riche cabinet d'anatomie préparé en grande partie par son père. Presque toutes les pièces sont desséchées; elles offrent des injections des vaisseaux capillaires du système osseux, des membranes séreuses et muqueuses à un degré de perfection où très-peu d'anatomistes les ont portées. De plus belles injections au mercure, des vaisseaux lymphatiques, et quelques autres pièces particulières fixèrent surtout mon attention.

Nous entrâmes à Magdebourg dans les derniers jours de mars, menacés du côté de la Prusse par des troupes nombreuses qui s'approchaient des travaux avancés des fortifications. Le prince Eugène passa le fleuve le 2 avril, avec son armée forte d'environ 12 à 15,000 hommes, et se porta à quelques lieues en avant. Nous reconnûmes un corps de Prussiens d'environ 30,000 hommes qui disparut à la première vue de nos troupes, pour effectuer plus loin le passage du fleuve. On observa pendant quelques jours les mouvemens de ce corps; enfin, on se disposait à retourner à Magdebourg, lorsque nos avant-gardes furent attaquées furtivement, dans la nuit du 6 au 7, par des forces supérieures; il en résulta un combat

qui nous donna environ 200 blessés que je fis
transporter aux hôpitaux de la ville d'où nous
étions très-peu éloignés : il fut d'ailleurs impossible de les panser sur le champ de bataille. Parmi
les blessures, il se présenta quelques faits assez
intéressans dont j'aurai occasion de parler dans
d'autres articles.

Bien convaincu que les Prussiens avaient passé
le fleuve et opéré leur jonction près de Leipzig
avec les Russes, le prince Eugène partit de Magdebourg pour établir sa ligne d'opérations sur la
Saale, après avoir pris toutes les mesures nécessaires pour la défense de cette place. En vertu de
ses ordres, je pris toutes celles qui étaient en mon
pouvoir pour assurer le service des hôpitaux. Je
me détachai un instant du quartier-général pour
visiter les ambulances et les hôpitaux des lieux
circonvoisins, y compris Halberstat, où je passai
plusieurs jours. Je rejoignis le quartier-général
à Mersbourg : en arrivant dans cette dernière
place le 30 avril ; les avant-postes de notre armée
essuyèrent un combat qui nous donna 5 à 600
blessés, que je fis panser et opérer aux hôpitaux
que nous avions établis à notre passage dans
cette ville.

CINQUIÈME PARTIE.

Depuis quelques jours, les coalisés faisaient des mouvemens pour couper notre petite armée et se porter en avant vers les frontières de la France, mais ils furent arrêtés dans leur marche par l'arrivée de Napoléon, qui, à la tête de nouveaux corps de troupes, opéra sa jonction en avant de Mersbourg, dans la journée du premier mai, avec celles que commandait le prince Eugène. Dès ce moment les deux états-majors furent réunis, et je reçus l'ordre de rejoindre le grand quartier-général à Lutzen. Je partis de Mersbourg avec les ambulances légères dans la nuit du 1er au 2 mai, et nous arrivâmes à Lutzen le 2 à 11 heures du matin. On entendait déjà sur la droite de notre armée une forte canonnade, et les dispositions très-actives se faisaient de part et d'autre pour une grande bataille. Elle se livra en effet peu de momens après, avec une grande violence, et sur toute la ligne. En la parcourant, le chef de l'armée m'ayant aperçu, se dirigea vers moi et m'adressa lui-même ses ordres : « Vous arrivez fort à propos, me » dit-il, allez dans la ville choisir les locaux nécessaires pour recevoir les blessés de la bataille qui

» va se donner, et prenez vos mesures pour leur
» faire donner tous les secours nécessaires. »

Après avoir déterminé l'emplacement des ambulances, et avoir tout disposé pour le pansement
des blessés, je revins sur le terrain pour observer
les premiers effets de la bataille, et placer les
ambulances de la première ligne que je pris en
grande partie dans celles de la garde. Les attaques de part et d'autre furent extrêmement vives,
et l'on fut quelques instans dans l'incertitude du
succès. Cependant nos jeunes soldats, excités par
les exemples de valeur qu'ils avaient sous les yeux
et par la présence du chef de l'armée, s'élancèrent
avec impétuosité sur les colonnes ennemies qu'ils
rompirent et dispersèrent. La victoire nous rendit
maîtres du champ de bataille, mit à notre disposition un grand nombre de prisonniers, des pièces
d'artillerie, et une grande partie des bagages de
l'ennemi. Le reste de l'armée coalisée précipita
sa retraite sur Dresde, où elle ne s'arrêta point.
Elle se contenta de couper le pont de l'Elbe pour
se donner le temps de se rallier et de prendre position sur les hauteurs de Bautzen.

Le champ de bataille de Lutzen était couvert de
morts et de mourans, dont le plus grand nombre
appartenait aux Prussiens. Nous fîmes ramasser
tous les blessés tant de l'armée française que de
celle des coalisés, et nous les réunîmes dans la

petite ville de Lutzen, qui fut convertie presque
toute entière en ambulances. Nous fûmes occupés
les deux premières journées et les deux premières
nuits à les panser; nous fîmes presque toutes les
opérations difficiles. Parmi les amputations de la
jambe dans l'épaisseur des condyles, je citerai
celle du général de brigade Chemineau, comme
la plus remarquable de ce genre. La jambe avait
été désorganisée par un boulet de gros calibre
jusqu'à sa partie supérieure. Intimement persuadé
que le genou était resté intact, je conçus l'espérance, quoique le désordre s'en approchât de très-
près, de conserver cette partie en l'amputant dans
l'épaisseur des condyles. Je traçai de l'œil l'amputation, par une ligne qui s'étendait du sommet de
la tubérosité rotulienne, à la tête du péronée.
Après avoir coupé les parties molles au niveau de
cette ligne circulaire, je désarticulai la tête de
cet os, et je sciai le tibia au niveau de cette
articulation : mais quelle fut ma surprise et celle
des chirurgiens assistans, lorsque nous vîmes une
fracture qui séparait les deux condyles vertica-
lement, et jusqu'à l'articulation du genou! Nous
étions disposés à amputer la cuisse, lorsqu'ayant
réfléchi à l'état intérieur de cette articulation, où
il n'y avait aucun signe d'épanchement, nous jugeâmes que la fracture n'y pénétrait pas, et que
l'opération pouvait être suivie de succès. En con-

séquence je rapprochai les deux condyles et les fixai en rapport au moyen d'un bandage médiocrement serré. Le malade a éprouvé quelques orages qui se sont successivement dissipés, et il s'est rétabli parfaitement. Ce cas décide tout-à-fait la question des avantages de cette opération sur celle de la cuisse, même lorsque le désordre avoisine le genou; et, dans le cas où les condyles du tibia seraient fracassés, pourvu que les parties molles fussent intactes, je préférerais faire l'opération dans l'articulation même du genou, que de remonter à la cuisse: il n'en serait pas de même, si les condyles du fémur étaient fracturés; l'amputation de la cuisse est alors indispensable.

Nous fîmes dix-huit amputations du bras à l'épaule, lesquelles ont présenté beaucoup de variétés. Chez tous ces blessés, le désordre du bras s'étendait jusqu'au moignon de l'épaule qui était ordinairement entamé. Notre procédé opératoire a été appliqué dans tous ces cas avec les plus grands avantages. Les rapports que j'ai reçus plus tard des chirurgiens des hôpitaux de Leipzig et autres villes d'évacuation, m'ont appris que tous ces blessés, à l'exception de trois, avaient été conduits à une parfaite guérison.

Après avoir fait faire le premier pansement de tous les blessés français et étrangers, j'assurai la continuation du service auprès d'eux par un

nombre suffisant de chirurgiens, à qui je donnai
les instructions nécessaires pour leur évacuation
et leur traitement consécutif. Je me hâtai de réjoindre le quartier-général, que je ne pus atteindre
qu'à Colditz où l'armée s'était arrêtée. C'est là que
l'ennemi aurait pu nous attendre avec sécurité ;
car cette petite ville commande un défilé de montagnes assez élevées, dont le passage est très-difficile. Nous établîmes une ambulance à l'hôpital
général, comme étant d'une bonne construction
et très-spacieux : on y reçoit tous les individus
de la province affectés de maladies chroniques ou
d'infirmités incurables. Parmi les derniers, nous
avons remarqué quelques crétins, surtout des
femmes qui approchent beaucoup de celles que
j'avais vues dans la vallée de la Maurienne en Sa-
voie. Les institutions de cette maison sont remarquables par certains usages que nous y avons
observés ; la livrée des servans infirmiers y est
particulière et assez bizarre. Ils ont un habillement, y compris les bas, dont une moitié est de
couleur jaune, et l'autre d'un brun violet.

De Colditz nous arrivâmes, en peu d'heures,
sur les collines qui bordent la rive gauche de
l'Elbe, et du haut desquelles on découvre la capitale de la Saxe et les montagnes de la Bohème ;
c'est un tableau magnifique et extrêmement varié.
Les éclaireurs de l'avant-garde nous apprirent

bientôt que les troupes ennemies ne s'étaient point
arrêtées dans la ville, et qu'après l'avoir évacuée,
elles avaient coupé le pont. A cette nouvelle, le
quartier-général et la garde entrèrent dans la
place, et les divers corps d'armée furent campés
dans les environs. Je visitai aussitôt les hôpitaux
et tous les établissemens. Nous les trouvâmes
remplis de blessés, de malades russes et prussiens.
Les blessés avaient été pansés; toutes les opérations que leurs plaies exigeaient avaient été pratiquées; mais ceux qui les avaient subies paraissaient
éprouver des douleurs intolérables. Je priai messieurs les chirurgiens saxons qui les soignaient de
vouloir bien me montrer quelques-uns des moignons résultant de l'amputation. J'avais imaginé
d'avance que les sutures avaient été faites d'après la
méthode généralement adoptée en Saxe et dans
quelques contrées de la Prusse et de la Pologne.
En effet, nous trouvâmes, à chacun des moignons
de ces malheureux mutilés, deux, trois et quatre
points de suture protégés par des bandelettes agglutinatives fortement serrées. Chez tous l'inflammation et l'érétisme s'étaient déjà déclarés à des
degrés différens. Je conseillai à messieurs les
médecins saxons de couper tous ces points de
suture, de lever les emplâtres et d'appliquer des
émolliens sur les moignons. Ils n'accueillirent
point d'abord ma proposition, observant que cet

orage était passager, et que ces accidens n'em-
pêcheraient pas ces malades d'arriver à la guérison.
Je dus respecter leur opinion ; néanmoins je pris
sur moi de faire lever un appareil de ce genre sur
un de nos officiers d'artillerie qu'on avait enlevé
du champ de bataille de Lutzen pour le transporter
à Dresde, et à qui on avait amputé la cuisse. Après
la levée de cet appareil, il éprouva un très-grand
soulagement; mais l'érétisme était trop avancé,
et l'on ne put prévenir la gangrène qui, s'étant
déjà développée dans l'intérieur du moignon,
fit des progrès rapides, et fit périr cet officier du
3.ᵉ au 4.ᵉ jour. Tous les autres amputés, sans nulle
exception, moururent de la même manière, les
uns plus tôt et les autres plus tard. Comme il y avait
encore un grand nombre de blessés français qui
réclamaient l'amputation, je les fis opérer par les
chirurgiens-majors de nos ambulances; je pratiquai les plus difficiles en présence des médecins
et chirurgiens saxons qui surent bientôt distinguer notre mode d'amputation de celui dont ils
faisaient usage, et ils ne balancèrent plus à adopter
cette méthode, dont il était d'ailleurs facile de
saisir les avantages. Les Saxons coupaient la peau
et les chairs, au moyen d'un couteau courbe, en
un seul temps ; la section de l'os était faite à peu
près au niveau de celle des parties molles; et, tandis
que le tourniquet exerçait une forte compression

sur les artères, on cousait la plaie du moignon
sans s'occuper de la ligature des vaisseaux. La
réunion exacte et étroitement faite des bords de
la plaie prévenait ordinairement les hémorragies.
Quelque simple et rationnelle que fût la méthode
française, il ne fallut rien moins que le succès
et l'expérience pour convaincre les médecins du
pays, d'ailleurs très-estimables par leurs qualités
sociales et leur mérite distingué.

L'armée fut arrêtée quelques jours sur la rive
gauche de l'Elbe, pour attendre la construction
de deux ponts de bateaux et la réparation du pont
en pierre, dont la principale arche avait été détruite. Je profitai de ce séjour pour organiser
les divisions de nos ambulances légères, et faire
fabriquer quelques instrumens de chirurgie dont
on manquait. Je fis aussi des leçons de chirurgie
clinique sur les blessés qui étaient dans le cas de
subir une opération plus ou moins importante.

Les travaux des ponts étant terminés, le passage des troupes s'effectua successivement. Le
quartier général et la garde, dont je suivais
constamment les mouvemens, partirent de Dresde
le 19 mai, et nous arrivâmes sur les hauteurs de
Bautzen le 21. Nous savions déjà que l'ennemi
avait pris position à l'est et sud-est de cette ville,
sur une rangée de collines circulaires qui se perdent insensiblement dans la chaîne de montagnes

qui bordent les frontières de la Bohème. Dans la reconnaissance des lignes ennemies, que les têtes de colonnes firent le même jour, il s'engagea un combat que l'approche de la nuit et le mauvais temps firent cesser. Nous assurâmes le service chirurgical auprès des blessés que ce combat nous donna, et nous continuâmes nos préparatifs pour la bataille du lendemain, qui nous parut inévitable. En passant à Bautzen, le 21 au soir, je fis disposer des locaux pour nos ambulances, et je confiai la direction générale de ces éta-blissemens à M. Fabre, chirurgien en chef ad-joint. Dès le lendemain, à la pointe du jour, je me transportai sur le champ de bataille avec les ambulances légères. L'attaque avait commencé en même temps aux deux armées, et avait été très-vive de part et d'autre. Plusieurs de nos bataillons avaient été déjà fort ébranlées par les masses des coalisés, qui auraient peut-être obtenu quelques succès sans les manœuvres habiles et rapides de nos généraux, à l'aide desquelles on parvint bientôt à couper la marche des ailes en-nemies, à enfoncer le centre, et à enlever les principales redoutes, où nos jeunes soldats mon-tèrent avec une intrépidité sans égale. Depuis les campagnes de 1792, 93 et 94, les militaires français n'avaient pas montré une telle ardeur. Ils surmontèrent tous les obstacles, et remportèrent une victoire signalée, qui eut pour résultat la prise d'une ligne de redoutes établies sur la hauteur de Wurchen, d'une quarantaine de pièces de canon, des chariots, des équipages, et d'un assez grand nombre d'hommes. Cette journée nous donna six mille cinq cents blessés, tant de la ligne que de la garde. Après avoir administré sur le terrain les premiers secours aux plus urgens, je me transportai dans la ville avec la majeure partie de mes collaborateurs, pour continuer nos soins à ceux qu'on y avait réunis. Je passai les trois premiers jours à les faire panser, de concert avec mon estimable collègue, M. Fabre. Je donnai spécialement mes soins aux généraux Laurancé, Laboissière, et à un assez grand nombre d'officiers et soldats, dont les blessures exigèrent des opérations plus ou moins importantes et difficiles. Le premier avait eu, par le choc d'un boulet de canon à la fin de sa course, les condyles du fémur gauche fracturés immédiatement au-dessus de l'articulation du genou, et sans la moindre solution de continuité aux parties molles; il avait en outre une plaie d'arme à feu simple à la cuisse droite, bien que la balle fût perdue dans les chairs. Après avoir pansé cette dernière blessure, je procédai, assisté de M. Fabre, au pansement de

11 *

la fracture de la cuisse gauche. Un bandage à 18 chefs, préparé et appliqué avec soin, conserva à ce général la rectitude et la conformation du membre. Ce cas, extrêmement grave, est un de ceux où le jugement du chirurgien est le plus difficile : cependant le malade fut conduit à la guérison. Le deuxième avait reçu à la jambe gauche un éclat d'obus, qui lui avait emporté une partie du tibia, à peu de distance de la malléole. Je suspendis l'amputation du membre, qui paraissait indispensable. Ce général a eu le bonheur de conserver le membre, auquel il est resté un peu de difformité et un raccourcissement d'environ deux travers de doigts. J'ai extirpé le bras, à l'épaule, aux militaires suivans : Louis-Jérôme Brigot, soldat au 88.°; Léonide Staure, soldat au 151.°; Dominique Lem, sergent au 32.°; Jean Brigod, au 75.°; Delauzanne, soldat au 136.°; Fouchartre, Gilbert, canonniers au 2.° d'artillerie; Raymond, fusilier au 102.°; Antoine Turios, au 3.° léger. Tous ces sujets, sans exception, sont guéris. Nous avons eu aussi plusieurs amputations partielles du pied, dont le résultat a été aussi heureux.

L'armée étant toujours aux prises avec l'ennemi qu'elle poursuivait à outrance, je reçus du chef l'ordre d'aller le rejoindre en toute diligence. Le chirurgien en chef adjoint resta à Dresde, chargé du service de ces blessés qu'il a soignés jusqu'à leur évacuation.

A mon arrivée au quartier général, à une petite journée de Hainaut, j'appris la triste nouvelle de la mort des généraux Kirchener et Bruyères, et de la blessure mortelle du maréchal Duroc, duc de Frioul. Ce général m'avait demandé plusieurs fois, et il était dans une impatience extrême de me voir arriver. On l'avait déposé dans la chaumière de l'un des habitans du village où il avait été blessé. En entrant dans cette chaumière, où je trouvai le maréchal étendu sur un tas de paille et encore vêtu de son habit d'uniforme, je fus saisi de la crainte de le voir frappé d'un coup mortel. Mes sinistres pressentimens ne se réalisèrent que trop. A peine put-il articuler quelques mots. Les effets de sa blessure se faisaient apercevoir à travers l'appareil qui la couvrait, et son visage était empreint de la pâleur de la mort. Il avait eu les parois du bas-ventre enlevés par un boulet de gros calibre, les intestins déchirés dans plusieurs points, et expulsés hors de l'enceinte abdominale. Je reconnus, avec la plus vive douleur, que tous les secours de notre art ne pourraient l'arracher à la mort prochaine et inévitable qui l'attendait. En effet, peu d'heures après, cet officier général, l'un de mes honorables compagnons d'Égypte , avait terminé sa brillante carrière. Son nom et ceux des généraux Desaix et Lannes sont profondément gravés dans mon cœur, en reconnaissance de l'amitié que ces guerriers illustres et élevés aux premiers honneurs m'avaient toujours conservée.

A notre arrivée à Hainaut, nous trouvâmes trois cent soixante blessés provenant d'un combat malheureux qu'avait essuyé, sur les hauteurs de cette ville, l'une de nos divisions surprise par un corps nombreux de troupes ennemies. Parmi ces blessés étaient trois femmes cantinières et deux enfans. Chez l'une de ces femmes, le sabre, après avoir emporté une portion du pariétal gauche, avait coupé la dure-mère et la substance corticale du cerveau. Je lui donnai mes soins comme à tous les blessés , et je la recommandai , avec ses compagnes, au chirugien - major de l'hôpital. Je fus informé, depuis , qu'elle avait obtenu la guérison. Trois extirpations du bras à l'épaule , et quelques autres opérations importantes que j'avais faites , eurent également le plus grand succès. La majeure partie de ces blessés fut évacuée sur Dresde, et les intransportables furent réunis dans un hôpital que nous établîmes à Hainaut. Ces accidens n'arrêtaient pas la marche de notre armée, qui poursuivait l'ennemi avec

une grande vigueur. Il eût été facile de le repousser jusqu'au-delà de l'Oder, où l'on aurait pu reprendre les garnisons qui y avaient été laissées;
elles étaient composées de troupes excellentes,
capables de remplacer et au-delà les pertes que
nous avions faites aux batailles de Lutzen, de
Bautzen et de Wurchen; mais, arrivés à Neumarck, à une dixaine de lieues de Breslau, les
Français acceptèrent un armistice et des préliminaires de paix qu'on leur proposa. Les armées
prirent alors des positions fixes de part et d'autre,
et nous retournâmes à Dresde. Pendant le court
séjour que nous fîmes à Neumarck, petite ville
remplie de Juifs, nous eûmes à souffrir de la
pénurie de bons alimens, de la mauvaise qualité
des eaux et de l'intempérie de la saison qui était
pluvieuse, ce qui occasionna chez un grand
nombre de nos soldats une diarrhée opiniâtre et
des affections hépatiques. Nous perdîmes surtout
beaucoup de chevaux d'une maladie singulière,
(*le vertigo*) que ces animaux avaient contractée
sans doute sous les influences de ce climat humide et très-mal sain, les eaux des marres fan-
geuses où on les faisait boire étant d'ailleurs remplies d'insectes ou animalcules.

J'accélérai ma marche pour avoir le temps de
revoir les blessés de Bautzen. Les deux tiers
avaient été transportés à Dresde par les habitans
pleins de zèle et d'humanité, lesquels, d'après mes

conseils, avaient employé pour cette évacuation une espèce de brouette fort commode, très en usage dans le pays pour le transport des denrées et des marchandises : chaque particulier en a plusieurs. Comme le chemin de Bautzen à Dresde est toujours plus ou moins incliné, la marche de ces brouettes n'éprouvait aucun obstacle : nous en avons vu jusqu'à cent et cent cinquante filer toutes les unes à la suite des autres. Nul transport ne pouvait être ni plus favorable ni plus expéditif. Cela prouve l'importance qu'il y a pour un chirurgien en chef de bien étudier les contrées que les armées parcourent, pour qu'il sache faire tourner au profit des blessés les ressources que les localités peuvent offrir.

La marche des blessures fut traversée pendant leurs premières périodes par un accident funeste, l'invasion du tétanos, qui attaqua plus particulièrement celles qui étaient compliquées de fractures aux articulations et dans l'épaisseur des membres, celles avec perte de substance, et un assez grand nombre d'amputés de cuisse. A l'exception d'un seul, tous ceux qui furent frappés de cette cruelle maladie succombèrent. Ce premier, blessé au pied, dut son salut à l'amputation de la jambe, faite dès l'invasion des premiers accidens tétaniques. Les extirpations du bras et les amputations de jambes furent généralement heureuses. J'eus occasion d'observer quelques

plaies de tête qui offrirent des phénomènes singuliers. Il en sera fait mention dans un Mémoire
particulier.

De retour à Dresde, où le quartier général
établit sa résidence, je m'occupai d'abord de
l'organisation de mon service et du placement
des blessés. J'ouvris un cours de chirurgie pratique et clinique, auquel les chirurgiens français
et saxons se rendaient assidument, et je suivis
avec soin le traitement de nos malades. Le chef
de l'armée ayant été satisfait du service de nos
ambulances légères, quoique très-incomplètes,
et voulant donner aux chirurgiens militaires une
existence honorable, ordonna qu'un conseil
composé de MM. l'intendant général, l'ordonnateur en chef et le chirurgien en chef de
l'armée, examinerait, sous les auspices du ministre comte Daru, un projet de loi relatif à un
corps de chirurgiens militaires, lequel devait être
organisé à l'instar de celui du génie.

Pendant l'armistice, le roi de Saxe rentra dans
sa capitale. Il reçut, dans cette circonstance, de
la part de ses sujets, les plus touchans témoignages
d'attachément et de respect. Les Français joignirent leurs acclamations à celles des habitans
de Dresde, et ils ne cessèrent depuis ce moment d'admirer la conduite généreuse de ce
prince vertueux qui s'occupa avec une tendre

et constante sollicitude du sort de nos blessés et
malades, en leur faisant prodiguer par l'admi-
ministration civile des hôpitaux tous les secours
dont ils eurent besoin.

En exerçant une surveillance active sur les hôpitaux, et en continuant mes leçons de clinique
et de médecine externe, je travaillais aussi à
l'organisation nouvelle de nos ambulances et à
la classification des chirurgiens des régimens. Je
rendis compte du résultat de mes opérations pendant cette étonnante campagne, aux deux mi-
nistres avec lesquels je devais correspondre à
l'armée et à Paris.

Le temps s'étant fixé au beau, et la température de la nuit étant à peu près égale à celle du
jour, il ne se manifesta plus d'accidens de tétanos, et les affections gangréneuses disparurent
assez rapidement. Dès ce moment, toutes les plaies
marchèrent à la guérison sans aucun obstacle
sensible.

Pour diminuer aux yeux de Napoléon le
nombre considérable de blessés qu'avaient donnés les batailles de Lutzen, Bautzen et Wurchen, quelques personnes accoutumées à voiler
les vérités, lui firent entendre que beaucoup de
ces blessés s'étaient mutilés volontairement pour
se soustraire au service, et l'on rangeait dans
cette classe tous ceux qui avaient les doigts tron-

qués ou les mains traversées par des balles. Sur ces assertions, on donna l'ordre de les réunir tous et de les enfermer dans le camp retranché établi pour la douane, à un quart de lieue de la ville, sur la grande route de Bautzen. Il y en avait près de trois mille.

Interrogé par le chef de l'armée lui-même sur la différence que présentaient les blessures résultant d'une cause mise en mouvement par l'individu blessé, d'avec celles qui sont l'effet d'une puissance étrangère, je répondis que, toutes choses égales d'ailleurs, nul médecin ne pouvait établir la moindre différence entre ces deux sortes de blessures. Mon opinion ne se trouvait pas d'accord avec celle de quelques-uns de mes collègues : elle ne prévalut point, et l'ordre de former un jury chirurgical, que je devais présider, me fut aussitôt intimé. Ce jury était chargé de désigner ceux de ces individus qu'il aurait reconnus coupables de ces délits, pour qu'ils fussent mis ensuite à la disposition du général, grand-prévôt de l'armée. Je ne transcrirai pas ici ce que m'écrivit à ce sujet cet officier général ; sa lettre contenait le détail des mesures à prendre pour la police du camp, pendant la durée de nos opérations. Pénétré de l'importance de la décision que j'étais appelé à donner dans ce cas remarquable de chirurgie légale, je persistai dans

mon premier jugement ; les autres membres du
jury partagèrent mon opinion ; et, après avoir
examiné avec soin tous les blessés, nous fîmes le
rapport suivant :

« D'après l'ordre du chef de l'armée et en vertu
des instructions de S. Exc. M. le comte Daru,
ministre, directeur de l'armée, exprimées dans
sa lettre du 13 juin 1813,

Le jury chirurgical composé de MM. le baron
Larrey, inspecteur général, chirurgien en chef
de l'armée et de la garde ;

Eve, chirurgien principal, chevalier de plusieurs ordres ;

Charmes, chirurgien major, chevalier de la
Légion-d'Honneur ;

Thébaut, chirurgien major des hôpitaux ;

Bécœur, chirurgien major des ambulances ;
s'est réuni, le 16 du même mois, à 5 heures du matin, au lieu désigné, à l'effet de procéder à la visite
de 2350 soldats, et de 282 ramenés des ambulances
de retraite, ce qui faisait en tout 2632 militaires
de toute arme, blessés aux mains et aux doigts.

Cette opération, continuée sans interruption,
depuis le moment où elle a été commencée jusqu'aujourd'hui 19 juin, heure de midi, a eu pour
témoins un officier supérieur de l'état-major et
un officier de gendarmerie envoyés par le grand-
prévôt de l'armée.

L'examen fait avec la plus scrupuleuse attention a porté, 1º. sur le caractère des blessures et les infirmités qui en résultent ;

2º. Sur les causes qui ont produit ces blessures et sur la manière d'agir de ces causes,

3º. Sur les circonstances qui ont accompagné ou précédé ces solutions de continuité.

Il résulte de cet examen :

1º. Que presque toutes les plaies ont été faites par des corps contondans poussés par armes à feu, et un petit nombre par armes blanches, dirigées contre ceux qui en ont été atteints.

2º. Que la majeure partie des blessés a présenté en même temps d'autres blessures en divers points de la surface du corps, ou des déchirures plus ou moins multipliées de vêtemens, faites par le passage des balles.

3º. Que le petit nombre des blessés, chez qui les circonstances précitées ne se sont pas offertes d'une manière aussi évidente, se compose précisément d'anciens soldats du dévouement desquels il n'est guère permis de douter [1].

---

[1] Nos recherches nous portent à croire que le défaut d'habitude dans le maniement des armes a été la principale cause de ces mutilations chez les conscrits; qu'ainsi, lorsqu'ils tiraient sur trois rangs, le deuxième et le troisième faisaient involontairement porter le canon du fusil sur les mains de ceux du premier ; que, dans la

Enfin, le jury déclare qu'il n'est point de signes
certains qui fassent connaître la différence qui
peut exister entre deux plaies d'armes à feu reçues
même à brûle-pourpoint, et produites, l'une par
l'effet de la volonté de l'individu, et l'autre par
celui d'une puissance étrangère à sa volonté.

Le jury, en se résumant, proteste qu'il est phy-
siquement impossible d'établir la moindre preuve
qu'aucun des militaires visités par lui se soit mutilé
volontairement, et il pense que la lecture des
états circonstanciés [1], qu'il a fait dresser de tous
les blessés soumis à sa visite, en expliquant les

manœuvre du fusil même, ils se blessaient sans le vouloir,
comme nous l'avons vu maintes fois; qu'enfin, les charges
s'étant faites par l'infanterie aux batailles de Bautzen et
de Wurchen, sur le revers des collines, et les soldats
ayant toujours les mains élevées sur leurs fusils, lorsqu'ils
les dirigeaient vers l'ennemi qui occupait le sommet de
ces collines, les balles de leurs adversaires devaient généralement porter sur leurs mains, comme les parties les
plus saillantes.

Une semblable cause a fait de même blesser aux mains
un grand nombre de fusiliers de la garde qui avaient inutilement attaqué l'ennemi sur les hauteurs de Heilsberg,
dans la première campagne de Pologne. Ces braves jeunes
gens, sur l'assertion de médecins peu éclairés, avaient été
également accusés de s'être mutilés volontairement. Ces
circonstances se sont aussi fréquemment présentées en
Espagne, dans la guerre des montagnes.

[1] Ces états furent déposés chez le ministre, comte Daru.

motifs du nombre si grand en apparence des mutilations, contribuera à dissiper l'opinion défavorable répandue sur le compte de ceux qui les ont éprouvées. » —

Je présentai ce rapport au chef de l'armée, et lui déclarai que l'inculpation portée contre ces 2632 soldats était totalement fausse, et qu'il me paraissait équitable que tous les sujets fussent renvoyés à leurs corps respectifs, où, d'après nos indications sur leur invalidité, ils recevraient une destination ultérieure.

Le rapport fut accueilli, et mes propositions adoptées; en conséquence, il fut établi un nouvel ordre du jour, pour que l'opération faite par le jury fût étendue à tous les blessés de l'armée, à l'effet de statuer sur leur invalidité.

Je fus chargé de donner des instructions, que je croyais nécessaires, à messieurs les chirurgiens principaux des corps d'armée et aux chirurgiens-majors des hôpitaux, en les invitant à me faire connaître dans le plus court délai possible le résultat de leurs opérations; ce résultat, que je reçus à la fin de juillet, fit la base du rapport que j'adressai au chef de l'armée le 4 août même année 1813.

Il m'a paru assez important pour être retracé dans ma relation [1].

[1] Tiré de ma correspondance au n.° 675,

« Pour rendre compte, en ce qui me concerne, du résultat de la campagne qui vient d'être terminée, j'ai fait observer que, sur 22,000 blessés environ, que les batailles et combats des divers corps de la grande armée, y compris la garde, ont donnés depuis le 1er mai 1813 jusqu'au 1er juin suivant, sans parler des blessés appartenant aux armées ennemies et qui sont passés dans nos ambulances, 14,084 existans dans les hôpitaux situés entre l'Oder et le Rhin ont été examinés par les jurys de santé, établis en vertu de l'ordre du jour du 30 juin 1813, et il en est résulté que 6703 officiers ou soldats guéris sont rentrés dans leurs corps respectifs pour y reprendre le service actif; que 4,027 jugés dans le cas de l'invalidité relative ont été ou seront employés dans le train d'artillerie, des équipages, ou dans les bataillons d'ambulances; qu'enfin 3354 jugés hors d'état de faire aucun service militaire et dans le cas d'invalidité absolue ont été renvoyés en France, à l'exception d'un petit nombre chez qui la guérison des plaies n'est pas assez avancée : de ces 3354, 731 ont été amputés d'un ou de deux membres; j'avais pratiqué l'amputation du bras à l'épaule, à vingt-deux de ces sujets.

» J'estime que des 7916 restans, chez qui les blessures avaient eu une terminaison avant la visite générale, ordonnée par l'ordre du jour du 30 juin, plus de 3000 étaient déjà rentrés guéris dans leurs régimens, et 2500 environ que je présume être dans le cas de l'invalidité relative ou absolue étaient arrivés à cette époque dans les villes du Rhin, ou repassés en France, d'après le rapport qui m'en a été fait par messieurs les chirurgiens-majors des hôpitaux.

» Deux mille quatre cent seize en tout ont succombé aux effets graves de leurs blessures. Parmi ces morts, je compte un dixième d'amputés, lesquels, ajoutés au nombre des 731 précités, dont une vingtaine privés de deux membres, font un total de 972 amputés.

» Ce succès, si l'on considère la pénurie des moyens et les variations fréquentes de l'atmosphère qui ont fait développer le tétanos, appartient essentiellement aux secours prompts et méthodiques que les blessés ont reçus sur le champ de bataille, et aux soins vigilans et assidus que nos chirurgiens leur ont continués dans les hôpitaux. »

Je fus encore chargé de la proposition des officiers de santé chirurgiens pour les régimens, et de la classification de ceux qui étaient envoyés à l'armée par les préfets des départemens. Ce travail fut pénible et difficile. Il eût été assurément plus avantageux d'avoir une ou plusieurs écoles de chirurgie militaire, sorte de pépinières où l'on aurait formé un nombre suffisant de jeunes chirurgiens, sur l'instruction, le zèle et l'activité desquels il eût été plus permis de compter, et on aurait conservé aux habitans des campagnes leurs officiers de santé. Nous nous occupâmes également des moyens d'améliorer provisoirement les ambulances actives, en cas d'une nouvelle guerre. Pendant tout ce temps, je ne discontinuais point mes leçons de chirurgie pratique et clinique, et je suivais sans interruption le traitement de tous les malades confiés à ma surveillance, faisant moi-même la visite de l'un des principaux départemens des blessés : c'est dans ces visites journalières que j'ai eu occasion de faire des remarques importantes sur quelques maladies chirurgicales dont nous allons nous entretenir.

Nous commencerons par quelques réflexions sur les plaies de tête; nous examinerons ensuite par ordre les lésions des organes contenus dans les autres cavités, etc., et nous rapporterons le précis des observations que nous avons faites sur quelques maladies organiques des extrémités, et le résultat de quelques-uns de nos procédés opératoires qui y sont relatifs.

Réflexions sur les plaies de tête avec fracture ou fracas des os du crâne; sur celles de la même partie, compliquées de la présence de corps étrangers, et sur les causes des abcès qui se manifestent au foie, à la suite de quelques-unes de ces plaies.

Pour ne point répéter ce que les auteurs ont écrit sur les plaies de tête, nous nous bornerons à faire connaître :

1.º Les cas où le trépan est indispensable et l'époque à laquelle cette opération doit être faite ;

2.º Les cas où le trépan, quoique également conseillé par les auteurs, est inutile, même nuisible, et les moyens que, dans quelques circonstances, on peut mettre en usage pour suppléer à cette opération ;

3.º Ce qu'il convient de faire dans le cas de hernie du cerveau ;

4.º Enfin, quelles sont les causes des abcès au foie, à la suite des plaies de tête.

Première proposition.

Faire connaître les cas où le trépan est indispensable, et l'époque où cette opération doit être faite.

12 *

Lorsque, dans une plaie avec fracture au crâne, les fragmens sont déplacés et enfoncés vers son intérieur, de manière à léser la dure-mère et le cerveau, le trépan est indispensable.

Lorsque le corps étranger qui a fait la blessure est enclavé dans l'intervalle des fragmens, ou qu'il a pénétré dans l'intérieur du crâne sans s'éloigner de la voûte de cette cavité, c'est encore un cas qui réclame l'application du trépan.

Enfin, lorsqu'on a pu s'assurer de l'existence de l'épanchement d'un fluide sous le crâne, le trépan est également indiqué.

Mais, avant de pratiquer cette opération, il importe de savoir si les symptômes qui caractérisent la lésion des parties intérieures ou la compression de ces parties, existent réellement. L'un des principaux symptômes de la compression est la paralysie plus ou moins étendue des parties ordinairement opposées à la blessure; en effet, j'ai remarqué que, lorsque la lésion portait atteinte à l'un des points du cerveau ou des productions médullaires qui en émanent directement, comme les bras de la moelle alongée, ou celles de cette moelle qui se réunissent à ses éminences pyramidales, la paralysie se manifeste constamment du côté opposé à la lésion; ce qui explique peut-être pourquoi la langue, dans un cas d'hémiplégie, est paralysée du côté opposé à l'hé-

miplégie ; car la neuvième paire de nerfs prend
naissance des racines des éminences olivaires de
la queue de la moelle alongée, et ces éminences,
ainsi que les cuisses de cette moelle, se rendent
au cervelet où il n'y a aucun entre-croisement,
en sorte que la paralysie a lieu du côté de la lésion.
Ces symptômes sont d'autant plus faciles à reconnaître qu'ils se déclarent immédiatement après
l'accident, et qu'ils se développent d'une manière
graduée et progressive, à moins que la fracture
ne soit bornée à la partie antérieure des sinus
frontaux, et que le corps étranger ne se soit arrêté
dans ces cavités : dans ce dernier cas, facile à
distinguer, on attendrait vainement l'invasion de
ces symptômes.

Ainsi, par exemple, si une balle d'un petit
calibre, ou une petite portion de balle, après
avoir pénétré dans une de ces cavités, y est arrêtée, il ne faut pas hésiter de mettre toute
l'étendue de la fracture à découvert par des incisions convenables [1], d'appliquer une couronne

[1] Dans les incisions, il faut éviter autant que possible
la lésion des rameaux du nerf frontal, ou, si l'on ne peut
les éviter, il faut avoir l'attention de les couper complète-
ment. La lésion, même légère de ces nerfs, entraîne ordinairement la perte de la vue de l'œil du même côté, et produit
quelquefois le tétanos ; on en trouve un exemple dans nos

de trépan, d'un diamètre proportionné à l'étendue de la paroi du sinus, afin de ne pas en
dépasser les limites : le corps étranger mis à découvert, il est facile d'en faire l'extraction.

La même indication se présente lorsque des
corps étrangers se sont introduits dans l'une des
fosses de la mâchoire supérieure, telles que les
orbitaires, les nasales, les zygomatiques et les
sinus maxillaires ; cependant, dans ce cas, des
recherches longues et violentes seraient dangereuses pour le malade, puisqu'elles pourraient
produire des accidens plus graves que ceux qui
résulteraient de la présence d'un corps étranger
dans l'une de ces cavités. Ce précepte est déve-
loppé dans la notice qui accompagne sur cette
matière plusieurs observations curieuses insérées
dans le troisième volume de mes *Campagnes*.

Avant de démontrer l'inutilité et le danger de
l'application du trépan, pour des plaies de tête
où cette opération pourrait être indiquée, nous
rapporterons quelques faits relatifs à notre première assertion, c'est-à-dire à la nécessité impérieuse d'extraire les corps étrangers par un moyen
quelconque, et de donner issue aux fluides épanchés dans l'intérieur du crâne.

Campagnes ; tandis que la section complète de ces nerfs ne
trouble point les fonctions de ceux qui servent à la vision.

Après le combat de Witepsk, en 1812, je fus appelé, par l'un de nos chirurgiens-majors, pour prendre connaissance de deux plaies assez singulières qui s'observaient chez deux jeunes soldats russes.

Le premier avait reçu à la région frontale, un peu au-dessus du sourcil droit, un biscayen qui, après avoir percé et fracturé l'os coronal, entre l'arcade sourcillère et la bosse frontale du côté droit, avait pénétré dans l'intérieur du crâne. Ce projectile était placé sur le sommet du lobe antérieur et droit du cerveau, la bosse mammillaire ou orbitaire du frontal et la crête interne du même os.

Malgré la grosseur de ce biscayen, il ne paraissait que très-peu à l'extérieur, et l'ouverture qui le laissait voir n'avait pas plus de trois à quatre lignes de diamètre; aussi avait-on fait, pour l'extraire, des essais et des efforts inutiles.

Le blessé éprouvait un sentiment de gêne et de pesanteur extrêmement pénible à la tête; et lorsqu'il l'inclinait en arrière, il tombait en syncope; il se tenait constamment assis, portant la tête sur ses genoux; d'ailleurs, tous les symptômes de la compression du cerveau étaient déclarés. Le choc d'une sonde sur la portion visible du corps étranger nous fit reconnaître que c'était une balle de fer dont le volume devait excéder de beaucoup le diamètre de l'ouverture qui lui avait livré passage; nous reconnûmes aussi que, pour l'extraire, il était nécessaire, même urgent, d'appliquer le trépan [1].

[1] L'obstacle qui s'opposait à la sortie du biscayen se présente généralement dans tous les cas où un projectile a traversé toute l'épaisseur des os, et particulièrement de ceux du crâne. (On suppose qu'il est arrêté, comme dans cette observation, au bord du trou qu'il a fait en passant; car si le corps étranger se perdait dans l'intérieur des parties, surtout dans le cerveau, il n'y aurait aucune recherche à faire.) Cet obstacle dépend du resserrement survenu à l'ouverture qui a livré passage au corps étranger. Les fibres osseuses, avant de se rompre, ont cédé, en se courbant sous le poids et la pression de l'instrument qui a produit la blessure; mais lorsqu'il a franchi la résistance, ces fibres rentrent dans la ligne droite et tendent à se rapprocher en convergeant, en sorte que l'ouverture qui était résultée de la déchirure et de la déperdition de substance des fibres osseuses se rétrécit d'autant plus que l'élasticité et la force des tissus sont plus prononcées. C'est ce qui s'observe chez les jeunes sujets, comme on l'a vu chez le Russe dont il vient d'être fait mention. Chez les vieillards, au contraire, les os se brisent même en éclats, au lieu de plier ou de céder, comme chez les premiers, à la force du projectile, lequel ne surmonte la résistance qu'en emportant une pièce égale tout au plus à la moitié de son diamètre. La petitesse ou la grandeur de la pièce sera relative à l'état spongieux ou compact de l'os. La perforation de l'os, dans ce premier état, se fait sans fracture. Dans tous les cas, si l'on veut

La plaie des tégumens, agrandie par deux incisions longitudinales, laissa à découvert tout le pourtour de l'ouverture de l'os frontal, surtout de sa partie supérieure, où nous appliquâmes trois petites couronnes de trépan, communiquant entre elles et le trou que le biscayen avait fait: après avoir coupé les angles osseux qu'elles laissaient, il nous fut facile, à l'aide d'une forte pince et d'un élévatoire, d'extraire cette balle de fer, qui pesait sept onces. (Elle a été déposée au cabinet de l'école de médecine de Paris.) Nous

extraire le corps étranger, soit qu'il soit resté dans son épaisseur, soit qu'il ait passé outre, on est nécessairement contraint d'employer le trépan, qu'il ne faut d'ailleurs appliquer que lorsqu'il est bien démontré que la présence du corps étranger dans les parties menace la vie de l'individu; encore doit-on choisir le moment favorable pour faire cette opération.

Dans le cas contraire, où le corps étranger ne lèse et ne peut léser aucun des organes plus ou moins importans à la vie de l'individu, il faut abandonner ce corps étranger au travail de la nature, qui produit à la longue, par l'effet d'une nécrose suivie de l'exfoliation sensible, ou par l'effet de la décomposition, la destruction du cercle osseux superficiel qui retient et recouvre le corps étranger: celui-ci devenu libre et étant expulsé graduellement de sa prison par un développement vasculaire subjacent, peut être extrait alors avec le moindre secours de l'art, et sans nul inconvénient.

fîmes sortir en entier, au moyen d'une curette
de bois, une grande quantité de sang coagulé
qui s'était amassé dans cette portion du crâne;
la pie-mère, qui recouvrait le lobe correspondant du cerveau, était ecchymosée, et l'encéphale lui-même présentait une dépression de
trois à quatre lignes environ.

L'extraction de plusieurs petits fragmens osseux, qui provenaient de la fracture de la paroi
supérieure du sinus frontal, étant faite, nous
plaçâmes sur la plaie un linge fin fenêtré, trempé
dans du vin chaud sucré. Le vide qui résultait de
la déperdition de substance, rempli par de la
charpie mollette, fut couvert de plusieurs compresses, et le tout fut maintenu par un bandage
de Galien.

Dès ce moment, le blessé se trouva soulagé, et
il jouit pendant près de deux heures d'un sommeil paisible; cependant vers le soir il éprouva
de la chaleur, un mouvement fébrile et des douleurs vives dans la plaie. On fit une forte saignée
à la saphène; et, les premières pièces de l'appareil
préalablement enlevées, on appliqua un large
cataplasme émollient sur le pourtour de la plaie:
le malade fut mis à l'usage des boissons délayantes
légèrement stibiées, et de quelques anti-spasmodiques anodins. Le lendemain, à ma visite, je
le trouvai dans l'état le plus satisfaisant et sans

le moindre trouble dans les fonctions sensitives. Je le confiai, avec tous les blessés de la même salle, aux soins particuliers de M. Rousselle [1], chirurgien-major très-instruit et plein de zèle, lequel m'annonça quelque temps après, et pendant notre séjour à Moscou, que ce blessé, parvenu à une guérison complète, avait été évacué avec d'autres prisonniers sur la Pologne. Cette cure est remarquable sous bien des rapports.

Le deuxième blessé russe avait, depuis cinq jours, été frappé à la tempe gauche par une balle de plomb; la moitié de ce projectile avait pénétré dans le crâne, en se laminant à travers une fente étroite que son choc avait déterminée; l'autre moitié avait labouré le muscle crotaphite jusqu'à son attache postérieure vers la base de l'apophyse mastoïde où elle s'était arrêtée.

Le blessé était frappé d'hémiplégie du côté droit; il avait perdu l'usage de ses sens, et il était dans un état d'agitation continuelle. La plaie de la tempe débridée, et le point fracturé mis à nu, je découvris le trajet du morceau de plomb qui avait labouré le muscle, et j'en fis l'extraction à l'aide d'une contre-ouverture pratiquée

---

[1] Cet estimable officier de santé est du nombre de ceux que nous avons à regretter.

sur le point où ce corps étranger faisait saillie.

J'appliquai une couronne de trépan à la partie déclive de la plaie, et très-près du point où l'autre morceau de plomb était enclavé. Il me fut facile de le déplacer et de l'extraire avec plusieurs esquilles qui lui étaient contiguës. Il y avait aussi, entre le crâne et la dure-mère, du sang épanché auquel je donnai issue.

Le malade fut d'abord soulagé ; mais quelques jours après, il tomba dans un état d'adynamie auquel il succomba. Il est évident que cette opération (le trépan), faite plus tôt, aurait pu le sauver.

Un troisième, de l'ex-garde, blessé à la bataille de la Moskowa, entra à l'hôpital de Cheremetow à Moscou. Sa blessure offrait à peu près les mêmes symptômes que chez le dernier sujet ; elle avait été produite par une balle qui, après avoir fracturé la partie moyenne et postérieure de l'os pariétal droit, s'était enclavée entre plusieurs pièces osseuses. Ces fragmens, poussés par le projectile, avaient été par lui entraînés sous le crâne. La balle, que l'on avait crue entière, était ressortie par la même ouverture ; on se contenta de faire un simple débridement, et d'appliquer un appareil ordinaire.

Les symptômes de la compression marchaient lentement, et l'on pensait que ce blessé pourrait guérir sans opération ; mais ces symptômes prirent de l'intensité et mirent les jours du malade en danger : c'est alors que le chirurgien-major, M. Pierron, me fit appeler.

Comptant toujours sur les ressources de la nature, on rejeta l'opération du trépan, que nous avions conseillée ; les accidens augmentèrent, et le blessé mourut le vingt-unième jour de sa blessure.

L'autopsie du crâne fit découvrir un quartier de balle et une esquille enfoncée dans la dure-mère et le point correspondant du cerveau où l'on remarquait une ulcération assez étendue. Il est probable que si l'on eût extrait de bonne heure ces corps étrangers, le malade aurait été sauvé.

Nous avons vu des cas analogues, pour lesquels le trépan était indiqué ; on n'avait pas osé pratiquer cette opération dans la crainte de déroger aux préceptes du célèbre Desault, qui la considérait comme mortelle. En effet, et nous le répétons, si les corps étrangers s'éloignent de la face interne de la voûte du crâne, de manière à pénétrer dans le cerveau, il vaut mieux abandonner le blessé à la médecine expectante, que de tenter des recherches dans l'intérieur de cet organe pulpeux, comme nous l'avons vu faire par quelques praticiens.

Deuxième proposition.

Faire connaître les cas où le trépan, quoique généralement conseillé par les auteurs, est inutile, même nuisible, et les moyens que dans quelques circonstances on peut mettre en usage pour suppléer à cette opération.

On ne doit pas appliquer le trépan pour les cas de plaies de tête avec fracture des os du crâne, quelle que soit l'étendue de la fracture et la multiplicité des rayons qui en partent, si les pièces osseuses ne sont pas enfoncées, et s'il n'y a point de corps étrangers, ni de symptômes de compression bien évidens.

La commotion du cerveau est moins grande dans les cas de grandes plaies avec déperdition de substance aux parties molles et fracture aux os du crâne, parce que les effets de la percussion imprimée par la cause vulnérante se sont perdus dans les parties externes lésées, surtout lorsqu'elle a agi dans la diagonale de la voûte crânienne. Par la raison que, dans cette circonstance, les parties intérieures sont épargnées, l'absorption des fluides épanchés se fait plus rapidement; ensuite les pièces fracturées se rapprochent graduellement; et la maladie peut guérir par le seul secours de la nature; le trépan alors, sans rien produire d'avantageux, ne peut que retarder le moment de la guérison.

Si nous voulions entrer dans les détails des inconvéniens attachés à l'opération du trépan, telle qu'on la pratique le plus ordinairement, nous parlerions de la rugination des os comme de l'un des plus graves ; en effet, cette rugination déchire les membranes bien au-delà de l'endroit où doit être appliquée la couronne ; elle provoque ou augmente l'irritation des tissus voisins, en détruisant les ramuscules osseux ; elle détermine la nécrose dans toute la portion d'os dénudée, et elle est ordinairement la cause des accidens sympathiques, plus ou moins funestes selon les circonstances, des abcès au foie par exemple (ce dernier accident fera le sujet d'un autre article) ; mais nous devons ici nous borner à répéter qu'il ne faut appliquer le trépan que lorsque la nécessité en est bien reconnue, et cette nécessité n'est établie qu'autant qu'il y a des fluides épanchés dans l'intérieur du crâne, et que les pièces d'os, ou tout autre corps étranger, lèsent le cerveau ou ses membranes. Au reste, l'exposé des faits suivans, mieux que la théorie la plus éclairée, déterminera les cas où le trépan est inutile et même nuisible.

Première observation. A notre passage à Berlin, en mai 1812, le sieur.........., garde-magasin dans l'administration de l'habillement de l'armée, fut renversé par une voiture qui passa très-rapidement près de cet employé. La tête porta la première sur le tranchant d'une grosse pierre; la peau du front, et toute celle qui recouvre la calotte osseuse jusqu'à la protubérance occipitale, fut détachée, en sorte que cet énorme lambeau pendait sur le col et les oreilles. Le crâne tout entier était dénudé, et dans plusieurs points il était privé de son périoste; une fracture en étoile se présentait sur la bosse frontale gauche; l'un de ses rayons se propageait sur le pariétal du même côté; il n'y avait ni enfoncement ni déplacement des pièces osseuses.

Au moment de la chute, le blessé n'avait pas perdu connaissance, bien qu'il eût éprouvé un saignement assez considérable par le nez et les oreilles; il reçut de suite un premier pansement.

Le lendemain, cet employé étant très-mal, on le fit transporter à l'hôpital des officiers, porte Charlottenbourg, où nous le vîmes le même jour pour la première fois. Les douleurs étant vives, continuelles, il y avait délire, aberration mentale, mouvemens nerveux; le pouls était serré et le visage enflammé.

On avait fait des préparatifs pour l'application du trépan, que la fracture dont nous avons fait mention semblait indiquer; cette opération fut

suspendue, et nous nous occupâmes du pansement de la plaie. Il fallut d'abord détacher le lambeau qu'on avait rétabli sur le crâne avec trop
peu de précaution : de grandes mèches de cheveux et de charpie s'étaient interposées entre ce
lambeau et le crâne. Après avoir rasé toute la
surface extérieure et enlevé tous les corps étrangers, nous fîmes, sur les portions du péricrâne
contus et enflammé, et dans l'épaisseur du lambeau, plusieurs incisions, dont une à sa base pour
faciliter l'écoulement des fluides. L'une des incisions correspondait à la fracture. La plaie fut
lavée avec du vin chaud sucré; les parties molles
furent réappliquées, maintenues dans leurs rapports naturels avec les parties voisines au moyen
de quelques bandelettes agglutinatives et d'un
linge fin fenêtré trempé dans la même liqueur;
quelques gâteaux de charpie, des compresses et
le bandage de Galien terminèrent le pansement.
On pratiqua une saignée du pied, et nous prescrivîmes des boissons rafraîchissantes légèrement
laxatives, des lavemens et des pédiluves.

Le dégorgement qu'opérèrent les incisions du
lambeau et des parties voisines lésées, concurremment avec les moyens dont nous venons de
parler, dissipèrent les douleurs et le délire; le
calme s'établit et se prolongea jusqu'à la nuit;
mais alors de nouveaux symptômes d'inflamma-

tion se déclarèrent et allèrent en augmentant : une
saignée à la jugulaire, des boissons mucilagineuses, sédatives et anti-spasmodiques appaisèrent ces accidens ; le malade se trouva soulagé,
et passa le reste de la nuit dans un état assez
tranquille ; les deux jours suivans furent encore
orageux. Cependant les accidens diminuèrent d'intensité ; un suintement séro-purulent se manifesta
dès le troisième jour, et le premier appareil fut
levé le quatrième. Le lambeau était recollé dans
beaucoup de points, et la suppuration commençait à s'établir dans toute sa circonférence. On
appliqua de nouveau un linge fenêtré, enduit
d'onguent de styrax, pour faciliter la chute des
escarrhes qu'on observait sur les bords du lambeau. Le même traitement fut continué.

La suppuration devint très-abondante ; les
forces du malade s'affaiblirent, et il fut frappé
d'une affection fébrile adynamique, qui débuta par
des frissons, des douleurs de colique, des nausées
et une anxiété extrême. Au froid succédèrent une
chaleur brûlante, de la soif et de la céphalalgie.
On nous appela pendant ce paroxysme ; nous
prescrivîmes des boissons mucilagineuses acidulées et à la glace ; nous fîmes faire des ablutions
de vinaigre glacial camphré sur toute l'habitude
du corps. Le pansement de la plaie fut continué
avec l'onguent de styrax camphré.

Ces symptômes alarmans s'appaisèrent graduellement, et l'intermission fut annoncée par un calme parfait et une détente générale. Il y eut quelques vomissemens bilieux spontanés, et une évacuation alvine involontaire : ce moment favorable fut saisi pour l'administration d'un vomitif composé d'un scrupule et demi d'une forte infusion d'ipécacuanha, préparée à froid, et d'un grain d'émétique, tartrite antimonié de potasse. Ce remède fut suivi sans efforts de vomissemens copieux et d'évacuations alvines abondantes et très-fétides.

La nuit suivante il y eut un redoublement très-fort avec délire, et une douleur fixe à l'occiput, vers la base du lambeau : c'était le point de la tête qui avait le plus souffert du tiraillement. L'application sur cette partie de deux ventouses scarifiées enleva la douleur comme par enchantement; les mouchetures et toute la région occipitale furent recouvertes d'une double compresse trempée dans du vin camphré à la glace. Le lendemain, à notre visite, tous les symptômes de pirexie avaient entièrement disparu; mais les forces vitales étaient très-affaiblies, et tout me faisait craindre l'accès d'une fièvre pernicieuse. Comme il y avait encore de la tension à la nuque et de la gêne dans les mouvemens de la tête, nous fîmes appliquer sur cette partie un large vésica-

13 *

toire, et prescrivîmes le quinquina en substance
dans une infusion d'arnica et de serpentaire de
Virginie, avec addition d'éther sulfurique; chaque
dose de quinquina était d'un gros répété toutes
les heures, et l'on donnait au malade, dans l'intervalle, quelques petits verres de vin de Hongrie.
L'accès de la nuit fut léger; et le lendemain, dix-
neuvième jour de sa chute, le malade, qui jusqu'alors était resté assoupi, reprit l'usage de ses
sens. A l'exception de quelques portions du frontal
qui paraissaient être nécrosées, le reste de la plaie
vermeille et remplie par des bourgeons charnus,
était disposé à la cicatrisation.

Obligé de suivre les mouvemens du quartier
général, qui se mit en marche le 21 mai, nous
confiâmes ce malade, déjà hors de danger, aux
soins de M. Billequin, l'un de nos officiers de
santé de première classe, chargé de la direction
chirurgicale des hôpitaux établis à Berlin. Ce
chirurgien-major nous rendit compte, par la
suite, que depuis notre départ ce blessé avait été
de mieux en mieux; que plusieurs petites pièces
osseuses s'étaient exfoliées, et que la chute de
l'une d'elles, comprenant les deux tables de l'os,
avait laissé un point de la dure-mère à découvert,
La cicatrice de la plaie s'est faite graduellement,
et M.... est sorti parfaitement guéri le quatre-
vingt-dixième jour de son entrée à l'hôpital.

Nous avons vu cet employé depuis notre retour de Russie ; il jouissait d'une parfaite santé. Une cicatrice d'un demi-travers de doigt de largeur s'étend circulairement des bosses frontales sur les deux régions temporales, pour se terminer de chaque côté, à environ un pouce de la protubérance occipitale, à l'insertion du lambeau. Il est resté chauve, et a presque totalement perdu la mémoire des noms propres. Toutes les autres facultés mentales sont intactes, et paraissent s'exercer avec précision.

Ce fait singulier et la guérison sont deux choses dignes de remarque. Si, d'après l'opinion des auteurs et celle de beaucoup de médecins qui ont vu le malade, on avait appliqué le trépan, il y a tout lieu de croire que le sujet n'eût pas survécu à cette opération. En effet, si la dure-mère enflammée, sans doute dès le troisième jour de l'accident, avait été mise à découvert et irritée par le trépan, il est probable qu'une affection gangréneuse serait survenue. C'est, dans le cas de cette nature, le principal motif qui contre-indique cette opération. Dans ceux qui la commandent, et que nous avons indiqués, on doit tout au moins la différer s'il existe des signes d'inflammation aux membranes cérébrales.

Deuxième observation. M. Giraud, chef de bataillon du génie de l'ex-garde, dirigeant les travaux de l'explosion d'une mine, reçut à la tête un gros éclat de pierre à la fin de sa chute, dont l'un des angles tranchans coupa les tégumens de la partie supérieure et postérieure du crâne, et détermina une fracture avec plusieurs rayons à l'angle postérieur du pariétal gauche et au supérieur de l'occipital : les fragmens mitoyens étaient dénudés de leur périoste : la plaie des tégumens avait environ deux pouces et demi d'étendue.

Le blessé n'était pas tombé sur le coup, et n'avait point perdu connaissance ; il n'avait éprouvé que des douleurs locales. Les fonctions mentales n'étaient pas altérées, et il ne s'était manifesté aucun symptôme de compression au cerveau, ni de paralysie aux membres opposés : une légère fièvre traumatique était survenue le troisième jour de l'accident. Cependant le chirurgien qui le soignait avait résolu l'application du trépan [1], comme le seul moyen dont on pouvait espérer quelques avantages. M. le docteur Ribes et moi nous fûmes consultés. En outre des symptômes dont nous avons parlé, nous trouvâmes une plaie occupant toute la région postérieure de la tête, avec quatre lambeaux irréguliers qu'on venait de former. Une grande portion du crâne avait

[1] L'appareil pour l'opération était préparé.

été mise à découvert; mais on en avait ruginé une partie. Comme il ne se présentait point de symptômes fâcheux, nous jugeâmes nécessaire de faire différer l'opération : nous proposâmes même de rapprocher les quatre lambeaux, et, après avoir lavé et abstergé la plaie, de la couvrir d'un linge fin fenêtré, trempé dans du vin chaud. Le pansement fut complété à l'aide de quelques gâteaux de charpie, de compresses et du bandage de Galien. Le malade fut mis à l'usage d'une limonade stibiée et de quelques potions antispasmodiques.

Les douleurs se calmèrent, l'irritation s'appaisa graduellement, et le blessé éprouva un mieux si marqué, qu'on ne songea plus à l'opération du trépan. Les pansemens de la plaie furent renouvelés aux époques convenables, et le même régime fut continué.

Peu de jours après, l'armée se mit en marche pour effectuer sa retraite sur la France. Je perdis de vue cet officier supérieur, et je le croyais mort, lorsque, près de Kówno, je le trouvai, pendant la nuit, couché dans la chaumière d'un paysan de l'un de villages voisins de cette ville, où j'avais trouvé un abri. Sa plaie marchait rapidement vers la cicatrisation : plusieurs petites portions d'os du crâne s'étaient déjà exfoliées ; et ce brave officier, qui avait eu le courage de suivre à pied les marches pénibles de l'armée, fut complétement guéri à son arrivée dans la vieille Prusse, où nous eûmes encore l'occasion de le voir et de le panser. La cicatrice était large, adhérente dans presque toute son étendue, et elle offrait dans le centre une déperdition de substance assez considérable.

Les fonctions sensitives et mentales n'ont éprouvé aucune altération, et ce commandant jouit d'une parfaite santé.

Une troisième observation de ce genre sera rapportée à l'article relatif aux abcès au foie, survenus à la suite des plaies de tête.

Ces faits prouvent que l'opération du trépan est rarement indiquée, et qu'elle ne doit être faite qu'avec la plus grande circonspection, par rapport à la période de la blessure qui la réclame.

Nous avons indiqué les cas pour lesquels nous la conseillons ; maintenant il nous reste à déterminer quelle est la période des blessures où elle peut être salutaire, et celle où elle est dangereuse.

Si l'on est appelé près d'un blessé dans les premières heures après l'accident, il faut profiter de ce moment pour faire cette opération, et extraire, à l'aide de ce moyen, les corps étrangers qui lèsent la dure-mère ou le cerveau. L'inflammation s'établit ordinairement dans les mé-

ninges après les premières vingt-quatre heures
de l'accident ; si elle y était déjà développée, le
trépan ne pourrait être appliqué sans produire
une nouvelle irritation qui augmenterait d'autant
plus, que la rugination du péricrâne serait plus
étendue et les couronnes plus multipliées : enfin
l'humidité ou l'insalubrité de l'air pourrait encore accroître les effets de l'inflammation. Les
portions membraneuses mises à découvert étant
enflammées, s'altèrent promptement, et il est rare
qu'elles ne soient pas bientôt frappées de gangrène. Nous en avons eu plusieurs exemples, et
c'est sans doute le motif pour lequel Desault
ne pratiquait plus cette opération. Dans cette
dernière supposition, il faut donc attendre, pour
appliquer le trépan, que les symptômes inflammatoires soient dissipés. La présence du corps
étranger d'où résultent les effets de la compression cérébrale, est moins dangereuse que les tentatives faites dans la période de l'inflammation,
pour son déplacement ou son extraction. La
mort du malade sera même plus prompte que s'il
était abandonné aux seules ressources de la nature, car elle est inévitable lorsque l'inflammation et la suppuration sont établies profondément
dans les membranes du cerveau et dans sa
propre substance.

Nous dirons donc, pour nous résumer, qu'il

faut appliquer le trépan, lorsqu'il est bien indiqué, avant l'invasion des accidens inflammatoires
qui se manifestent plus ou moins promptement
selon l'idiosyncrasie des sujets, l'âge, et la nature
de la cause de la blessure; et, lorsqu'ils sont
développés, il faut retarder l'opération jusqu'à
leur cessation : si cette deuxième période ne se
présente pas, il vaut mieux abandonner le blessé
voué à une mort certaine, que de tenter un
moyen inutile et qui ne pourrait qu'avancer ses
derniers momens.

L'opération faite, il faut placer dans le trou
du trépan, et sur toute la plaie, un linge fin
fenêtré, trempé dans du vin miellé ou sucré, de
la charpie mollette, et un appareil simplement
contentif. Le baume de Fioraventi et autres
liqueurs répercussives irritantes doivent être re-
jetés de la pratique chirurgicale. Les pansemens
doivent être rapprochés, faits avec des moyens
simples et les précautions nécessaires pour mettre
la plaie à l'abri du contact de l'air froid et
humide.

Il faut aussi entretenir les évacuations alvines,
les sécrétions muqueuses et cutanées, pour détourner l'irritation et les congestions du côté de
la plaie ou des organes susceptibles de s'irriter
sympathiquement : les boissons délayantes stibiées
remplissent parfaitement cette indication.

Troisième proposition.

Faire connaître ce qu'il convient de faire dans le cas de hernie du cerveau.

Avant d'aborder cette proposition, une question importante, mais bien difficile à résoudre, se présente naturellement : Déterminer quelle est la cause qui peut produire la hernie du cerveau à travers une ouverture faite au crâne, soit par une cause vulnérante quelconque, soit par suite de l'application du trépan. Sans prétendre en donner une solution parfaite, j'essaierai néanmoins d'en présenter une qui conduise sur le chemin de la vérité.

Ainsi que nous avons pu l'observer sur un grand nombre d'individus, l'irritation qui se concentre dans la portion du cerveau correspondant à l'ouverture du crâne, peut dépendre autant du contact de l'air extérieur que de la présence des corps étrangers.

L'encéphale traversé en tout sens par des faisceaux innombrables de ramuscules artériels, doit éprouver un mouvement spontané d'expansion, dont les effets deviennent d'autant plus sensibles, que les parois du crâne n'offrent pas une égale résistance dans tous les points de sa cavité. Ainsi, lorsqu'une portion de cette paroi osseuse vient

à manquer tout-à-coup, il s'y fait une exubérance de la partie correspondante du cerveau;
et si, à cette disposition organique, il se joint
une irritation mécanique exercée de l'extérieur à
l'intérieur, cette expansion s'exalte, et la hernie
est immédiatement produite. Le déplacement de
cette exubérance s'accroît graduellement, et
forme au-dehors une tumeur plus ou moins volumineuse, dans laquelle se développent des phénomènes de vitalité qu'on n'observe pas dans
l'état sain. La compression exercée sur ces tumeurs cérébrales détermine un sentiment de gêne
dans toute la circonférence de la plaie; et si l'on
continue la pression, le malade éprouve des
nausées, des pandiculations; les fonctions sensitives sont troublées, et la syncope survient.

Si l'on coupe cette tumeur cérébrale, le même
point fournit immédiatement une nouvelle exubérance qui, coupée de nouveau, se reproduit
encore : d'ailleurs ces excisions ne se feraient pas
sans amener des accidens fort graves, suivis de
la mort. Nous en avons eu un exemple à l'armée
de Saxe en 1813.

En visitant l'hôpital de l'arsenal, à Dresde,
nous vîmes un jour un de nos blessés que l'on
venait de panser, mourir en quelques minutes,
dans des convulsions horribles. Nous apprîmes
que, conformément aux préceptes des auteurs, le

chirurgien avait cru devoir retrancher une portion assez considérable du cerveau, qui faisait hernie à travers une ouverture d'un demi-pouce environ de diamètre, laquelle résultait de l'extraction d'une esquille. Pendant l'opération, il n'y avait eu d'autre accident qu'une légère syncope, précédée d'envies de vomir et de bâillemens fréquens. La levée de l'appareil nous fit apercevoir en effet la coupe de la portion cérébrale qui s'était développée à l'extérieur de l'ouverture précitée.

Les auteurs ont aussi conseillé de comprimer ces tumeurs, et quelques-uns ont proposé à cet effet des lames de plomb. Cette méthode peut déterminer des accidens, de même que l'usage des liqueurs alcoholiques ou astringentes, car elles augmentent l'irritation, troublent l'exercice des propriétés vitales de la portion du cerveau avec laquelle elles sont en contact.

Quelle doit donc être la conduite du chirurgien dans le cas d'encéphalocèle formé à travers une déperdition de substance accidentelle aux os du crâne ?

Il importe d'abord d'observer que la hernie volumineuse du cerveau est l'un des accidens les plus fâcheux qui accompagnent les plaies de tête, et qu'il est rare que les individus qui en sont atteints y survivent. Le développement de ces hernies suppose une exaltation extrême de l'irritabilité de la pie-mère, des vaisseaux cérébraux, et une altération profonde dans l'organe même de l'encéphale. Il est difficile, pour ne pas dire impossible, d'y remédier ; et les moyens que l'on conseille pour réprimer ces tumeurs, loin d'être favorables à leur rentrée, ne font que développer les causes de ces exubérances. Nous avons vu périr tous les blessés pour lesquels on avait mis ces moyens en usage ; un seul cependant (mais la hernie était peu volumineuse) échappa aux accidens que nous avons décrits [1].

Il faut se borner à appliquer, sur la portion cérébrale sortie, un linge fin fenêtré, trempé dans de l'huile de camomille légèrement camphrée. On doit porter ses vues sur les causes d'excitation intérieure et d'irritation mécanique externe, détourner cette excitation par l'usage des boissons délayantes, laxatives ; faire, avec les précautions convenables, et autant que possible, l'extraction de tous les corps étrangers qui la produisent ; préserver les parties lésées du contact de l'air extérieur ; enfin, faire le pansement avec beaucoup de douceur. L'appareil ne doit

---

[1] On se contenta d'employer les moyens simples dont nous allons parler ; la tumeur rentra graduellement, et le malade fut conduit à la guérison.

exercer aucune espèce de pression sur les parties sensibles.

Lorsque l'encéphalocèle est susceptible de réduction, la nature ainsi favorisée l'opère graduellement ; et la portion du cerveau rentre en entier dans l'intérieur du crâne, à l'instar de l'épiploon, qui s'est échappé par une plaie du bas-ventre [1].

À l'occasion des plaies graves du cerveau, nous rapporterons ici le précis de deux observations sur des plaies de tête avec lésion de cet organe ; quoiqu'elles n'aient aucun rapport avec celle dont nous venons de parler, elles nous ont paru trop intéressantes pour ne pas trouver place dans ce chapitre.

Pendant la campagne de Moscou, Barbin, grenadier à pied de l'ex-garde, reçut un coup de lance des mains d'un Cosaque, à la partie postérieure de la tête, à peu près dans le point correspondant à la réunion de l'angle postérieur et supérieur du pariétal gauche à l'os occipital. Le fer de la lance était d'une si bonne trempe, que sa pointe traversa l'épaisseur de l'os sans produire de fracas, pénétra dans le crâne,

---

[1] Bien qu'il n'y ait pas une parité parfaite entre ces deux phénomènes, nous tâcherons d'expliquer, par analogie, dans son article, le mécanisme de la réduction de l'épiploon.

lésa le lobe postérieur et gauche du cerveau , et
s'enfonça profondément dans ses substances. Le
blessé avait été laissé pour mort sur le terrain;
cependant il fut relevé quelques heures après et
transporté dans la ville voisine ; ses facultés sensitives furent long-temps suspendues.

La plaie fut pansée , et elle parcourut ses périodes jusqu'à la guérison, sans nul accident
notable. La cicatrice est restée enfoncée, et il
existe au point correspondant de l'os une déperdition de substance d'un pouce et demi ou environ
dans sa longueur, et d'un demi-pouce dans sa profondeur. Maintenant l'individu n'éprouve, dans
cette partie, aucune douleur, et ses facultés intellectuelles ne paraissent pas être dérangées;
mais il est évident que cette blessure a porté
atteinte aux fonctions des nerfs de la moelle
alongée ou vertébrale , tels que le glosso-pharyn-
gien , la paire vague, les hypoglosses, les spinaux
et sous-occipitaux.

D'abord la voix , après avoir été rauque et
obscure, a disparu par degrés, de manière que
Barbin est tombé dans une aphonie complète.
La déglutition se fait difficilement ; le goût et
l'odorat sont affaiblis; les muscles extrinsèques
et intrinsèques du larynx sont en partie frappés de
paralysie, au point que cet organe est éloigné
de sa position naturelle d'environ un demi-pouce.

Il résulte de cet abaissement contre nature, que les bords de la glotte sont rétrécis, et que l'épiglotte est recourbée sur cette ouverture par le tiraillement qu'éprouvent les muscles aryténo-épiglottiques ; aussi, pour respirer, étant debout, le sujet est-il obligé de serrer fortement et à chaque instant les mâchoires, à l'effet de ramener le larynx en haut par une contraction simultanée de ses muscles releveurs, de ceux du pharynx et des maxillaires, comme le font les grenouilles pour avaler l'air nécessaire à leur respiration.

Chez Barbin, le diaphragme participant à la paralysie ne peut agir sur les poumons. Les grenouilles qui sont privées de cette cloison musculeuse y suppléent, ainsi que l'a observé Héroldt [1], par la fermeture de leurs mâchoires ; et il est probable, d'après quelques essais faits à la Société Philomatique sur cet homme, que si l'on eût continué de tenir ses mâchoires écartées quelques secondes de plus, il aurait suffoqué, ainsi que périssent les grenouilles lorsqu'on leur fait subir la même expérience prolongée quelques instants.

Le pharynx, l'œsophage et l'estomac participent aussi à cette paralysie, car la déglutition est difficile, et l'émétique, administré à des doses

---

[1] Nouveau Dict. d'Hist. nat., Tom. X, art. *grenouille*.

plus ou moins fortes, n'a aucun effet sur l'estomac: depuis l'accident, on n'a jamais pu obtenir le moindre vomissement chez ce grenadier.

Le bas-ventre n'offre presque pas les mouve-mens alternatifs et isochrones à la respiration, qui se remarquent chez tous les sujets; et lors-qu'on soumet l'individu aux plus légères expé-riences, ainsi que nous l'avons fait, son visage se décolore, son corps se couvre de sueur, le froid qu'il éprouve habituellement aux extrémités aug-mente, les mouvemens du cœur sont très-lents, à peine sensibles, et le pouls est presque nul. Lorsqu'il est couché, Barbin respire mieux et se trouve plus à son aise.

La digestion est lente., pénible; il est obligé de manger peu et souvent, et de ne faire usage que d'alimens légers; il est très-maigre et menacé de marasme.

Tels sont en général les phénomènes qui ont accompagné cette blessure remarquable.

Deuxieme observation. M. Derampan (Édouard), ex-officier de cavalerie, âgé d'environ vingt-six ans, ayant fait la campagne de Russie, dans le cours de laquelle il a reçu plusieurs blessures légères, fut frappé, en faisant des armes, le 2 mars 1817, d'un coup de fleuret (dont la pointe s'était rompue sur son plastron) à la partie moyenne de la région canine gauche, près de

l'aile du nez, dans une direction oblique de bas
en haut, et un peu de dehors en dedans. L'instrument pénétra à la profondeur de trois pouces
et demi à travers la fosse nasale gauche, traversa
sans doute la lame criblée de l'ethmoïde, près
l'insertion de la grande faux de la dure-mère,
et paraît avoir pénétré dans une direction verticale et un peu oblique d'avant en arrière, à la
profondeur de 8 à 9 lignes, dans la partie interne
postérieure du lobe antérieur gauche du cerveau,
de manière à se rapprocher de la partie antérieure du corps calleux.

A l'instant de la blessure, une hémorragie très-
forte se manifesta, et probablement il se forma
un épanchement sanguin relatif dans l'intérieur
du crâne. Un moment après, le blessé tomba en
syncope, et perdit dès-lors totalement l'usage de ses
sens, dont l'activité ne s'est reproduite que d'une
manière graduée, imparfaite et avec des parti-
cularités remarquables. La vue se rétablit en peu
de jours dans l'œil droit, tandis que l'œil gauche
en a été privé pendant plus d'un mois; peu à peu
elle s'est entièrement développée dans l'un et dans
l'autre, mais actuellement le malade voit les
objets doubles. L'odorat, après avoir été totalement aboli, s'est rétabli en entier du côté droit,
et le malade distingue fort bien, de ce même côté,
les liqueurs alcoholiques odorantes des liquides

inodores; cependant la perception des odeurs est encore moins active que du côté gauche. Le malade avait également perdu le goût, mais de manière que la moitié droite de la langue perçoit très-bien les saveurs, tandis que son côté gauche est privé de cette faculté; la totalité de cet organe est portée à droite, par opposition à l'hémiplégie qui existe du côté droit, et la commissure des lèvres est entraînée à gauche. L'ouïe, abolie d'abord dans l'oreille du côté de la blessure, s'est rétablie par la suite.

La voix, qui s'était également perdue, est revenue graduellement, et il ne reste plus qu'un léger bégaiement.

Les organes de la génération n'ont éprouvé aucune altération.

Tout le côté droit avait été frappé de paralysie complète; aujourd'hui, la sensibilité a reparu; les mouvemens sont encore gênés, mais l'amélioration se manifeste évidemment.

La mémoire des noms substantifs qui ont de l'analogie avec les noms propres a été totalement éteinte, et ne se reproduit aujourd'hui que très-difficilement, tandis que la mémoire des images et de tout ce qui est susceptible de description est dans l'intégrité la plus parfaite. Ainsi, par exemple, le malade se rappelait très-bien la personne et les traits de M. Larrey, de qui il avait reçu plusieurs fois des soins pour diverses maladies et blessures ; il le connaissait beaucoup, il le voyait toujours sous ses yeux (expressions du malade), mais il n'a jamais pu se rappeler son nom, au point qu'il le désignait par celui de M. Chose. Il avait également oublié les noms de ses proches et de ses amis [1]. Il ne pouvait aucunement se ressouvenir des noms des diverses pièces qui composent la batterie d'un fusil, et pourtant il en faisait très-bien la description.

L'aberration mentale, qui a existé chez cet officier, dans le premier temps, a cessé ; mais tout ce qui a rapport à son amour propre, à ses succès militaires, etc., le jette encore dans un état d'aliénation (qu'on pourrait appeler δοξομανια) et de mélancolie profonde, tandis que les conversations qui ont rapport à sa famille, à ses proches ou à ses amis lui rendent le libre exercice de ses facultés intellectuelles.

Quatrième proposition.

Quelles sont les causes des abcès au foie, à la suite des plaies de tête ?

On a successivement créé un grand nombre

---

[1] Le même phénomène a été observé chez M. de Broussonnet, professeur à Montpellier, quelque temps avant sa mort, et chez plusieurs autres personnes.

d'hypothèses pour expliquer les causes des abcès au foie à la suite des plaies de tête, et les rapports sympathiques que l'on a cru exister entre le cerveau et l'organe hépatique : elles ont été plus ou moins accréditées selon le temps ou la célébrité de leurs auteurs. Je ne chercherai point à combattre celles qui déjà ont été l'objet des discussions de l'académie de chirurgie et des auteurs; je ferai seulement quelques réflexions sur la nouvelle opinion qui, de nos jours, paraît être la plus généralement adoptée.

L'auteur célèbre qui l'a imaginée rapporte les causes de la formation de ces abcès à la percussion directe ou indirecte qu'a reçue le foie, en même temps que la cause vulnérante a produit les plaies à la tête : pour appuyer cette assertion, l'auteur dit « que ces plaies, produites par la » percussion immédiate sur le crâne, dans les- » quelles la commotion est bornée au cerveau et » ne s'étend pas aux autres viscères, ne sont » point compliquées d'abcès au foie; preuve » évidente que c'est à l'ébranlement simultané » du foie et du cerveau qu'il faut attribuer la » connexion qui existe entre leurs maladies. » (*Nosographie chirurgicale*, 4.ᵉ édition, 1815.)

Cette explication est accompagnée de plusieurs observations et d'expériences faites sur une quarantaine de cadavres.

Nous nous bornerons aux remarques suivantes :

1.º Toutes les observations ne nous paraissent pas avoir un rapport exact avec les lésions du crâne, du moins dans le sens de la véritable question. En effet, les sujets des deux premières observations que l'auteur rapporte sont morts dans les premières douze heures de l'accident, et c'est pendant la chute violente qu'ils avaient faite d'un lieu extrêmement élevé, que le corps de ces individus ayant porté par hasard sur l'hypocondre droit, le foie (viscère friable et dense) a éprouvé une telle pression qu'il a dû nécessairement se rompre et se dilacérer dans une étendue plus ou moins profonde, tandis que les tégumens du thorax et du bas-ventre ont pu rester intacts. Ce phénomène est semblable à celui que le boulet à la fin de sa course produit sur les parties molles et arrondies qu'il touche; il en serait de même de la roue d'une voiture qui passerait sur les mêmes parties : mais ces désordres au foie peuvent avoir lieu, dans le cas de chute des individus, sans qu'il y ait la moindre altération au crâne ni au cerveau; c'est ce que nous avons observé plusieurs fois, et la lésion soit du foie, soit de l'organe cérébral, quoique produite par des causes analogues, peut très-bien exister séparément. En voici un exemple : le 13 février 1817, un domestique fut transporté à l'hôpital militaire du Gros-Caillou, pour une chute violente qu'il avait faite de son cheval dans les fossés du Champ-de-

Mars : le poids du corps avait principalement porté sur l'hypocondre droit ; cet homme mourut peu d'heures après son entrée à l'hôpital. A l'ouverture du cadavre, que nous fîmes le surlendemain, nous trouvâmes les tégumens de toute la surface du corps intacts, le bas-ventre ballonné, l'hypocondre droit beaucoup plus élevé que le gauche; un épanchement d'environ deux livres de sang noir bilieux s'était fait dans la cavité abdominale; tous les viscères flottans dans cette cavité étaient enflammés; deux crevasses s'observaient à la face concave du foie, dont la masse totale était réduite de volume; le tissu des côtes correspondantes ramolli, se brisait au moindre effort; les muscles intercostaux et le côté droit du diaphragme étaient ecchymosés. Il est évident que la cause de la mort presque subite qui a eu lieu doit être attribuée à la dilacération du foie, laquelle sera toujours mortelle si elle communique avec la cavité abdominale, et les abcès n'auront pas le temps de s'y développer.

2.° Les expériences faites sur les cadavres ne nous paraissent pas mieux éclairer cette question, que nous chercherons à résoudre dans un autre moment. Peut-on appliquer aux corps vivans les causes des phénomènes observés sur des cadavres? Que penser sur le concours des causes qui altèrent simultanément le foie et le cerveau, quand maintes fois, dans les chutes violentes suivies plus ou moins promptement de la mort des sujets qui avaient fait ces chutes, nous avons trouvé, à l'ouverture de leurs corps, le crâne et les membres fracassés, tandis que le foie était resté intact?

Interrompons pour un instant la suite des objections que l'hypothèse précitée nous a suggérées, et rapportons succinctement trois observations qui prouveront (contre l'opinion des partisans des causes mécaniques des abcès au foie) qu'il est extrêmement difficile que l'organe hépatique se désorganise par l'effet des chutes ou des percussions, quand surtout le poids du corps ne porte pas directement et avec force sur ce viscère; encore cette circonstance est-elle fort rare, puisque je ne l'ai rencontrée qu'une seule fois.

Un jeune chasseur à cheval de l'ex-garde, dans un accès de délire, se jette par la fenêtre d'un deuxième étage de l'une des salles de fiévreux de l'hôpital du Gros-Caillou, et tombe sur le pavé de la cour : transporté dans les salles des blessés, il expire quelques heures après. L'état de faiblesse extrême occasionnée par l'hémorragie qui avait eu lieu par le nez et les oreilles, et l'ébranlement du cerveau, n'avaient permis de faire aucune opération. Nous vîmes le sujet avant sa mort qui fut précédée de mouvemens convulsifs.

Nous fîmes avec soin l'ouverture de son corps, dans l'intention de voir le désordre que nous

croyions trouver dans le foie : nous observâmes,
1.º un diastasis bien marqué des pariétaux entre
eux et avec le frontal; 2.º à l'occipital, qui
n'avait éprouvé aucun déplacement, une fracture avec éclats, dont les rayons s'étendaient en
divergeant vers la base du crâne et jusqu'au trou
occipital. La dure-mère était décollée dans plusieurs points de la voûte crânienne; le cerveau
affaissé et gorgé de sang ; une grande quantité de
ce liquide remplissait les ventricules; 3.º il y avait
luxation au bras droit avec fracas au coude du
même côté ; la cuisse gauche était rompue ; les
sixième et septième vertèbres étaient fracturées.

À l'ouverture du bas-ventre, nous fûmes étonnés de trouver le foie et les autres viscères intacts;
les intestins étaient seulement distendus par des gaz.

Une petite quantité de sang était épanchée
dans la cavité droite de la poitrine; elle provenait
de la rupture de la veine azigos; les poumons et
le cœur n'offraient rien de remarquable.

Deuxième observation. Pierre Gérard, chef de
cuisine à l'hôpital du Gros-Caillou, rentre chez
lui ivre dans la nuit du 4 au 5 septembre 1815.
Ayant très-chaud, il s'assied sur le bord de la
fenêtre de sa chambre, au deuxième étage, le dos
tourné vers la cour. Dans cette position, il se
laisse aller au sommeil, s'incline involontairement
en arrière, fait la culbute et tombe. Au bruit de

sa chute, on accourt et on le trouve étendu dans un état d'immobilité parfaite et presque sans vie.

Les deux membres inférieurs étaient fracassés, et le droit surtout entièrement désorganisé. On observait en outre une plaie superficielle et contuse à la tempe droite sans fracture au crâne, et plusieurs fortes contusions sur différentes parties du corps. Nous apprîmes le lendemain, à notre visite du matin, qu'il avait éprouvé des symptômes de commotion et une hémorragie considérable de la tibiale antérieure qui, ainsi que les parties molles de la jambe droite, avaient été dilacérées par l'écartement et le renversement des fragmens osseux. Malgré l'extrême faiblesse du blessé, nous crûmes pouvoir et devoir remplir les premières indications. La plus urgente était l'amputation de la jambe désorganisée. Nous pratiquâmes cette opération très-près du genou, dans l'épaisseur des condyles du tibia. L'état de l'autre jambe, quoique fracturée comminutivement, nous donnant quelques espérances pour sa conservation, elle fut mise dans un appareil à fracture. Des embrocations avec de l'eau-de-vie camphrée chaude furent faites sur toute l'habitude du corps, et on prescrivit un régime convenable.

Les trois ou quatre premiers jours furent orageux; mais passé le septième, le calme succéda aux symptômes alarmans qui, jusqu'alors, en résistant

à nos moyens, nous avaient fait perdre l'espoir
de sauver les jours de ce blessé. La suppuration
du moignon s'établit, devint abondante; en peu
de jours, la plaie fut détergée. Une fièvre traumatique, qu'on pouvait regarder comme favorable, se déclara; le malade allait de mieux en
mieux, et il était dans les conditions les plus
heureuses pour arriver à la guérison, lorsqu'il
mourut dans la nuit du 17 septembre, après s'être
entretenu long-temps avec l'infirmier de la salle.
Cet homme, pendant sa maladie, n'avait cessé
d'éprouver des douleurs dans l'épigastre avec
oppression et faiblesse. Nous avions appliqué sur
cette région des ventouses scarifiées et des vésicatoires.

Le lendemain, à l'ouverture du cadavre, nous
trouvâmes le bas-ventre tendu et météorisé;
l'estomac et les intestins étaient décolorés et distendus par des gaz; la tunique muqueuse de
l'estomac présentait, dans quelques points de sa
surface, les traces d'une phlogose. Le foie et les
autres viscères de l'abdomen étaient dans l'état
naturel; les poumons n'offraient rien de particulier. Les ventricules du cœur contenaient des
concrétions albumineuses jaunâtres; ils étaient
vides de sang. Le système artériel était rempli de
gaz, et le veineux contenait très-peu de sang
noir et coagulé.

Les vaisseaux du cerveau étaient légèrement gorgés. On remarquait sur cet organe, au point correspondant à la contusion de la tempe, une légère ecchymose qui occupait une grande partie du lobe moyen de l'hémisphère droit.

Les causes de cette mort peuvent être essentiellement rapportées à l'ébranlement du cerveau, à l'atonie presque subite des intestins, à l'affaissement du système nerveux et à l'hémorragie qui avait eu lieu immédiatement après la chute.

Troisième observation. Cette observation confirmera, je pense, les principes que nous avons émis, pour prouver que les abcès hépatiques dont nous parlons ne sont point le résultat des causes mécaniques.

Frédéric Habrer, soldat d'équipage au 4.e régiment des cuirassiers de la garde royale, âgé de trente-quatre ans, d'une constitution robuste, étant sur une charrette chargée de foin, pour serrer le câble qui devait presser et contenir cette masse de fourrage, fut soulevé tout-à-coup par la détente subite de ce câble décroché du cabestan, dont la traverse avait échappé des mains du coadjuteur, et, après avoir été lancé à plusieurs pieds au-dessus de la pile de foin, fut jeté sur le pavé de la rue où il resta quelques momens sans donner les moindres signes de vie. Il était étendu sur son côté droit baigné dans le sang, l'urine et les matières alvines, résultat de l'hémorragie qui s'était faite par le nez, les oreilles, et de l'émission brusque et involontaire de l'urine et du flux alvin. Cependant il fut recueilli et transporté à l'hôpital du Gros-Caillou, à l'heure de ma visite, sept heures du matin (c'était le 5 octobre 1816).

Il était pâle, décoloré, assoupi, et dans un état d'affaissement et de paralysie générale; tout le côté droit de la face était ecchymosé avec tuméfaction considérable de la joue; son nez était écrasé, et l'on observait une plaie transversale au-dessus du sourcil droit, avec fracture rayonnée à l'os frontal, boursoufflement prodigieux des paupières, et occlusion totale de l'œil : l'épaule, le bras, le coude, le dos, et surtout la hanche du même côté étaient couverts d'ecchymoses et d'écorchures.

Il y avait, par moment, aberration mentale et tremblement de tous les membres; son pouls était presque nul, et il ne pouvait répondre aux questions qu'on lui faisait; enfin, je le vis dans le plus grand danger. On le réchauffa d'abord, on lui rasa toute la tête, et elle fut couverte de compresses trempées dans le vinaigre camphré trèschaud. Je prescrivis un cataplasme de moutarde aux pieds, et une potion antispasmodique pour la nuit. A ces symptômes de commotion, succédèrent bientôt ceux de l'inflammation des parties lésées et des membranes du cerveau (second jour de l'accident). Je débridai profondément la plaie, et mis la fracture à découvert : elle divisait en fragment d'étoile la paroi externe du sinus frontal droit, et l'un des rayons de la fracture s'étendait, dans l'épaisseur de l'os, à quelques lignes au-dessus. Les rameaux du nerf frontal, déchirés par la cause vulnérante, furent compris dans mes incisions, et il n'en est résulté aucun accident ; mais je me donnai de garde de ruginer l'os pour enlever le péricrâne (ainsi que le conseillent les auteurs), prévoyant d'avance que le trépan ne serait pas nécessaire, puisqu'il n'y avait point de pièces d'os enfoncées. Il fallut faire la ligature de l'artère frontale. Un linge fenêtré fut appliqué sur la plaie, avec le soin d'en rapprocher les angles ; de la charpie mollette, des compresses, et le bandage de Galien terminèrent l'appareil. Le blessé fut mis à l'usage des boissons délayantes stibiées, des lavemens purgatifs et des embrocations d'eau-de-vie camphrée sur toutes les parties ecchymosées. Ces premiers moyens appaisèrent les accidens inflammatoires, et le spasme nerveux où se trouvait le sujet, se dissipa presque en entier ; cependant, comme il éprouvait toujours des douleurs vives à la tête, je lui fis une assez forte saignée à la jugulaire, et fis mettre ses jambes

dans un bain chaud à la moutarde : plusieurs
ventouses scarifiées furent appliquées sur la tête,
et des sangsues sur la joue droite encore très-
tuméfiée. Les symptômes inflammatoires, qui
s'étaient d'abord dissipés, reparurent vers le
cinquième jour avec une intensité nouvelle, surtout ceux de la céphalalgie ; nous appliquâmes
de nouveau des ventouses scarifiées autour du
cou, et je fis ouvrir la veine saphène. Nous insis-
tâmes sur l'usage des mêmes boissons prises à la
glace ; des cataplasmes émolliens et glacés furent
appliqués sur la tête : même potion antispasmodique pour la nuit.

Enfin, le calme s'établit, et le malade qui,
jusqu'alors (c'était le huitième jour), avait été
dans un état d'assoupissement et de nullité de ses
fonctions sensitives, reprit l'usage de tous ses
sens, et demandait lui-même tout ce dont il avait
besoin. Les boissons délayantes furent substituées
au thé de camomille ; je prescrivis une potion
thériacale vineuse pour la nuit, et le bouillon
avec un peu de bon vin. La suppuration s'établit
dans la plaie, elle devint abondante ; plusieurs
petits abcès, qui se formèrent successivement
dans l'épaisseur des paupières de l'œil droit et à
la racine du nez, furent ouverts. Le treizième
jour, le malade était dans l'état le plus satisfaisant,
lorsqu'il se manifesta tout-à-coup des symptômes

d'adynamie avec assoupissement et embarras gastrique bien prononcé ; la suppuration n'avait point diminué, mais elle était grisâtre, et la plaie présentait un mauvais aspect. Je me hâtai de lui faire prendre un vomitif composé de 25 grains d'ipécacuanha et d'un grain d'émétique : ce remède produisit des évacuations copieuses, haut et bas, auxquelles succédèrent une transpiration abondante et un calme parfait. Cependant le malade était encore dans un état de somnolence presque habituel, et il se plaignait toujours de douleurs à la tête. Comme il n'existait d'ailleurs aucun signe de paralysie dans les membres, ni d'épanchement sous le crâne, je refusai d'appliquer le trépan, quoiqu'il parût indiqué à plusieurs médecins qui avaient vu le malade. Je fis couvrir la région de la tête correspondante à la blessure, d'un large vésicatoire, et je prescrivis, pour le lendemain (seizième jour de l'accident), le quinquina calyssaja en apozèmes. On continua les bouillons, le vin généreux et les embrocations aromatiques. Tous les accidens se dissipèrent rapidement ; le malade alla de mieux en mieux, ses fonctions sensitives et organiques se rétablirent par degrés ; plusieurs petits fragmens des os propres du nez et de la paroi externe du sinus frontal s'exfolièrent ; les plaies se cicatrisèrent assez promptement : la vue de l'œil droit n'a pas été altérée, et ce soldat s'est trouvé en état de sortir de l'hôpital dans les premiers jours de décembre, même année. Ce fait prouve aussi que le trépan n'est nécessaire que dans les cas que nous avons indiqués.

Si, comme on l'a dit, le foie, par l'effet d'une chute un peu violente, était susceptible de se déchirer ou de s'altérer de manière à produire l'inflammation ou des abcès énormes dans son parenchyme, les individus, sujets des observations précitées, eussent dû nous présenter ces altérations au plus haut degré, tandis que nous les rencontrons souvent à la suite des plaies légères à la tête, sans fracture, et sans que les blessés aient éprouvé ni chute ni commotion assez forte pour ébranler l'organe hépatique.

La pesanteur, l'organisation de ce viscère et la place qu'il occupe dans l'abdomen ont été alléguées avec art, pour appuyer l'hypothèse des altérations qu'on lui suppose si gratuitement ; la nature, à cet égard, a été accusée de négligence : mais, relativement à cet organe, comme pour tous ceux de l'économie vivante, elle a, au contraire, si bien coordonné ses mesures et ses précautions, qu'à moins d'une action directe et vraiment destructive, le foie n'est pas plus susceptible qu'un autre viscère de se détacher, de se rompre ou de s'altérer par l'effet d'une chute ou de toute autre percussion indirecte. Quel que soit, d'ailleurs, l'état de l'estomac, il ne ferait jamais perdre l'équilibre à l'individu, et il serait facile de prouver la vérité de cette assertion, si l'expérience journalière ne nous en dispensait. J'ai fait quelques remarques analogues, à l'occasion de la rupture spontanée des artères à laquelle on a prétendu rapporter la cause essentielle des anévrismes, même de ceux qui sont internes.

Mais il est temps d'aborder la question que nous allons essayer de résoudre, celle de déterminer quelles sont les causes de la formation des abcès au foie à la suite des plaies de tête.

Quelques auteurs modernes, et particulièrement Desault, ont pressenti ces causes, sans les avoir développées.

Depuis long-temps, nous avons eu l'occasion d'observer que les appareils pulmonaire et bilieux, surtout ce dernier, étaient troublés dans leurs fonctions, et recevaient une influence marquée par les phlegmasies des membranes fibreuses de la tête ou des membres, particulièrement de ceux qui correspondent le plus directement avec ces appareils. Il paraît que l'irritation, établie dans quelque portion de ces membranes, se propage rapidement, par affection sympathique, vers le centre des viscères animés par des nerfs de la vie

15*

intérieure : le foie, comme l'organe le plus compliqué, celui où la circulation capillaire est la moins active, et où les filets nerveux du nerf intercostal sont plus nombreux, paraît être le plus disposé à recevoir les effets de cette irritation sympathique. Les propriétés vitales sont bientôt lésées; l'inflammation s'établit avec plus ou moins de promptitude et d'intensité; l'abcès se forme et parcourt ses périodes. Ces abcès, une fois établis, concourent sans doute à la mort du malade; ils pourraient seuls le faire périr plus tard, s'il résistait aux effets de l'inflammation première ou traumatique. Nous avons vu beaucoup d'individus atteints de blessures aux articulations gynglimoïdales des membres supérieurs ou inférieurs, mourir des suites d'abcès au foie, probablement préparés depuis l'invasion de l'inflammation des parties blessées [1].

Avant d'entrer dans d'autres détails sur le mécanisme des causes de la formation des abcès hépatiques, nous rapporterons quelques obser-

_____

[1] Il est possible aussi que les fluides, plus ou moins hétérogènes, fournis par la plaie, soient transportés vers le foie par le tissu cellulaire, et qu'à ces causes traumatiques se joignent la suppression subite de la transpiration cutanée, celle des flux alvins plus ou moins abondans, et une disposition maladive de l'organe hépatique.

vations qui sans doute suffiront pour fixer l'opinion des praticiens.

Première observation. L'un des soldats prussiens traités sous nos yeux à l'hôpital royal du
Gros-Caillou, dans le courant de juin 1814,
portait, depuis le combat de Paris, à la partie
moyenne du bras droit, deux plaies fistuleuses,
avec déperdition de substance à l'humérus, et
une fausse articulation. Les deux fragmens paraissaient être arrondis à leur surface, de manière
à pouvoir glisser l'un sur l'autre; le membre
d'ailleurs était assez sain, et le sujet assez bien
portant. Dans l'intention d'obtenir la soudure
des fragmens, on attaqua cette fausse articulation
par le séton, moyen découvert par les Anglais,
et préconisé par quelques écrivains français.
(Voyez *la savante Dissertation de M. le docteur
Laroche, n.º 428, in-4.º*) En conséquence, à
l'aide d'une aiguille à séton, on passa entre les
deux fragmens osseux une bandelette de linge
fin effilé.

L'inflammation se manifesta avant le cinquième
jour, et se développa rapidement. Les deux fragmens osseux et les parties molles environnantes
se tuméfièrent tellement, que l'engorgement s'é-
tendit jusqu'à l'épaule et aux doigts. A ces
accidens locaux se joignirent aussitôt des douleurs
très-vives dans l'hypocondre droit, avec difficulté

de respirer, oppression et une fièvre traumatique
très-violente. Notre premier soin, en voyant le
malade en cet état, fut d'extraire le séton, de
faire appliquer, sur le membre affecté, des émolliens, et à l'hypocondre deux ventouses scarifiées,
enfin de prescrire les rafraîchissans et les antispasmodiques. Ces moyens furent inutiles, les accidens s'aggravèrent; une affection gangréneuse se
manifesta aux deux plaies du bras, dont le volume
était énorme, en même temps que le malade
éprouvait des douleurs lancinantes dans la région
du foie. Peu de jours après, nous aperçûmes, sur
le rebord des fausses côtes, une tumeur saillante
avec fluctuation, et présentant d'ailleurs tous
les symptômes d'un abcès au foie.

L'état de faiblesse extrême et de dépérissement
de ce blessé ne nous permit point de mettre
en usage un seul des moyens indiqués pour la
maladie du bras et celle du foie. Cet infortuné
expira vingt-quatre heures après l'invasion des
symptômes. La dissection du bras, faite le lendemain, nous fit reconnaître une inflammation
profonde et étendue des membranes des fragmens osseux sur lesquels elle avait évidemment
commencé. Des fusées s'étendaient le long du
bras jusqu'au creu de l'aisselle et sous les pec-
toraux.

L'ouverture du bas-ventre nous fit découvrir,

dans l'épaisseur et au centre du grand lobe du foie, un abcès énorme près de s'ouvrir dans cette cavité.

Il est bien certain que ces abcès étaient dus à l'irritation et à l'inflammation du bras, puisque, jusqu'alors, le malade n'avait éprouvé aucune indisposition qui pût faire soupçonner la moindre altération hépatique.

(Les trois observations suivantes appartiennent à trois soldats de l'ex-garde qui, en 1811, furent successivement transportés à l'hôpital du Gros-Caillou, pour y être traités de coups de sabre reçus en duel).

Deuxième observation. On apporta à l'hôpital un jeune chasseur à cheval chez qui le sabre avait emporté, avec les tégumens, une pièce ovale, d'environ un pouce et demi de longueur, de la table externe et du diploé de la partie moyenne du pariétal droit ; la table interne était restée intacte. Cette plaie fut traitée comme simple ; on la couvrit d'un rondeau de linge trempé dans du vin chaud miellé, assujéti par des compresses et un bandage convenable. Le malade fut soumis à un régime rafraîchissant. Les dix premiers jours se passèrent sans accidens ; mais le onzième, la suppuration se tarit, les bords de la plaie devinrent rouges et boursoufflés ; il y eut de la fièvre, avec céphalalgie, tintement d'oreilles, délire, soif ardente, douleur profonde et oppression dans l'hypocondre droit.

Nous fîmes appliquer des sangsues autour de la plaie, des ventouses scarifiées à la tempe et sur l'hypocondre droit; la tête fut couverte d'un cataplasme émollient. Les pédiluves, les lavemens et les boissons délayantes stibiées furent mis en usage; mais, malgré l'emploi de ces moyens, l'inflammation continua de marcher rapidement. Les douleurs de côté étaient lancinantes et continuelles. Bientôt le malade éprouva des frissons et des sueurs froides qui précédèrent des accès de fièvre d'un caractère pernicieux; enfin, il mourut dans la nuit du trente au trente-unième jour de sa blessure.

L'ouverture du cadavre fut faite le surlendemain. Nous trouvâmes le péricrâne tellement enflammé qu'on eût dit que ses vaisseaux étaient injectés avec une liqueur fine. Le point de la dure-mère, correspondant à la plaie intérieure, était rouge et tuméfié; le cerveau n'était point malade, et il y avait peu de sérosité dans ses ventricules. Nous continuâmes nos recherches dans la poitrine et le bas-ventre; dans cette dernière cavité, s'était épanchée, en assez grande quantité, une matière purulente qui provenait de l'ouverture d'un abcès énorme de la partie convexe du foie.

Le foyer purulent s'étendait profondément dans la propre substance de ce viscère.

On peut rapporter la cause de la mort de ce sujet à cette double maladie, et surtout à celle du foie.

Troisième observation. Peu de jours après la mort du sujet de l'observation précédente, on apporta à l'hôpital du Gros-Caillou un dragon de la garde, lequel était atteint, à la tête, d'une plaie faite par le tranchant d'un sabre qui avait emporté une portion des tégumens et une lame assez épaisse de la partie latérale droite de l'occipital. La table interne avait été épargnée. Ce dragon n'était pas tombé sur le coup. Sa blessure paraissant légère, il avait été placé dans une salle de convalescens, et confié aux soins du chirurgien de la salle. On fit un pansement simple ; il ne se passa rien de particulier pendant les quinze premiers jours ; la plaie était en très-bon état, et ses bords commençaient à se cicatriser ; mais tout-à-coup il s'y déclara des symptômes d'inflammation ; l'hypocondre droit devint douloureux. D'abord on ne portait aucune attention à ces accidens, aussi se développèrent-ils si rapidement que la fièvre fut violente, et l'inflammation des bords de la plaie fut portée au plus haut degré. Les douleurs de côté devinrent aussi plus intenses et pulsatives.

Il ne se manifesta aucun trouble dans les fonctions du cerveau, ni aucun symptôme d'épanchement.

Tel était l'état de ce blessé, lorsque nous fûmes appelés près de lui; les saignées locales, les rafraîchissans laxatifs, les pédiluves et les antispasmodiques ne produisirent qu'un soulagement momentané et peu marqué, et le malade succomba le trente-septième jour de son entrée à l'hôpital.

L'autopsie, vingt-quatre heures après sa mort, nous fit reconnaître : 1.º une inflammation très-violente du péricrâne, la portion d'os entamée, et la dure-mère correspondante participant à cette affection ;

2.º Un abcès assez considérable à la face concave du foie. Une partie de la matière purulente s'était déjà épanchée dans la cavité abdominale.

Quatrième observation. Un grenadier à pied entra à l'hôpital peu de temps après les militaires précédens; il était atteint, à la partie latérale droite du front, d'une plaie longitudinale, résultat d'un coup de sabre qui avait divisé la première table de l'os coronal jusqu'au diploé. Il y eut d'abord quelques symptômes de commotion; cependant le blessé ne tomba pas sur le coup, et ne perdit connaissance que quelques instans après, étant dans un cabaret voisin du

lieu du combat où il était entré pour se faire
panser. Les premiers dix jours se passèrent sans
accident; à cette époque, il se plaignit d'une
douleur vive et continue vers le fond de la plaie
dont la suppuration s'était supprimée tout-à-coup.
Il y avait de la somnolence interrompue par des
mouvemens convulsifs et de légères atteintes de
délire; en même temps le malade éprouvait de
l'oppression et une douleur sourde et constante
à l'hypocondre droit. Les saignées locales, l'usage
des délayans, les laxatifs et les émolliens appliqués à l'extérieur modérèrent l'inflammation;
mais, indépendamment des symptômes indiqués,
ceux de la compression parurent; le malade avait
perdu l'usage du bras gauche, et la jambe du
même côté était dans un état presque continuel
de mobilité. Quoiqu'il éprouvât des douleurs
très-vives à sa blessure, il avait toujours une tendance à se coucher du même côté.

La saillie contre nature de l'hypocondre, les
douleurs pulsatives, les frissons irréguliers, les
envies fréquentes de vomir caractérisaient assez
l'affection profonde du foie.

Pour remplir l'indication que présentait la
compression cérébrale, nous appliquâmes, sur
le point le plus déclive de la fracture, une couronne de trépan. L'ouverture faite, elle donna
issue à une cuillerée ordinaire de matière puru-

lente, mêlée de petits grumeaux sanguins; elle se trouvait logée entre le crâne et la dure-mère, laquelle était déprimée à environ cinq à six lignes de profondeur. Nous fîmes appliquer, sur la région du foie, un vésicatoire saupoudré de mouches cantharides et de camphre; le régime approprié fut continué.

Le malade fut momentanément soulagé; mais ce calme apparent ne fut pas de longue durée, car il fut bientôt remplacé par la manifestation de symptômes d'une adynamie très-prononcée, tels que prostration des forces, sueurs froides, petitesse du pouls, flux colliquatif, tuméfaction du bas-ventre, difficulté de respirer et affection gangréneuse de la plaie. La mort suivit de près cet appareil sinistre, et me mit, à mon grand regret, dans le cas de vérifier mon opinion sur la cause des abcès hépatiques survenus à la suite des plaies de tête, sans chute ni commotion violente des individus. En effet, chez ce blessé, nous trouvâmes, à l'ouverture du bas-ventre, une collection de matière purulente établie au-dessus du mésocolon transverse; elle provenait d'un abcès énorme formé dans l'épaisseur du grand lobe du foie, très-près du ligament suspenseur.

L'ouverture du crâne nous a fait voir, outre le foyer purulent de la dure-mère, l'inflammation de cette membrane et du péricrâne, et un point de suppuration au cerveau, dans le lieu qui lui correspondait.

Nous croyons devoir remarquer qu'aucun de ces blessés n'est tombé à l'instant même du coup, et qu'ils n'ont point été saignés au pied ; les trois derniers, d'ailleurs, d'après leur déclaration, jouissaient, avant l'accident, d'une parfaite santé.

M. le docteur Aumont, l'un des aides-majors de l'hôpital, a fait l'ouverture des cadavres de deux sujets de ces dernières observations.

Pour résumer tout ce que nous avons dit touchant les causes des abcès hépatiques qui surviennent à la suite de plaies de tête, nous pensons :

1.º Que ces abcès ne reconnaissent que très-rarement pour cause essentielle, une percussion ou pression violente directe, imprimée au foie par la chute de l'individu ou par tout autre corps contondant qui aurait frappé l'hypocondre droit ;

2.º Que les causes de ces abcès, à la suite des plaies de tête, doivent être rapportées à l'irrita-

---

' S'il arrivait par hasard que dans la chute de l'individu tout le poids du corps portât sur l'hypocondre droit, le foie pourrait éprouver une altération quelconque, se dilacérer peut-être ; mais cette altération serait alors tout-à-fait indépendante des plaies de tête, ainsi que nous l'avons démontré.

tion sympathique que le foie reçoit de l'inflammation établie dans les membranes fibreuses du
crâne ou des os des membres supérieurs ou inférieurs, surtout de ceux du même côté, et à la
métastase vers ce même viscère de miasmes ichoreux, ou d'un fluide plus ou moins âcre et subtil;

3.º Qu'il paraît enfin que les communications des
principes morbifiques des parties lésées avec l'organe hépatique se font plus facilement, lorsqu'elles
ne doivent pas traverser la ligne médiane du
corps.

Ces motifs et les faits que nous avons rapportés
paraissent résoudre la question importante que
nous venons de traiter : nous pensons du moins
avoir tracé le chemin que pourront suivre les
praticiens qui voudront vérifier les principes de
cette solution.

Pour terminer mes réflexions sur les plaies de
la tête, je dirai quelques mots sur la manière de
traiter celles d'armes à feu et celles faites par
armes blanches, qui ne lèsent que les enveloppes
membraneuses du crâne, sans produire de solution de continuité à cette dernière partie.

En général, toutes les plaies à la tête, faites
par armes blanches, doivent être réunies, mais
de manière à ne pas exercer une trop grande
traction sur les bords. Un linge fin fenêtré,
trempé dans du vin chaud sucré ou miellé, est

le meilleur contentif pour les coupures ordinaires ; si elles sont très-étendues ou avec lambeaux, on doit préalablement appliquer quelques bandelettes agglutinatives, et il est des cas où quelques points de suture sont indiqués : telles sont, par exemple, les plaies avec de grands lambeaux renversés faits aux dépens des parties postérieures de la tête. Les points de suture, dans ces cas, doivent être précédés d'une contre-ouverture que l'on pratique à la base du lambeau pour faciliter l'écoulement des fluides, et l'on doit seconder l'effet de la suture par les bandages indiqués.

Les plaies contuses des mêmes parties doivent être pansées à peu près de la même manière, c'est-à-dire qu'après avoir rasé la tête et extrait les corps étrangers, s'il en existe, il faut couvrir ces plaies d'un linge fenêtré, trempé dans une liqueur tonique, telle que le vin, l'oxycrat ou l'eau salée. Il n'est pas nécessaire de les débrider, à moins qu'il n'y ait des culs-de-sac dans quelques points de la plaie, des déchirures ou des contusions violentes au périoste : or, les pansemens simples sont les meilleurs. L'action musculaire est à peu près nulle, et les tégumens de la tête sont peu irritables : le débridement devient donc inutile, et les plaies n'en guérissent que plus vîte.

Les plaies des oreilles exigent aussi quelques

soins particuliers. Si le pavillon de cette éminence est divisé dans son épaisseur, n'importe
dans quel sens, il faut se hâter de réunir les
bords de la division, à l'aide de la suture entre-
coupée, faite avec des aiguilles de mon modèle,
et d'une petitesse relative. On protégera cette
suture par un appareil ou bandage qui remplisse
les vides de l'oreille et la fixe dans la situation
convenable. Quelque étendue que soit la division,
pourvu que la portion coupée tienne au reste de
l'oreille par le plus petit pédicule, la réunion s'en
fait parfaitement.

Les mêmes préceptes s'appliquent aux plaies
des paupières, du nez et des autres parties de la
face. (Il est déjà fait mention du traitement de
ces dernières plaies dans divers articles de mes
Campagnes.)

Parmi les plaies de la face faites, soit par des
instrumens tranchans, soit par des instrumens
contondans, il s'en est présenté quelques-unes
de très-remarquables. J'ai déjà parlé de celles
qui ont pour résultat la coupe presque totale du
nez, de manière que cette éminence ne tient que
par quelque pédicule extrêmement petit, et cependant la réunion s'en fait également bien.

Lorsque les parois de la bouche sont divisées,
n'importe par quel instrument tranchant ou contondant, il faut, après avoir toutefois simplifié

la plaie, la réunir au moyen de la suture doit
les bandages doivent seconder l'effet. Nous avons
rapporté plusieurs observations de cette opération faite avec succès, même pour les plaies
d'armes à feu, dans le cours de nos campagnes.
J'ajouterai néanmoins celle d'un garde-du-corps
traité à l'hôpital militaire du Gros-Caillou.

M. de R....., garde-du-corps du Roi,
blessé grièvement d'un coup de feu à la face,
fut apporté à l'hôpital du Gros-Caillou, pendant l'hiver de 1815. Ce blessé était mourant,
lorsque je le vis à ma première visite, douze
heures après l'accident. Le canon du pistolet
chargé à deux balles, appliqué contre la voûte
palatine et embrassé dans sa circonférence par
les lèvres et la mâchoire, éprouva une légère
déviation en avant, à l'instant du coup, d'où
résulta une explosion très-forte dans la cavité
de la bouche, et la sortie des deux balles en
dehors par la voûte palatine et le nez. Cette première partie fut détruite dans sa moitié antérieure;
les cloisons osseuses des fosses nasales et celle
qui les sépare de la cavité crânienne furent rompues et brisées en éclats; la surface extérieure du
nez était divisée en trois lambeaux, un mitoyen
formé par son extrémité et la sous-cloison, et les
deux autres, par les ailes de cette éminence et les
points correspondans de la lèvre : la portion

IV.   16

mitoyenne de cette dernière partie était détruite dans toute son épaisseur, ce qui laissait un vide d'environ deux pouces de circonférence; les bords en étaient frangés et renversés. Le voile du palais et la base de la langue avaient été fendus parallellement d'avant en arrière; la paroi gauche de la bouche présentait une crevasse remplie de sang coagulé. Toutes les parties de la face et du cou étaient tuméfiées et parsemées d'ecchymoses; les paupières des deux yeux boursoufflées interceptaient la vision. Les autres fonctions sensitives étaient également suspendues; le pouls était presque nul, nerveux, et le blessé dans un état permanent de convulsion et d'angoisses; enfin tout nous faisait craindre une mort prochaine.

Cependant il était urgent d'explorer tous les points de la plaie pour en extraire les corps étrangers, et de la simplifier autant que possible, à l'effet d'obtenir la réunion plus ou moins exacte de ses bords.

Après avoir préparé un appareil convenable, je procédai d'abord à l'extraction de plusieurs fragmens osseux du palais et des fosses nasales; je débridai quelques points des bords de la plaie; je rafraîchis ceux qui étaient attrits ou irréguliers; je pratiquai ensuite onze points de suture entre-coupée, pour réunir exactement les trois lambeaux

du nez et les bords irréguliers et très-écartés de
la lèvre supérieure, avec la précaution de comprendre dans le point mitoyen la sous-cloison du
nez. Plusieurs autres points de suture furent faits
dans l'intervalle des premiers, à l'effet de mettre
les parties dans le rapport le plus exact. Pour
favoriser le rapprochement des deux os maxillaires, je passai un fil de platine autour des deux
dents canines où se bornait la perte de substance.
J'introduisis dans le nez deux portions de grosses
sondes de gomme élastique, à l'extrémité desquelles j'avais passé un cordonnet de fil pour les
fixer dans cette position. Ces canules, en favori-
sant le passage de l'air pour servir à la respiration, ont puissamment concouru à conserver la
forme de cette éminence. De petites compresses
graduées, placées sur ses côtés et dans les fosses
canines, rapprochées et soutenues par un bandage contentif unissant, ont achevé cette opération difficile et laborieuse.

A peine fut-elle terminée, que le malade se
trouva soulagé; et les accidens nerveux, qui annonçaient le tétanos, s'appaisèrent immédiatement. Je profitai de ce moment de calme pour
le mettre dans un demi-bain chaud et lui faire
avaler, à l'aide du biberon, des boissons rafraîchissantes antispasmodiques à la glace: la déglutition était extrêmement difficile; mais, à force

16 *

de soins et de patience, elle se rétablit graduellement. La nuit fut assez tranquille ; dès le lendemain, un mouvement de fièvre, qu'on peut
appeler traumatique, se déclara avec des symptômes de céphalalgie et de suffocation prochaine.
Nous nous empressâmes de faire poser une dou-
zaine de sangsues autour du cou, des ventouses scarifiées à la nuque et sur la poitrine;
une saignée du pied fut pratiquée, et nous continuâmes l'usage des mêmes boissons et des lavemens purgatifs.

Tous les accidens se dissipèrent rapidement,
et le malade recouvra l'usage de ses sens, à
l'exception de l'odorat dont il est privé. L'appareil ne fut levé que le huitième jour ; la réunion
des plaies était presque complète et très-uniforme.
Quelques bandelettes agglutinatives suffirent pour
en achever la cicatrisation; mais l'intérieur des
fosses nasales et la voûte du palais fournirent,
pendant quelque temps, une suppuration abondante qui fut suivie de l'exfoliation ou de l'évulsion de plusieurs esquilles provenant des os
propres du nez, des cornets et de la portion de
l'os maxillaire, échancrés par les balles. L'écra-
sement de la voûte osseuse du nez avait produit le
larmoiement aux deux yeux, avec fistule lacrymale
par le déplacement ou l'obturation momentanée
du canal nasal. L'usage des sondes dont nous avons

parlé, le replacement journalier que nous faisions
avec une sonde mousse des fragmens osseux qui
étaient restés à la racine du nez, et quelques injections dans les points lacrymaux, au moyen de
la seringue d'Anel, rétablirent le cours des larmes,
et les fistules disparurent. Les deux os maxillaires
se sont aussi graduellement rapprochés, de manière à faire disparaître le trou qui établissait une
communication entre la bouche et les fosses
nasales, et à mettre le malade dans le cas de
n'avoir pas d'obturateur.

Enfin, après deux mois et demi de soins,
M. de R.... a été rendu à sa famille, très-bien
portant et sans difformité sensible.

Plaies de la gorge.

A la bataille de Dresde, il s'est présenté deux
sujets atteints de coups de feu à la gorge, lesquels
ont offert des phénomènes singuliers.

Le premier était un officier d'infanterie légère.
La plaie, de la largeur d'un centime environ,
occupait le côté gauche du larynx. Elle se dirigeait obliquement en bas et en dedans, passant
d'abord sous le cartilage tyroïde qui m'a paru
légèrement échancré. Le trajet paraissait se continuer ensuite sous la trachée artère vers la poitrine où le projectile s'était perdu. Ce blessé était

tourmenté par une douleur compressive continuelle avec difficulté de respirer ; il y avait rougeur constante à la face, et engorgement dans
toutes les parties du cou ; la déglutition des alimens solides était impossible ; celle des liquides
était laborieuse et pénible.

Nous n'avons pu, à l'aide de la sonde ni par
aucun moyen, reconnaître le véritable siége de
la balle. Le malade l'indiquait toujours vers
le cartilage cricoïde, et il croyait même la
sentir, en prenant certaines attitudes : mes recherches de ce côté furent inutiles. Cependant,
pour bien explorer tous les points du larynx correspondant à la plaie, je pris le parti, malgré le
voisinage des branches de l'artère tyroïdienne,
de la débrider haut et bas : ce débridement ne
me procura aucun avantage ; il ne me fut pas
possible de découvrir le corps étranger. Je ne
pouvais imaginer qu'il fût établi dans la cavité
propre du larynx : le malade aurait éprouvé des
accidens plus graves, et qui seraient devenus
funestes. Il n'avait pas perdu la parole, et n'avait
ressenti aucun symptôme de suffocation. Tout me
portait à croire que la balle s'était arrêtée derrière
la trachée artère, et dans le point postérieur de
sa bifurcation. En effet, peu de jours après elle se
présenta au fond de la plaie, où nous fûmes assez
heureux de la saisir avec la pince et de l'extraire.

Dès ce moment le malade alla de mieux en mieux, et il ne tarda pas à sortir de l'hôpital parfaitement guéri.

Le deuxième sujet était un jeune tirailleur de la garde, nommé Jacques Brisnot. Il fut blessé la veille de la bataille du 27 août. Il faisait partie d'un petit département de blessés confiés aux soins de M. Emangard, l'un de nos chirurgiens-majors. Son état de suffocation indiquait le danger qui le menaçait : la parole était totalement éteinte, et il était en proie aux angoisses de la mort. La respiration était presque nulle, et à peine sortait-il quelques bulles d'air avec beaucoup de sang écumeux par une plaie d'arme à feu qui se présentait au côté gauche du larynx, entre le cartilage tyroïde et l'os hyoïde, qui avait été fracturé. La balle avait traversé la gorge, et elle était sortie derrière l'angle de la mâchoire. Le malade avait perdu beaucoup de sang, et il était dans un état de suffocation à cause de celui qui remplissait la cavité du larynx dont la soupape épiglottique avait été coupée, et le cartilage tyroïde échancré. Le chirurgien-major était très-embarrassé, autant pour rétablir les fonctions de la respiration que pour faire sortir le sang épanché dans le larynx ; cependant, conduit par une idée fort heureuse, il imagina de couper ce cartilage thyroïde. Au même moment, l'air refoulé dans les bronches sortit avec force, et poussa au-devant de lui les caillots de sang qui remplissaient ce canal, et qui allaient faire suffoquer le malade. Les parties environnantes se dégorgèrent, la respiration se rétablit, et la vie du blessé ne fut plus en danger. Cette plaie se détergea par degrés, les fonctions se firent successivement avec plus de régularité, les bords de la plaie se rapprochèrent, la cicatrice se ferma assez rapidement, et le malade fut conduit à la guérison en très-peu de temps ; il avait seulement conservé une légère aphonie.

Cette observation prouve la nécessité de donner une libre issue aux matières retenues dans la cavité du larynx ; et, pour bien remplir l'indication qui s'offre dans les plaies contuses de cet organe avec pénétration et épanchement de fluides ou présence de corps étrangers, il vaut mieux agrandir la plaie du côté de cette cavité, vers la trachée artère, à l'instar du célèbre chirurgien espagnol, Virgili, autant que les principaux vaisseaux ou nerfs ambians le permettent, que de faire une ouverture dans l'un des points d'élection de la laryngotomie ou de la bronchotomie : il y aurait alors au larynx deux ouvertures pour une, lesquelles pourraient nuire aux fonctions de la respiration.

Le passage des balles dans l'épaisseur des par-

ties musculeuses et latérales du cou, quelque
superficiel qu'il soit, a amené presque toujours
la paralysie du membre pectoral du même côté.
L'expérience m'a appris que le débridement de
la plaie, fait immédiatement après le coup et avec
soin, prévenait cette affection paralytique, sans
doute parce que dans le cas contraire, les branches
des rameaux nerveux, déchirés ou rompus par le
projectile, contractent des adhérences trop serrées
vers le point de la cicatrice qui se trouve enfoncé,
d'où résulte aberration dans les propriétés vitales
des nerfs lésés et de ceux avec lesquels ils s'anas-
tomosent; et, à raison de l'état de restriction ou
de compression où ils se trouvent, la sensibilité
s'y éteint, la paralysie se déclare et se propage
dans toutes les parties où les nerfs affectés se dis-
tribuent. Néanmoins les moxas, appliqués sur les
cicatrices et sur le trajet des premières branches
de ces nerfs, rétablissent leurs fonctions et dissi-
pent la paralysie. L'emploi de ce moyen, pour cet
accident, nous a fourni beaucoup d'exemples de
succès. Son mode d'application est indiqué dans
un autre article de mes Campagnes et dans le
dictionnaire des Sciences médicales, au mot
Moxa.

Plaies de poitrine.

Un grand nombre de plaies pénétrantes à la poitrine m'ont fait vérifier les avantages des préceptes que j'indique dans le traitement de ces plaies. (*Voyez* le Tom. III de mes Campagnes.) Celles qui étaient accompagnées d'emphysème m'ont offert des phénomènes assez singuliers que nous avons particulièrement reconnus chez le sujet de l'observation recueillie à Wilna, lors de notre passage en Russie. J'en rapporterai ici une très-curieuse de deux soldats auxquels nous avons extrait une balle de la poitrine, et je ferai quelques réflexions sur les effets de la présence de ce projectile dans cette cavité. Ces réflexions feront suite au mémoire relatif à l'opération de l'empyème, inséré dans le Tom. III de nos Campagnes, pag. 442.

Dans le mémoire précité, je crois avoir, le premier, fait connaître le mécanisme à l'aide duquel la nature, secondée par l'art, conduit à la guérison un malade qui a subi l'opération de l'empyème, par suite de l'épanchement d'un fluide formé dans l'une des cavités thoraciques. Dans ce mémoire, j'indique dans quelles circonstances le sujet offre les ressources nécessaires pour atteindre le but désiré, ce qui donne au pronostic le degré de précision qu'on ne trouve pas dans les auteurs. J'y fais connaître aussi les changemens que les viscères et les parois de la poitrine éprouvent pendant l'accumulation du liquide, et ceux qui accompagnent et suivent son évulsion jusqu'à parfaite guérison. Les observations que je vais rapporter ici, en justifiant les principes établis dans mon mémoire, me paraissent propres à guider les jeunes praticiens dans la route nouvelle qu'ils auraient à tenir pour extraire du thorax des corps étrangers dont l'évulsion aurait paru impossible.

Si, parmi le grand nombre de soldats atteints de coups de feu à la poitrine avec pénétration, lésion des organes et perte du projectile dans l'une de ses cavités, quelques-uns échappent aux accidens ordinairement funestes de ces blessures, ils sont tourmentés par la présence de ces corps étrangers qui entretiennent, dans la cavité où ils résident, une source intarissable de matière purulente, avec empyème ou collection de ce fluide.

Si la plaie qui a livré passage à la balle s'est conservée ouverte, fistuleuse, la matière s'en écoule avec plus ou moins de difficulté, selon sa situation; ce qui rend le pronostic plus ou moins fâcheux.

Dans tous les cas, dès le premier moment, la nature travaille à expulser le corps étranger, ou à l'empêcher de troubler l'intégrité des fonctions des parties avec lesquelles il est en contact. Dans la première supposition, après avoir produit un foyer purulent dans le lieu où il s'est d'abord arrêté, il se détache par l'effet de la suppuration; sa pesanteur l'entraîne vers la partie déclive; une fusée s'établit sur son trajet; il continue sa marche, autant qu'il n'éprouve pas de résistance et jusqu'à ce qu'il trouve un point d'appui sur les parties dont la sensibilité n'est pas susceptible d'exaltation : néanmoins, il établit un nouveau foyer de sécrétion purulente qui entretient les fistules ou constitue un empyème d'une étendue relative.

Ce travail ne peut se faire sans que le malade n'éprouve de la douleur et une affection fébrile déterminée par la résorption d'un principe morbifique; de là la maigreur, le marasme et la mort.

Dans le cas, au contraire, où la balle n'est pas à portée de retomber dans la cavité propre de la poitrine, elle se cantonne dans l'épaisseur de ses parois, s'insinue quelquefois dans l'interstice des muscles, s'engage dans l'intervalle des côtes, s'y fixe, et elle y peut rester d'ailleurs pendant un temps assez long, sans produire d'accidens notables (j'en ai vu plusieurs exemples); rarement se fait-elle jour au-dehors.

Le foyer de suppuration une fois établi, le corps étranger qui la cause, reste flottant dans la cavité du thorax ; il ferait périr le malade, si l'art ne venait promptement à son secours. Avant de rien entreprendre, il importe de bien reconnaître la présence et la position respective de ce corps étranger. Dans les premières périodes de la maladie, les intervalles des côtes inférieures peuvent livrer passage à la balle ; mais lorsque le travail de réduction des parois du thorax est avancé, les côtes sont tellement rapprochées qu'elle n'en peut plus franchir les intervalles, surtout si elle est d'un gros calibre.

On est obligé alors d'agrandir l'intervalle qu'on a choisi, comme le plus favorable, pour laisser passer les instrumens propres à saisir le corps étranger, et à l'extraire sans de grands efforts. Pour arriver à ce but, il faut nécessairement produire une perte de substance à l'une des côtes ; mais la pratiquera-t-on avec la scie, une couronne de trépan ou tout autre moyen ? La scie, quelle que soit la modification qu'on lui ait fait subir ; le trépan, telle petite que soit la couronne, sont également inapplicables, à raison de la forme ronde de la côte et de son extrême rapprochement avec la suivante. Il ne reste donc que la coupure de la côte ; on la fait avec plus de facilité qu'on ne pourrait le croire, surtout si le sujet n'est pas trop avancé en âge, en se servant par exemple du couteau lenticulaire, l'un des instrumens destinés au trépan.

Les deux faits que je dois rapporter justifieront ces préceptes, et feront connaître la marche des symptômes que produit la présence des corps étrangers dans le thorax, et les phénomènes qui s'observent après leur extraction. Ces phénomènes sont les mêmes que ceux que j'ai décrits dans mon mémoire sur les effets de l'opération de l'empyème; c'est-à-dire que, la cause de la suppuration ne subsistant plus, les parois du foyer purulent se détergent et se rapprochent par les lois de la contractilité, de l'élasticité et de la force des tissus. Ces tissus se développent dans tous les sens, et les parties ambiantes, plus ou moins éloignées, coopèrent à ce travail : la cavité s'efface graduellement par le développement des vaisseaux capillaires des plèvres, du médiastin, du diaphragme, et peut-être aussi d'une portion du poumon. Les muscles intercostaux, dont l'action devient inutile, perdent leur faculté contractile; les côtes se rapprochent, les cartilages perdent leur courbure et se dépriment vers la cavité thoracique; le travail de l'ossification du sternum et des côtes éprouve un tel changement que ces arcs osseux, dont la courbure s'aplanit, augmentent d'épaisseur et prennent une forme cylindrique, ce qui contribue à la réduction du vide : enfin, toutes les forces organisatrices concourent, par ce travail de convergence, à faire disparaître par degrés cet espace considérable que laissent le sang, le pus ou la sérosité épanchée dans la cavité de la poitrine. Les vaisseaux se mettent en contact, contractent des adhérences et des anastomoses mutuelles ; la cicatrisation s'étend de l'intérieur à l'extérieur, et *les plaies extérieures disparaissent.* C'est alors que le malade est parfaitement guéri.

Première observation. Un jeune voltigeur de l'ex-garde avait reçu un coup de feu au combat de Paris, au pied de la colline de Sèvres. La balle, qui avait porté de haut en bas, avait coupé, comme avec une emporte-pièce, la moitié supérieure de l'épaisseur de la quatrième côte, à un pouce et demi environ de son cartilage sternal. Ce projectile s'enfonça dans la poitrine, traversa une partie du poumon et vint sans doute frapper la colonne dorsale vers la huitième ou neuvième vertèbre de cette région où elle paraît s'être arrêtée. Cette blessure fut accompagnée d'hémorragie, d'épanchement sanguin, de faiblesses fréquentes, d'oppression, d'angoisses et de crachement de sang ; enfin le malade m'a dit avoir été dans le plus grand danger.

Il fut d'abord transporté dans les ambulances

établies aux abattoirs de Paris, où il resta jusqu'au mois d'août 1814, époque à laquelle il fut transféré au Gros-Caillou. Ce blessé offrait alors à la partie supérieure et droite de la poitrine une plaie fistuleuse avec séjour de matières dans la cavité correspondante (empyème purulent). Il était épuisé par les effets de cette forte suppuration et par la fièvre de résorption. La plaie fournissait, à chaque pansement, une ou plusieurs palettes de pus que le malade faisait sortir lui-même, en se couchant sur le côté droit, ayant le corps et la tête inclinés. Il était dans un état de maigreur extrême et de fièvre lente avec redoublement. Pour connaître la direction et l'étendue de cette plaie, j'introduisis une algalie flexible et légèrement courbée dans la cavité de la poitrine; elle pénétrait sans effort jusqu'à la partie la plus déclive, et elle parcourait un grand espace de cette cavité au fond de laquelle je sentais un corps dur et métallique que je soupçonnais être la balle. Sa présence correspondait à peu près au point d'élection de l'opération de l'empyème, ce qui fut mesuré à l'extérieur, au moyen de la même algalie. D'après ces indices, je crus qu'il était indispensable de pratiquer une contre-ouverture au point du thorax le plus en rapport avec le fond du foyer de la maladie où était le corps étranger.

L'intervalle très-dilaté de la huitième à la neuvième côte me parut le plus favorable, d'autant mieux que c'était le point où le malade rapportait la présence de la balle.

L'opération de l'empyème étant résolue dans une consultation de médecins que j'avais convoqués à cet effet, je la fis d'après les préceptes exposés dans mon mémoire. J'obtins, par cette contre-ouverture, trois palettes environ de pus, et je découvris la balle qu'il me fut facile d'extraire, à l'aide d'une pince à polype, l'intervalle intercostal étant très-grand et le projectile aplati.

Cette opération fut suivie de quelques orages qui furent dissipés avant le troisième jour : la suppuration était toujours abondante, mais la matière purulente ne passait plus par la plaie supérieure qui ne tarda pas à se cicatriser. Pour aider la nature dans son travail d'obturation, je faisais administrer au malade du quinquina préparé sous différentes formes. L'écoulement de la matière purulente diminuait journellement; les fonctions générales se rétablissaient à vue d'œil; le blessé avait recouvré le sommeil et l'appétit. Le côté malade de la poitrine, qui était plus saillant que le côté opposé avant l'opération, s'affaissait sensiblement tous les jours, et les côtes s'étaient rapprochées les unes des autres, au point que l'intervalle de celle où j'avais fait l'opération avait entièrement disparu avant la fin du troisième mois, et le mamelon droit était descendu à deux travers de doigt au-dessous de la ligne de niveau du mamelon gauche. A cette époque, on pouvait à peine passer un stylet dans la plaie dont la suppuration était peu abondante et de bonne qualité ; enfin tout annonçait une guérison complète et très-prochaine, lorsque, tout-à-coup, ce jeune soldat ayant fait un excès en eau-de-vie, contracta une entérite aiguë, accompagnée d'accès de fièvre : il mourut dans le courant de décembre, six mois après l'accident, et environ cent jours après l'opération.

A l'ouverture du cadavre, nous trouvâmes la plaie supérieure cicatrisée à l'extérieur et remplie dans l'intervalle des côtes par un tissu cellulaire serré, qu'on détruisait cependant avec facilité à l'aide d'un manche de scalpel ; il n'y avait plus de communication avec le foyer de la maladie qui se bornait à une très-courte distance de la plaie inférieure : celle-ci était considérablement rétrécie, et les deux côtes correspondantes étaient très-rapprochées.

La plèvre costale avait acquis une épaisseur prodigieuse ; le médiastin était déprimé du côté malade, et une masse fongueuse, fournie sans doute par le tissu cellulaire du poumon oblitéré,

remplissait la partie supérieure de la cavité thoracique. La pièce que j'ai présentée à la société
de médecine de la faculté, déposée dans son cabinet d'anatomie, donne la preuve de la plupart
des faits exposés ci-dessus [1].

Deuxième observation. Louis Claye, âgé de
vingt-six ans, natif de Mouchy, département de
l'Oise, caporal au ci-devant 61.e de ligne, reçut
un coup de feu au combat de Moïllow, en Russie,
le 22 juillet 1812. La balle entra dans la poitrine
par l'intervalle de la huitième et de la neuvième
côte du côté droit, et s'arrêta dans la cavité correspondante. Ce militaire tomba, sans connaissance, sur le même côté, et resta deux jours sur
le champ de bataille, menacé à chaque instant
de suffocation : cependant il fut relevé le deuxième
jour et transporté à l'un des hôpitaux de Moïllow.

Trois jours après, ce malade allait périr des
effets d'un épanchement énorme dans la poitrine :
il fut heureusement secouru par l'un de nos chirurgiens-majors qui porta, avec adresse, un
bistouri boutonné dans la blessure, et l'agrandit
parallèlement au bord supérieur de la côte infé-

---

[1] Dans le Tom. III de mes Campagnes, on lit une observation dont le sujet a présenté, dans le cours de sa
maladie, une très-grande analogie, du moins quant au
résultat, avec celle du voltigeur.

17 *

rieure. Cette opération, que nous pouvons appeler empyème d'élection, par rapport au lieu où
elle se pratique ordinairement, soulagea beaucoup le malade ; il fut rappelé à la vie ; et, après
avoir passé le reste de la saison à Moïllow, il fut
évacué sur les hôpitaux de Cowno, Kœnigsberg
et Thorn.

Après quelques semaines de séjour dans les
hôpitaux de cette dernière ville, sa plaie s'étant
momentanément fermée, ce blessé éprouva de
nouveaux accidens de compression et de gêne.
Ils cédèrent à l'ouverture spontanée d'un abcès
soudain qui s'était formé sous le rebord des
fausses-côtes. Cette ouverture, après avoir donné
issue à plusieurs morceaux de vêtemens et à une
grande quantité de matières purulentes, se ferma
peu à peu ; mais en même temps la plaie de
l'intervalle intercostal se rouvrit et livra passage
à une nouvelle quantité de matières puriformes,
sanguinolentes, dont on eut soin d'entretenir
l'issue permanente, à l'aide d'une bandelette de
linge effilé. On avait vainement cherché la balle,
que le malade avait dit s'être perdue dans la poitrine. Malgré les accidens qui ont compliqué cette
blessure grave, il avait pu se traîner d'hôpital en
hôpital pendant quatre ans, jusqu'à son arrivée à
Paris.

Dès son entrée en France, à la fin de 1814, ce

militaire, réformé comme incurable, d'après un jugement d'un conseil de santé, était rentré dans sa commune; mais l'état continuel de souffrance où il était et le désir d'être débarrassé de cette balle, dont le poids seul l'incommodait beaucoup, l'engagea à se transporter à Paris. Il fit d'abord de vaines démarches pour entrer dans un hôpital militaire : j'obtins avec peine la faveur de le traiter dans une chambre particulière de celui du Gros-Caillou; enfin, il y fut admis le 15 juin 1816. A ma première visite, je reconnus, au moyen de la sonde, la présence de la balle dans le fond de la cavité droite de la poitrine. La plaie fistuleuse occupait justement le point où l'on pratique l'empyème d'élection. Son ouverture était très-petite, la suppuration très-abondante, et le malade était tourmenté par les premiers accidens de la fièvre hectique.

Après avoir débridé et agrandi la plaie dans la direction des côtes, je fis de vaines tentatives pour extraire le corps étranger. L'espace intercostal était beaucoup trop étroit, et les deux côtes ne permettaient pas le moindre écartement; je pinçai la balle dans un des points de sa surface, je la déplaçai et la ramenai près de l'ouverture, mais elle m'échappait aussitôt et retombait au fond de la cavité thoracique. Il m'était d'autant

plus pénible d'abandonner ce blessé dans cet
état, que la nature n'avait aucune ressource pour
expulser ce corps étranger de la poitrine où sa
présence entretenait un empyème purulent, et que
je voyais que cet infortuné en serait indubitablement la victime.

Mais comment extraire ce corps étranger? Il
m'était difficile de résoudre cette question; cependant j'avais déjà conçu le projet de scier la
côte inférieure de l'intervalle intercostal ouvert
par la plaie, pour faire passer avec la balle les
tenettes qui devaient la saisir, mais mon imagination était arrêtée par la difficulté ou l'impossibi-
lité du mode d'exécution; car, à raison de l'état
contigu des deux côtes ankilosées sans doute
avec les vertèbres dorsales correspondantes,
puisqu'elles ne cédaient nullement à l'écartement
plus ou moins forcé des pinces et autres instrumens que j'avais essayés, on ne pouvait porter
une scie (faite même exprès) sur la surface convexe de l'une des côtes, sans entamer l'autre; et
comment aurait-on pu parvenir à en scier toute
l'épaisseur sans déchirer les parties molles anté-
rieures? L'application du trépan offrait les mêmes
difficultés, et j'en fus convaincu par l'essai que
j'en fis plus tard.

Je cherchai donc un moyen qui pût suppléer
avantageusement à ces deux procédés. J'eus rai-

son de croire que chez les sujets qui n'étaient pas avancés en âge, le tissu des côtes, surtout dans l'état maladif, serait accessible à l'instrument tranchant. Le couteau lenticulaire, dont on se sert pour couper les angles saillans qui résultent, dans le crâne, de l'application de plusieurs couronnes de trépan, me parut pouvoir parfaitement remplir mon objet, et cet instrument fit la base du mode opératoire que je finis par adopter. Le malade résolu, après avoir tout préparé, le 22 juillet, j'entrepris cette opération unique (du moins je ne sache pas qu'elle ait été encore pratiquée). Le malade et les aides furent favorablement placés, le premier sur le bord de son lit.

D'abord j'agrandis de nouveau la plaie de l'intervalle des côtes; je fis ensuite une incision perpendiculaire aux parties qui recouvraient la côte inférieure; j'en écartai les deux angles. La surface convexe de cette côte fut mise à découvert dans l'étendue d'un pouce et demi. Deux rameaux artériels qui donnaient du sang furent d'abord liés: je passai ensuite le couteau lenticulaire (dont la lentille avait été extraite) entre les deux côtes; je coupai, couche par couche, le bord supérieur de la côte inférieure, et je parvins à former, dans l'épaisseur de cet os, une échancrure semi-lunaire de cinq à six lignes de profondeur.

Voulant éviter la lésion de l'artère intercostale qui rampe au côté interne du bord inférieur des côtes, je m'arrêtai à peu près au milieu de l'épaisseur de la côte désignée, et je fis de nouvelles tentatives pour extraire la balle; mais, comme elle était d'un gros calibre [1], je ne pus lui faire franchir l'ouverture; elle échappait aux tenettes les plus fortes, ou celles-ci cédaient à sa résistance; enfin, je me vis forcé de couper profondément la côte et jusqu'aux trois quarts de son épaisseur. Dans la crainte de toucher à l'artère intercostale, je m'arrêtai définitivement à deux lignes du bord inférieur de la côte; m'étant armé d'une nouvelle pince à polype, je saisis le projectile, et je parvins enfin, non sans peine, à l'extraire.

On peut juger des difficultés qu'il a fallu surmonter, par les éraillures qu'on observe sur cette balle. L'évulsion faite, j'injectai, dans la cavité thoracique, deux ou trois seringues d'eau de guimauve tiède; je plaçai ensuite sur la plaie un linge fin fenétré, trempé dans la même liqueur; le pansement fut terminé par l'application d'un bandage ordinaire.

Je prescrivis au malade qui, d'ailleurs, avait supporté l'opération avec le plus grand courage,

---

[1] Les balles russes pèsent une once et un quart, les nôtres 6 gros seulement.

une potion antispasmodique , des boissons mucilagineuses , rafraîchissantes , des lavemens émolliens , anodins , des embrocations d'huile de
camomille camphrée sur le ventre et la diète.

Il fut calme pendant les premières heures qui
suivirent l'opération ; mais la nuit il y eut quelques
orages. Le lendemain, à ma visite du matin, je
trouvai le pouls fébrile , avec altération , chaleur
générale ; il éprouvait des douleurs vives, pulsatives
dans la région du foie et dans tout le pourtour de la
plaie. Après avoir levé les premières pièces d'appareil, j'appliquai plusieurs ventouses scarifiées
sur tous les points douloureux ; et j'insistai sur
l'usage des boissons acidulées à la glace et des
antispasmodiques.

Les accidens inflammatoires s'appaisèrent, et
le malade se trouva soulagé. Dans la nuit du 22,
l'une des ligatures des artères musculaires s'étant
détachée, il survint une hémorragie qui céda à
une légère compression. Les symptômes inflammatoires parurent totalement dissipés ; mais le
malade était triste , inquiet, et son pouls, quoique
faible, restait fébrile. Je substituai aux rafraîchissans de légers toniques , et j'ajoutai l'extrait
d'opium aux potions antispasmodiques.

Les deux jours suivans furent calmes, la suppuration s'était établie, et tout annonçait une

marche favorable, lorsque, le 25, à deux heures après midi, s'étant transporté seul au cabinet d'aisance, le malade fit une inflexion brusque et violente du côté de la plaie ; il se fractura la portion mince et fragile de la côte que j'avais échancrée. Cette fracture fut immédiatement suivie de la rupture de l'artère intercostale, d'où résulta une hémorragie qui mit cet intéressant malade à deux doigts de la mort. Appelé sur-le-champ, je fus assez heureux pour parer à cet accident et en prévenir le retour, à l'aide de la bourse compressive et très-ingénieuse de Desault.

Le pouls était à peine sensible, les membres étaient glacés ; tout me faisait craindre une mort prochaine. Le pansement terminé, je lui prescrivis les cordiaux, les frictions éthérées, l'usage du bon vin et un repos absolu.

La journée se passa sans accident. La chaleur et les forces vitales se rétablirent graduellement; vers le soir, il se manifesta un mouvement de fièvre avec une sorte de malaise inexprimable et des douleurs vives dans la plaie et ses environs. Dans la crainte de renouveler l'hémorragie, je ne touchai pas à l'appareil. Je prescrivis une forte potion antispasmodique opiacée et une boisson mucilagineuse acidulée avec l'alcohol nitrique.

Le 26, des symptômes d'adynamie se manifestèrent, les douleurs de la plaie, et surtout celles de la région hépatique, devinrent plus intenses ; je respectai encore l'appareil ; mais je fis appliquer sur cette dernière région, et sur tout le pourtour de la plaie, des vésicatoires très-larges. J'insistai sur l'usage des médicamens prescrits la veille. Un redoublement de fièvre se manifesta avec assez de violence pendant la nuit du 26 au 27.

Le lendemain, la prostration était manifeste, la langue était couverte d'un enduit saburral, et le malade était menacé d'un nouveau danger.

Je levai l'appareil avec les précautions nécessaires. Il sortit une grande quantité de matières purulentes par la plaie, dont l'aspect et l'extrême sensibilité présageaient l'invasion de la pourriture d'hôpital. Sans craindre l'effet des secousses d'un vomitif que je crus urgent d'administrer, je prescrivis pour le lendemain une potion composée de 25 grains d'ipécacuanha et d'un grain d'émétique. Ce vomitif, qui produisit des évacuations copieuses par haut et par bas, changea subitement l'état dangereux du malade. Dès ce moment, il se trouva mieux, et nous pûmes facilement lui passer du quinquina et d'autres substances toniques. La plaie fut pansée avec l'onguent de styrax saupoudré de camphre. Pendant les trois ou quatre premiers jours, la maladie paraissait stationnaire ; mais ensuite les forces revinrent

par degrés. Dès ce moment; je conçus de nouvelles espérances; en effet, la plaie se détergeait,
la suppuration était abondante et de meilleure
qualité, tous les accidens nerveux et inflammatoires se dissipèrent entièrement; après le
trentième jour de l'opération, le malade s'est
trouvé en voie de guérison; et, le 22 août, il a
été présenté à la Société de médecine. (*Voyez*
le Bulletin de cette académie, n.º 8, année 1816.)

Le vide qui était résulté, dans le principe, de
l'évacuation des fluides épanchés dans cette cavité, à l'exception de la fusée qui s'étendait de la
balle à la plaie fistuleuse, s'était graduellement
rempli par le travail de concentration auquel
toutes les parties molles et dures des parois de
cette cavité avaient été soumises pendant les
quatre années qui s'étaient écoulées depuis l'accident. En effet, les côtes ont perdu de leur
courbure, comme chez le sujet de la première
observation, et elles sont certainement devenues
cylindriques; le sternum est plus affaissé de ce
côté que du côté gauche; le médiastin et le péri-
carde sont fortement inclinés à droite; aussi la
pulsation du cœur ne se manifeste plus au lieu
accoutumé, du côté gauche. Le diaphragme et
le foie sont considérablement élevés dans la cavité thoracique, et cette élévation s'est rapidement accrue, ainsi que le rapprochement des

autres parties, depuis l'opération, comme n'éprou-
vant plus aucun obstacle. Ces phénomènes se
caractérisent par l'abaissement total du côté correspondant du thorax, par la situation respective
du mamelon droit, et le vide qu'on observe sous
le rebord des fausses-côtes du même côté, où l'on
sentait, avant l'opération, une saillie formée par
le foie.

Ce militaire est parti le 1.er octobre 1816 pour
se rendre dans ses foyers; il était dans un état
complet de guérison. Plusieurs mois après, il est
venu à Paris jouissant d'une bonne santé.

Plaies du bas-ventre.

Les plaies des hypocondres qui peuvent être
accompagnées de la lésion des organes de la
poitrine et du bas-ventre en même temps, ont
particulièrement fixé mon attention. Celles de
l'hypocondre droit sont plus ou moins dangereuses, selon le degré de pénétration.

Le foie qui occupe entièrement cette région,
est ordinairement lésé à diverses profondeurs; et
il n'y a pas à se méprendre sur la nature de la
lésion. Si le projectile, car nous supposons que
la plaie est faite par un coup de feu, pénètre
obliquement de haut en bas dans le côté de la
poitrine, d'avant en arrière ou d'arrière en avant,

la balle passe d'abord dans la cavité thoracique, où elle peut léser les vaisseaux de ses parois, rompre les côtes ou blesser le poumon; de là elle passe dans la propre substance du foie qu'elle entame plus ou moins profondément. Dans ce cas, il peut y avoir épanchement de fluides sanguins dans les deux cavités ou dans l'une d'elles seulement; ces épanchemens se caractérisent par les signes qui leur sont propres : mais, dans tous les cas, et quelque superficielle que soit la lésion du foie, il survient immédiatement un tel trouble dans les fonctions de la vie intérieure, qu'en très-peu de momens le malade paraît être dans le danger le plus imminent. (L'épanchement des matières bilieuses dans la cavité abdominale est mortel.)

D'abord la peau de la surface du corps se couvre d'une teinte jaunâtre; l'œil est cave, triste et larmoyant; le froid s'empare des extrémités; les nausées, le hoquet et les angoisses se déclarent; l'urine est sanguinolente et rare; les excrétions alvines sont dépourvues de la teinte bilieuse; le pouls est petit et fébrile; la voix s'éteint; la respiration est courte, plus ou moins laborieuse, et l'anxiété est extrême. Ces accidens s'aggravent rapidement et font périr le sujet, si l'art ne vient au secours de la nature.

La première indication qui se présente est de

débrider profondément la plaie, d'extraire, avec
les précautions convenables, les corps étrangers,
s'il en existe, d'appliquer ensuite sur la blessure, même s'il y a du sang extravasé dans le
tissu cellulaire entamé, une ou deux ventouses
sèches, d'en appliquer de scarifiées sur les environs, et de répéter cette opération, lorsque
les douleurs locales se manifesteront avec un
peu d'intensité. Après avoir réduit par tous ces
moyens la plaie à toute la simplicité possible,
on en rapprochera les bords et on les maintiendra
en rapport avec quelques bandelettes agglutinatives, un linge fenêtré, trempé dans du vin miellé,
et un bandage simplement contentif.

Les ventouses surtout ont la propriété de faire
sortir le sang épanché dans les sinus de la plaie,
de dégorger les vaisseaux affaiblis par l'ébranlement que leur a fait éprouver l'action du projectile, de favoriser la résorption des fluides
épanchés, et de prévenir l'inflammation par la
révulsion ou l'irritation qu'elles produisent à
l'extérieur, ou tout au moins d'en diminuer les
effets. Les saignées générales n'ont aucun de
ces avantages, et présentent beaucoup d'inconvéniens. Elles amènent surtout la faiblesse générale et disposent à l'adynamie. Il faut préserver
l'intérieur de la plaie du contact de l'air, faire
observer au blessé une diète sévère, le mettre à

l'usage des boissons rafraîchissantes, mucilagineuses et laxatives, selon les circonstances; enfin,
ne pas négliger les anodins antispasmodiques
administrés avec sagesse.

Un jeune officier d'infanterie légère, atteint, à
la bataille de Dresde, d'un coup de balle à l'hypocondre droit avec fracture de la neuvième
côte et lésion au foie, a été conduit à la guérison.
Je me trouvais à l'hôpital des officiers, lorsqu'il
y fut transporté, peu de momens après avoir reçu
le coup. La balle, en traversant d'avant en arrière
l'épaisseur de l'hypocondre, avait fracassé le
point le plus saillant de la courbure de la côte
précitée, et avait laissé dans les tégumens un
pont d'environ deux pouces d'étendue : il y avait
eu une assez grande effusion de sang, parce que
l'une des artères intercostales avait été déchirée.

J'incisai d'abord le lambeau du tégument occupant l'intervalle des deux plaies; je détachai
et emportai plusieurs esquilles de la côte fracturée; je coupai avec une tenaille incisive une
pointe saillante de l'un des fragmens de cette
côte qui aurait piqué les parties et gêné les pansemens; j'étendis l'incision inférieure sur la sortie de la balle, en arrière, pour faciliter l'issue
des fluides; je rapprochai ensuite les bords de la
plaie, laissant cependant un hiatus à la partie
déclive, et je les fixai en rapport, au moyen d'un

linge fenêtré, trempé dans du vin chaud fortement miellé. Le foie avait été superficiellement entamé, ainsi que nous l'avons dit, à sa surface convexe, immédiatement sous les attaches du diaphragme. Des boissons délayantes, minoratives et éthérées furent prescrites, ainsi que le repos et la diète. La douleur locale, les angoisses et l'anxiété se calmèrent. En général, le malade se trouva soulagé, et il passa les trois premiers jours sans accident notable; mais à cette époque ceux de l'inflammation s'étant déclarés, je fis appliquer autour de la plaie d'autres ventouses scarifiées, et j'insistai sur l'usage des délayans minoratifs. Les pansemens se faisaient rarement et avec les précautions indiquées. Ce traitement fut continué assez long-temps, et employé avec un succès complet, car le blessé fut guéri avant le soixante-dixième jour.

Plaies du bas-ventre avec issue de l'épiploon.

Dans une observation insérée dans mes Campagnes, sur une plaie pénétrante du bas-ventre avec issue de l'épiploon, j'avais déjà fait connaître l'avantage de laisser au-dehors de cette cavité cette membrane adipeuse, en supposant qu'on n'ait pu la réduire au même instant, et avant que le gonflement ne soit survenu dans la

portion sortie, et de l'abandonner aux ressources
de la nature, avec la seule précaution d'envelopper
toute la portion épiploïque sortie ou déplacée,
d'un linge fin fenêtré, enduit de cérat safrané,
à l'effet d'empêcher l'agglutination de cette membrane avec les tégumens du pourtour de la plaie,
de la garantir du contact de l'air et du choc des
corps extérieurs.

Si cette portion d'omentum est étranglée au-
dehors par l'étroitesse de la plaie qui lui a livré
passage, il faut la débrider dans une étendue
suffisante, pour que cette membrane soit parfaitement à l'aise et qu'elle puisse rentrer lorsque
la nature la rappellera dans son domicile ordinaire. Ces premières indications remplies, on
met le malade dans une situation favorable qu'il
faut lui faire conserver pendant le reste du traitement.

Les premiers phénomènes qui s'observent dans
cette hernie épiploïque dépourvue de sac, sont
le gonflement presque subit avec boursoufflement
de tous les points de la membrane, et son épaississement; elle acquiert en peu de jours de la densité, devient rouge, rugueuse, et il s'y développe
bientôt une assez grande sensibilité. Ces symptômes vont en augmentant d'une manière graduée
jusqu'au troisième jour, ensuite la tumeur reste
stationnaire jusqu'au quinzième. A cette époque,

elle commence à s'affaisser; la sensibilité et la rougeur disparaissent par degrés, et on la voit promptement se réduire de la circonférence vers le centre : les angles de la plaie se mettent d'abord à découvert, la cicatrice de ses bords se continue sans l'intermédiaire d'aucune partie étrangère. D'ailleurs, la réduction se fait avec plus ou moins de rapidité, selon la situation de la plaie, l'âge et la constitution du sujet.

Lorsque la plaie qui a livré passage à l'épiploon est au-dessous de la ligne ombilicale, cette membrane rentre d'autant plus facilement qu'étant éloignée de ses attaches, la nature exerce une traction relative à la distance, et en favorise la réduction.

J'ai essayé de donner l'explication de ce phénomène à la suite de l'observation précitée [1]. J'ai remarqué que, chez les jeunes sujets, cette réduction se faisait aussi plus promptement et avec plus de facilité.

Avant de rapporter une deuxième observation aussi remarquable que celle que je viens de citer, j'indiquerai ce qu'il convient de faire dans le cas où la portion d'épiploon formant la hernie est frappée de gangrène.

Les auteurs conseillent d'exciser la tumeur,

[1] *Voyez* le Tom. III de mes Campagnes.

18*

après avoir lié son pédicule, ou de lier les artères isolément, si elles donnent après l'excision. Par cette opération ils avaient en vue, en extirpant toute la portion gangrénée, d'empêcher la contagion vers le bas-ventre, et de prévenir l'épanchement du sang dans cette cavité.

L'affection gangréneuse se borne-t-elle à la portion d'épiploon sortie de la cavité abdominale, ou s'étend-elle aux viscères contenus dans cette capacité? Dans le premier cas, on peut retrancher, à l'aide de ciseaux évidés, la portion excédante et gangrénée de l'épiploon, sans toucher au vif, afin d'éviter la section des branches artérielles dans lesquelles le sang circule encore. L'inflammation adhésive temporaire qui s'établit entre la portion épiploïque et les bords de la plaie, arrête la gangrène; la portion d'escharre qui reste, s'exfolie successivement; le pédicule, resté sain, ne tarde pas à rentrer spontanément, et le malade est sauvé. Dans le cas où la gangrène a déjà gagné les viscères contenus dans la cavité du ventre (et les signes n'en sont pas équivoques), il n'y a rien à faire; il faut abandonner le malade aux ressources de la nature, sans discontinuer néanmoins l'usage des moyens qui peuvent avantageusement seconder ses vues bienfaisantes.

Ainsi, à moins de la circonstance que nous venons de supposer, on ne doit, dans aucun cas, retrancher ni lier la portion de l'épiploon sortie de la cavité abdominale ; car, malgré la précaution que l'on peut prendre de lier les vaisseaux *séparément*, après avoir excisé la tumeur, il peut survenir des hémorragies consécutives qui mettent le malade en danger. La ligature *totale* faite sur la portion saine de l'épiploon est généralement suivie d'une irritation profonde, violente, accompagnée d'inflammation, d'abcès, souvent de la gangrène et de la mort. J'en ai vu un grand nombre d'exemples. Ces inconvéniens sont développés avec beaucoup de soin dans les Mémoires de l'académie royale de chirurgie, T. III, p. 394, édition in-4.º.

Pour nous résumer donc sur le traitement de ces sortes de plaies, après avoir rempli les indications exposées plus haut, et en supposant que l'épiploon soit sain, il faut en faire rentrer le plus possible, mais d'une manière douce et graduée; envelopper la portion excédante au moyen d'un linge fin fenêtré, enduit de cérat et trempé dans le vin chaud; attendre que la nature emploie ses ressources pour opérer la réduction de cette membrane; seconder son travail par une compression exercée avec méthode sur la tumeur, et, s'il était trop tardif, l'exciter puissamment à l'aide du cautère actuel, appliqué à plusieurs reprises, s'il est nécessaire. Cette application est assez douloureuse, ce qui prouve que la sensi-

bilité se développe dans ces membranes adi-
peuses, lorsqu'elles sont surtout exposées au
contact de l'air extérieur. Nous avons eu occasion de faire cette remarque plusieurs fois.

L'observation suivante confirmera aussi nos
assertions sur la réduction spontanée de cette
membrane.

M. de L. . . , jeune officier, fut apporté à
l'hôpital du Gros-Caillou, en août 1815, presque
expirant, atteint d'une plaie d'arme blanche,
pénétrant dans le bas-ventre, avec hémorragie,
issue de l'épiploon et lésion à l'estomac. L'officier
de santé de garde appliqua un premier appareil
et chercha vainement à faire sortir ce blessé de
l'état de lipothymie dans lequel il était tombé
peu d'instans après le coup. Ce danger imminent
engagea le chirurgien à me faire appeler au milieu
de la nuit. Après avoir levé l'appareil, je découvris
une plaie longitudinale d'un pouce et demi environ, située à la partie moyenne et inférieure de
l'hypocondre droit, à deux travers de doigt du
cartilage de la huitième côte, avec issue d'une
portion considérable de l'épiploon, étranglement de cette membrane entre les tégumens
détachés des muscles et une ouverture irrégulière,
resserrée, que nous avons trouvée au bord
externe de la gaîne aponévrotique du muscle
sterno-pubien du même côté.

À cette lésion se joignaient les symptômes

suivans : faiblesse du pouls, froid des extrémités, vomissemens fréquens, sanguins et bilieux, anxiété extrême, hoquet, perte totale de la voix et de la parole, angoisses pénibles; enfin tout annonçait une mort prochaine.

Cet état désespérant nous fit suspendre jusqu'au lendemain l'opération qui était indiquée. Le malade passa le reste de la nuit dans un malaise si grand qu'on s'attendait à le voir mourir d'un moment à l'autre. Cependant, à ma visite du matin, la chaleur et le pouls s'étaient un peu rétablis : mais les douleurs locales étaient devenues tres-vives; les vomissemens sanguins et le hoquet se continuaient. Il était facile de reconnaître les causes de ces deux accidens : pour y remédier, j'agrandis d'abord la plaie des tégumens sans toucher à l'épiploon ; je débridai ensuite l'ouverture aponévrotique dont j'ai parlé. L'épiploon fut mis en liberté, et les accidens graves qui résultaient de l'étranglement se dissipèrent presque immédiatement. Cette opération favorisa aussi l'issue d'une assez grande quantité de sang qui s'était épanché dans la cavité abdominale. (Lorsque les vaisseaux ouverts dans le bas-ventre par la cause vulnérante ne sont pas considérables, le sang se concentre dans un espace déterminé, plus ou moins rapproché de l'ouverture du vaisseau, et se forme une espèce de poche par des concrétions lym-

phatiques qui se développent dans toute la circonférence, et par des adhérences circulaires
qui s'établissent entre le péritoine et les circonvolutions des intestins, ou dans les feuillets de l'épiploon.) Autant que j'ai pu en juger par la direction,
la profondeur de la plaie et les symptômes énon-
cés, j'ai cru que l'instrument vulnérant avait
atteint l'un des points antérieurs de la petite
courbure de l'estomac, et c'est d'autant plus vraisemblable, que les premières évacuations alvines,
précédées de coliques et de chaleur intérieure,
étaient mêlées de caillots d'un sang noirâtre et
assez copieux.

L'opération faite, j'enveloppai la portion d'épiploon restée au-dehors (et dont le volume égalait
celui d'une grosse pomme) dans un linge fenêtré,
trempé dans du vin chaud. Je mis le malade dans
une situation favorable, et lui prescrivis des boissons mucilagineuses, acidulées, sucrées, des
lavemens émolliens, des embrocations huileuses
sur tout le ventre, et la diète. Les accidens s'appaisèrent graduellement, toutes les fonctions se
rétablirent par degrés, et le malade parut avoir
franchi le danger dès le cinquième jour.

Après les premières vingt-quatre heures, la
portion d'épiploon qui était hors de la plaie
avait acquis presque le volume du poing. La
tumeur était rouge, rugueuse, et donnait des

signes de sensibilité. Les mêmes soins furent continués, et les pansemens se firent de la même manière. Le malade alla de mieux en mieux, et ses forces se rétablirent graduellement.

Pendant les premiers jours, la tumeur resta dans le même état; mais après le dixième, elle commença à diminuer de volume et de densité; je secondai cette réduction par une pression graduée, exercée sur cette masse épiploïque, à l'aide d'une compresse épaisse, trempée dans le vin. L'épiplocèle est rentrée peu à peu et en totalité. La cicatrice de la plaie qui lui avait livré passage, se faisait à mesure que l'épiploon rentrait dans la cavité abdominale, et cet officier s'est trouvé parfaitement guéri le quarante-cinquième jour de son entrée à l'hôpital des Gardes. Il n'a d'autre incommodité que celle d'être assujetti à porter un bandage compressif pour prévenir un nouveau déplacement de l'épiploon lui-même, ou d'une portion d'intestin; mais j'ai lieu de croire que cet officier sera dispensé, par la suite, de continuer l'emploi de ce bandage. J'ai appris, en effet, quelques mois après, qu'il avait discontinué l'usage de ce moyen, et qu'il jouissait d'une parfaite santé [1].

[1] Aux observations précédentes, je joindrai celle d'un nommé Arbette, grenadier du 4.ᵉ régiment de la garde,

âgé de vingt-huit ans, entré le 13 mai à l'hôpital pour un coup de sabre à la région moyenne de l'abdomen, à six lignes au-dessus et à gauche de l'ombilic : la pointe du sabre avait pénétré obliquement de bas en haut à la profondeur d'environ trois pouces, au travers des tégumens, du muscle sterno-pubien gauche, avec lésion de l'artère épigastrique, et sans doute du bord postérieur du colon transverse vers la duplicature de son mésocolon. La plaie extérieure donna issue à une portion d'épiploon du volume des deux poings ; il y eut une hémorragie très-forte qui fut suivie d'une syncope. Il se manifesta une tuméfaction considérable au bas-ventre, avec fluctuation obscure dans la région ombilicale, et tous les symptômes qui accompagnent ordinairement ces sortes de blessures. L'officier de santé de service remédia très-ingénieusement à ces premiers accidens, par la ligature de l'artère épigastrique et de quelques-unes de celles de l'épiploon qu'il fit rentrer en grande partie dans la cavité abdominale. L'excédant de cette membrane fut enveloppé (conformément à nos préceptes) d'un linge fin et fenêtré, enduit de cérat et maintenu par un bandage contentif; on prescrivit une boisson rafraîchissante mucilagineuse. Le lendemain, à ma visite, l'état du malade ne présentant rien de particulier, on réappliqua ce même appareil. Dans la nuit du 14 au 15, des douleurs vives se firent sentir dans toute la région abdominale ; la tension augmenta, les évacuations alvines se supprimèrent, et un mouvement de fièvre traumatique se déclara. (Ventouses scarifiées sur la région lombaire, plusieurs sangsues dans les mouchetures, embrocations d'huile de camomille camphrée sur l'abdomen souvent renouvelées, cataplasmes émolliens, lavemens anodins, situation favorable, boissons mucilagineuses à la glace, antispasmodiques.) Les premiers jours furent assez orageux ; cependant aux symptômes d'inflammation succédèrent ceux de suppuration. La fluctuation se fit sentir au côté externe de la tumeur épiploïque sphacélée et retranchée (par l'instrument) dans une étendue d'environ trois pouces de diamètre. Je plongeai mon bistouri dans ce point fluctuant, quoique peu sensible, en divisant les tégumens et le muscle sterno-pubien très-aminci et se perdant dans ce foyer : l'ouverture donna issue à environ huit onces d'une matière grisâtre mêlée de caillots de sang, dégageant une odeur très-forte d'hydrogène sulfuré et noircissant les instrumens d'argent; ce qui confirme l'idée de l'ouverture du colon, et d'un épanchement de matières stercorales et de sang, qui s'était fait entre l'épiploon et les circonvolutions des intestins grêles où la nature l'avait isolé et circonscrit par des points circulaires d'adhérence, ainsi que nous l'avons dit en parlant des épanchemens sanguins qui s'établissent dans la cavité abdominale. D'après cette connaissance, l'on peut sans crainte, éclairé d'ailleurs par le diagnostic de ces épanchemens, plonger le bistouri dans le foyer de la maladie, pour donner issue aux liquides épanchés.

La portion d'épiploon boursoufflée et restée dehors s'est réduite peu à peu, et est rentrée dans la cavité abdominale. Le foyer purulent s'est détergé, les parois se sont agglutinées, la plaie s'est cicatrisée, et le malade est sorti, le 14 juin, parfaitement guéri.

MÉMOIRE

SUR LES PLAIES DE LA VESSIE

ET SUR CERTAINS CORPS ÉTRANGERS RESTÉS DANS CE VISCÈRE.

Les anciens avaient considéré les plaies de la vessie comme mortelles : cette opinion se trouve exprimée par l'aphorisme d'Hyppocrate (18. section VI, édit. de Demercy), *cui persecta vesica, lethale.* Quoique les causes vulnérantes soient devenues plus compliquées depuis ces temps reculés, la chirurgie, par les progrès qu'elle a faits, par les succès qu'elle obtient de l'opération de la taille, et dans le traitement des blessures de cet organe, a prouvé que cet aphorisme n'est pas toujours vrai. Néanmoins, on ne trouve encore rien de complet chez les auteurs sur les plaies de la vessie. La Nosographie chirurgicale, l'un des ouvrages les plus modernes et les plus érudits, n'en fait aucune mention. Les auteurs qui en ont parlé s'étendent très-peu sur leur diagnostic, et n'indiquent pas tous les moyens qu'il convient de mettre en usage pour dissiper les accidens primitifs, et prévenir tous ceux qui peuvent accompagner ces lésions, quand surtout elles sont compliquées de la présence de corps étrangers dans la vessie, principal objet de mes recherches.

Si la vessie est vide, c'est-à-dire débarrassée du liquide qu'elle contient, il est bien difficile qu'elle puisse être lésée par un instrument piquant ou par une balle qui traverserait le diamètre du bassin dans une direction quelconque, ou du moins cet accident arriverait rarement : il faut qu'elle soit dans un état de réplétion plus ou moins grand, ce qui a lieu ordinairement chez les combattans. La chaleur de l'action et sa durée les détournent du soin de verser leur urine ; ce liquide s'accumule dans la vessie qui offre alors, en remplissant le bassin, une telle surface que la cause vulnérante ne peut entrer dans cette boîte osseuse, sans toucher ou entamer ce viscère.

Je retracerai dans ce mémoire les phénomènes qui accompagnent les plaies de la vessie, soit par armes blanches, soit par armes à feu.

Les plaies faites par armes blanches, telles qu'épée, baïonnette, lance, etc., peuvent percer la vessie dans un des points de sa circonférence, ou la traverser de part en part dans ses doubles parois. Dans ce dernier cas, les plaies sont ordinairement mortelles : quelque prompte que soit la contrac-

tion de cet organe, l'urine s'échappe par la plaie
qui correspond à la cavité propre du bas-ventre,
s'épanche dans cette cavité, et provoque immédiatement une inflammation mortelle. J'ai eu
l'occasion de panser sur le champ de bataille
plusieurs soldats qui avaient eu la vessie traversée
ainsi de part en part ; ils ont tous péri, dans les
premières quarante-huit heures, des effets de
l'inflammation et de la gangrène ; mais, si l'instrument perce cette poche vers son haut fond ou
dans l'un des points qui ne sont point recouverts
par le péritoine, le blessé est susceptible de
guérison, à moins qu'il n'y ait eu une hémorragie
intérieure trop forte.

Le signe le plus certain de ces lésions est
l'issue de l'urine par la plaie : l'émission peut
en être momentanée, intermittente ou continue,
selon la situation de la blessure ou les changemens qui surviennent à la vessie. Dans le premier
cas, l'urine peut ne paraître qu'au moment de la
blessure, ce qui aura lieu lorsqu'elle est percée,
étant très-pleine, à sa partie supérieure : l'urine
s'étant évacuée, les bords de la plaie se rapprochent et contractent une adhésion mutuelle,
de manière à ne plus s'ouvrir, si surtout le
liquide trouve son cours par les voies naturelles.
Si l'urine éprouve des obstacles à son passage par le canal de l'urèthre, elle remplit alors la

vessie, la distend outre mesure, écarte de nouveau les bords de la plaie, et s'échappe au-dehors. Le même accident aurait lieu si, après avoir passé une sonde de gomme élastique, on l'ôtait trop tôt; une nouvelle introduction détournerait encore l'urine de la plaie, et rétablirait son cours naturel. Enfin, son émission sera permanente, et peut durer plus ou moins long-temps, si la plaie se trouve à l'un des points les plus déclives de la vessie.

Lorsque le trajet de ces plaies est étendu et qu'il n'a pas une marche directe, il se forme des abcès dans divers points du passage de l'urine, abcès qu'il ne faut pas négliger d'ouvrir, et dont on préviendra le retour en introduisant par l'urèthre une sonde de gomme élastique, un des principaux moyens à mettre en usage pour toutes les plaies de la vessie. Les bains tièdes, les embrocations huileuses camphrées sur le bas-ventre, les rafraîchissans antispasmodiques, les lavemens fréquens, et quelquefois les ventouses scarifiées autour de la blessure ou la saignée, sont autant de moyens que nous avons employés avec avantage chez plusieurs individus atteints de plaies d'arme blanche à cet organe. Je me contenterai de rapporter sur ces sortes de blessures le précis de deux observations qui m'ont paru assez intéressantes.

Joseph Perrier, chasseur de l'ex-garde, étant à cheval dans une charge de cavalerie, fut atteint, à la cuisse droite, d'un coup de lance de Cosaque. Cette arme, après avoir percé la peau et le muscle fascialata au tiers supérieur et externe de ce membre, s'était dirigée obliquement de bas en haut, en dedans, à travers le paquet des glandes inguinales, vers l'arcade crurale, sous laquelle la pointe de l'instrument avait passé, et s'était enfoncée profondément en dedans et en arrière, à quelque distance de la symphyse du pubis. La paroi antérieure de la vessie, dépourvue de péritoine, fut ouverte par la lance : l'urine s'était échappée aussitôt, et avait suivi le trajet de la plaie pour se manifester au-dehors, à l'ouverture de la cuisse. Peu d'heures après, le blessé rendit, par les voies naturelles, une grande quantité de sang mêlé d'urine. A cette hémorragie succéda un calme parfait. L'urine n'eut plus son cours par la plaie, et le malade se crut guéri.

A peine la vessie s'était-elle débarrassée de son urine, que les bords de la plaie s'étaient mis en contact et avaient contracté une adhérence mutuelle et relative. A l'époque où la suppuration s'était entièrement rétablie, il se forma un abcès dans le trajet de la plaie, dont l'ouverture spontanée laissa échapper une certaine quantité d'urine et de pus. Cette plaie resta long-temps fistuleuse; néanmoins, à l'aide de la sonde introduite dans la vessie, d'une contre-ouverture faite à l'aine, des pansemens méthodiques et des soins assidus, que l'un de mes élèves, sujet distingué, M. Champion, donna à ce blessé, il fut conduit à une parfaite guérison.

Deuxième observation. Dans un combat de taureaux, que nous vîmes à Burgos, à notre entrée en Espagne, en 1808, un soldat étant dans un état de légère ivresse, voulut, à l'exemple de *los torreros*, braver le taureau et lutter avec lui dans l'arène. Cet animal, déjà très-irrité, s'élança sur le malheureux soldat au moment où il voulait l'éviter en se courbant à terre; il fut empalé par une des cornes du taureau et jeté à la renverse, à plusieurs pas de distance en arrière. Un cri universel se fit entendre : l'un de ces intrépides combattans sauta sur le taureau, le perça de son épée, et le laissa roide mort sur la place. Je franchis la barrière, et courus le premier au secours du malheureux soldat qui était resté sans connaissance au milieu de l'arène. Sur-le-champ je le fis transporter à l'hôpital où je l'accompagnai pour lui faire le premier pansement.

Nous trouvâmes une plaie déchirée d'environ un pouce et demi d'étendue au sommet de la fesse droite, se dirigeant obliquement d'arrière

en avant, et un peu en dehors vers le fond de
l'aine du même côté. En poursuivant mes recherches, je reconnus que la corne, très-poin-
tue et recourbée sur elle-même, après avoir
dilacéré le tissu cellulaire et les glandes inguinales, était passée sous l'arcade crurale et s'était
enfoncée dans le bassin où son extrémité avait
rencontré le côté correspondant de la vessie
pleine d'urine. Elle n'a pas été percée, mais elle
a été sans doute dénudée de son tissu cellulaire,
et affaiblie dans ce point, car une portion de cette
poche membraneuse faisait hernie sous l'arcade
crurale, de manière à présenter une tumeur de
la grosseur d'un œuf de poule. Il y eut d'abord
une hémorragie assez considérable, fournie sans
doute par quelques rameaux de la crurale que la
corne avait rompus dans son trajet au fond de la
région inguinale. Le blessé était froid, il avait le
visage décoloré, et le pouls très-petit; il était dans
une anxiété extrême et dans un état d'ischurie. Je
lui fis avaler un peu de café pur, afin de diminuer les effets de l'ivresse et de ranimer ses
forces vitales. Il survint aussitôt des vomissemens copieux qui débarrassèrent l'estomac et
soulagèrent le malade : il ne lui restait que la douleur et des besoins fréquens d'uriner.

Je débridai la plaie intérieure ; je passai ensuite une algalie dans son trajet pour détacher la partie des tégumens de l'aine qui recouvrait la tumeur herniaire (cystocèle) ; j'incisai sur le point saillant de la peau et mis toute la tumeur à découvert. Avant d'en tenter la réduction, j'eus soin d'introduire dans la vessie, pour la vider, une sonde de gomme élastique qui fut laissée à demeure. Je réduisis ensuite la partie déplacée de cette poche membraneuse, en faisant passer en même temps et par degrés l'urine dans sa propre cavité. Le calme s'établit aussitôt, et dès ce moment nous conçûmes de grandes espérances de guérison. On pansa les plaies avec des linges fins fenêtrés, pour en rapprocher les bords et empêcher que la charpie ne s'engageât dans les chairs. Un bandage contentif termina l'appareil. Je prescrivis au malade les remèdes indiqués, et recommandai surtout de lui conserver la sonde jusqu'à la cicatrisation entière de la plaie de l'aine, à l'effet de prévenir une nouvelle hernie de la vessie.

A mon retour de Madrid, six mois après, je revis cet homme parfaitement guéri.

Quoique la vessie n'eût pas été percée, elle n'avait pas moins été lésée ; et, sans les secours prompts qui furent administrés, il est probable que cette portion de vessie où il y avait rétention d'urine

19*

par l'étranglement qui était survenu, se serait ouverte spontanément, ce qui aurait exposé les jours du malade.

Maintenant j'essaierai d'expliquer la manière d'agir d'un corps poussé par la poudre à canon, qui aurait lésé ce viscère, soit en le traversant dans ses doubles parois, soit en s'arrêtant dans son intérieur; enfin, j'indiquerai le moyen que l'expérience m'a fait reconnaître comme le plus avantageux pour l'extraction de ce corps étranger.

Si la balle, après avoir percé l'une des parois de la vessie, conserve sa force rectiligne, elle percera l'autre paroi dans un rapport parabolique; elle peut ensuite continuer sa marche dans l'épaisseur des parties correspondantes et se faire jour au-dehors, ou s'enfoncer profondément dans l'épaisseur des chairs.

Dans le cas où la balle serait sortie après avoir traversé la vessie de part en part, l'urine s'échappera aussitôt avec le sang par l'une des plaies ou par les deux en même temps, selon leur situation. Il y a diminution ou suppression totale de l'urine par l'urèthre; le blessé rend ordinairement par cette voie une plus ou moins grande quantité de sang; il éprouve des douleurs vives et permanentes dans la direction des plaies, des besoins fréquens et pénibles d'uriner, des nausées, quel-

quefois des vomissemens et une anxiété extrême
qui se caractérise par les inquiétudes, la pâleur
du visage, l'état spasmodique du pouls, souvent
par les pleurs et des cris plaintifs. En entrant ou
en sortant, la balle peut avoir lésé ou traversé
l'intestin rectum; alors l'urine passe dans cet
intestin, se mêle aux excrémens qu'elle rencontre,
sort par l'anus ou par l'une des plaies, et il ne
peut rester aucun doute sur la double lésion de
ces organes.

Si la vessie est percée dans l'un des points correspondant à la propre cavité du bas-ventre, tels
que ceux de sa face postérieure recouverte du
péritoine, l'urine s'épanche ordinairement dans
cette cavité, et détermine l'inflammation de la
membrane péritonéale avec laquelle elle est en
contact. L'inflammation se propage rapidement
de proche en proche, et envahit tous les viscères;
de là le météorisme, la gêne, l'oppression, la
chaleur intérieure, la stupeur, bientôt la gangrène, les angoisses, et la mort qui frappe en
même temps les organes de la vie animale et ceux
de la vie intérieure. Les premiers sont infectés
par une sorte de métastase qui se fait du principe urineux vers le cerveau. L'odeur particulière qui dénote la présence de cette substance
volatile, se manifeste sur toute l'habitude du

corps, où elle est transmise par l'exhalation cutanée.

C'est sans doute de ces sortes de blessures que nous supposons faites par armes blanches, qu'Hippocrate, Aristote et Galien ont voulu parler; mais lorsqu'elles lèsent quelques-uns des points de la vessie sous le péritoine, de manière à ne pas avoir de communication avec l'intérieur de la cavité abdominale, ces plaies, ainsi que nous l'avons déjà dit, sont curables.

Quoique l'urine passe d'abord par les plaies, il est rare que dans les premières périodes elle s'infiltre dans le tissu cellulaire du trajet de ces plaies, parce que leurs bords et leurs parois attris par la balle s'engorgent, se tuméfient et s'opposent ainsi au passage de ce liquide. Lorsque les escharres sont détachées, il flue de nouveau à travers les blessures; c'est alors qu'il peut pénétrer dans le tissu cellulaire, et causer des accidens graves. On peut les prévenir, en passant dans le canal de l'urèthre une sonde de gomme élastique; mais son introduction n'est pas toujours facile, comme, par exemple, lorsqu'il se rencontre quelques esquilles dans le trajet du canal, ou que l'inflammation s'est emparée du col de la vessie.

Il arrive quelquefois, par la déchirure des branches artérielles ou des vaisseaux variqueux de cette poche membraneuse, une effusion de sang vers sa cavité, d'où résulte une irritation profonde, accompagnée de chaleur et d'inflammation. On reconnaîtra cette hémorragie intérieure par les signes de la rétention, par ceux de l'inflammation, par la petitesse du pouls, la pâleur du visage et la sécheresse des plaies. Il est rare que le sang se coagule dans la vessie, à cause du mélange qui se fait de l'urine avec ce liquide : on peut donc, au moyen de la sonde, en faciliter l'issue. C'est alors que des injections tièdes, émollientes et anodines pourraient convenir. Ces accidens compliquent plus ou moins les plaies de la vessie, et en rendent le traitement difficile.

Dans tous les cas, il faut débrider profondément l'entrée et la sortie de la balle, avec la précaution sans doute de ne point léser les parties essentielles. Ce débridement prévient l'engorgement et l'inflammation graves qui surviennent ordinairement lorsqu'on néglige ce moyen ; il désemplit les vaisseaux ; c'est une saignée locale bien plus salutaire que celle que l'on fait à l'une des veines du bras ou de la jambe ; les escharres se détachent plus facilement, et sont expulsées avec plus d'aisance au-dehors : enfin, la cicatrice de ces plaies doit en être par la suite plus prompte et plus exacte.

Un linge fin fenêtré, appliqué sur chaque

plaie, de la charpie mollette, quelques compresses et un bandage contentif forment le premier appareil. Il faut soumettre le blessé à un régime rafraîchissant mucilagineux, lui prescrire des lavemens émolliens, quelques bains de vapeurs, et des embrocations d'huile de camomille camphrée sur le bas-ventre. Les trois ou quatre premiers jours sont fort orageux. Pendant cette première période, qui est celle de l'inflammation, il ne faut point faire de recherches ni sonder le malade; il faut laisser passer l'irritation, et attendre que la suppuration soit établie. C'est au moment où les escharres se détachent que la sonde flexible doit être introduite dans la vessie par l'urèthre : elle détourne l'urine des plaies intérieures, prévient l'infiltration urineuse, les fistules, et accélère la cicatrisation de ces plaies. Ce moyen a beaucoup contribué à la guérison de plusieurs soldats de l'armée d'Égypte, atteints de plaies à la vessie. Quelques observations recueillies sur ces accidens sont insérées dans le deuxième volume de mes Campagnes; pag. 162. La plus remarquable de ce genre est celle d'un sous-officier, chez qui la balle avait traversé la vessie et l'intestin rectum. (Il a été guéri sans nulle infirmité.) Je donnerai ici le précis d'une observation *très-analogue*, que m'a fournie, pendant la campagne de 1813, le sieur Burnot,

lieutenant au 26.ᵉ régiment d'infanterie légère.
Cet officier fut atteint, au combat de Hanau, le
30 octobre, d'un coup de balle qui traversa les
bourses en coupant le cordon spermatique droit,
pénétra obliquement en échancrant la branche
inférieure du pubis, près de la symphyse, entama
l'urèthre, entra dans la vessie, la traversa dans
son bas-fond, en arrière et à gauche, perfora
l'intestin rectum dans ses deux parois, et se fit
jour au sommet de la fesse gauche, à un pouce
environ de la marge de l'anus. L'issue de l'urine
et des matières stercorales par les plaies et par
l'intestin, ne laissait aucun doute sur la double
lésion de ces viscères. Ce blessé fut apporté aux
hôpitaux de Mayence, où j'eus occasion de suivre
et de diriger son traitement. Le peu d'urine qui
s'était échappé par la plaie des bourses avait
suffi pour frapper de mort le tissu cellulaire de
ces parties. L'extirpation du testicule, que la
rupture du cordon avait également privé de la
vie, et les scarifications profondes, arrêtèrent les
progrès de la gangrène. Les escharres se déta-
chèrent, tous les accidens s'appaisèrent; et le
blessé, qui, jusqu'alors, avait donné peu d'espérance, se trouva hors de danger. Je passai une
sonde de gomme élastique dans l'urèthre; je
prescrivis des lavemens émolliens et le régime
indiqué. L'urine et les matières stercorales ont

passé, pendant quelque temps, par la plaie postérieure : il est sorti aussi, à différentes époques, par l'urèthre, des fragmens d'os dont l'évulsion était accompagnée de douleurs vives et d'effusion de sang. La plaie des bourses s'est cicatrisée la première ; celle de la fesse est restée long-temps fistuleuse, et le malade a été tourmenté par un flux diarrhéique urineux, presque continuel. La sonde a été employée sans interruption ; elle a favorisé la cicatrisation des plaies de la vessie et la sortie des corps étrangers. Le chirurgien particulier du blessé, M. Dugat, a trouvé plusieurs fois de petits fragmens osseux engagés dans les yeux de la sonde. Enfin, après deux mois de traitement, cet officier a été complétement guéri. J'ai visé, à Metz, à l'époque de notre départ de cette ville, en janvier 1814, son certificat d'invalidité relative.

M. Bastier, chirurgien-major d'un bataillon de service en Italie, m'a traduit de la gazette allemande de Saltzbourg, n.º 84, année 1812, l'observation d'une blessure analogue à celle dont je viens de rendre compte. « La balle « était entrée, par l'os pubis, chez le soldat « blessé, et elle était sortie par l'os sacrum. « L'urine et les matières fécales passaient par « la plaie postérieure, l'urine seulement par « l'antérieure. Les extrémités inférieures étaient

« dans un état de paralysie. Le malade fut
« conduit à la guérison, malgré toutes ces cir-
« constances défavorables. »

L'observation suivante, extraite des Mémoires
de l'académie des sciences, année 1725, nous
donne la preuve que les plaies de la vessie,
quoique produites par armes à feu, peuvent être
accompagnées d'hémorragies dangereuses.

« Un maçon de Lausanne, âgé de vingt-cinq
« ans, reçut, en 1724, un coup de fusil dans le
« bas-ventre. La balle, qui pesait une once,
« entra dans la partie gauche de l'abdomen, à
« un pouce de l'os pubis et à deux doigts de la
« ligne blanche, perçant le muscle droit, l'artère
« épigastrique, le fond de la vessie et l'os sa-
« crum dans leurs parties latérales gauches, et
« elle sortit à trois travers de doigt à côté et
« au-dessus de l'anus. Les tuniques des vaisseaux
« spermatiques du côté gauche furent blessées, ce
« qui attira une inflammation au testicule et au
« scrotum : le déchirement de la vessie fut con-
« sidérable, puisque l'urine ne coula plus que par
« les plaies; il n'y eut aucun intestin d'offensé. »

Le malade eut de grandes hémorragies pendant les premiers jours. Il paraît que le sang
s'était accumulé dans la vessie, ce qui produisit
les accidens graves qui accompagnent ordinairement ces hémorragies ; l'insomnie, le délire,

une soif ardente, la rétention dans la vessie du sang et de l'urine, la tension du bas-ventre, etc.; enfin le malade fut dans le plus grand danger.

« Après avoir vainement employé un grand « nombre de moyens, M. Martin, médecin du « malade, fit des injections émollientes dans la « vessie : elles favorisèrent, selon ce médecin, la « dilatation des plaies de ce viscère, et l'issue par « cette voie, et par l'urèthre, du sang et de l'urine. « Dès ce moment les symptômes alarmans dis- « parurent, et le malade fut conduit à la gué- « rison. »

En lisant cette observation, il est difficile de juger si la détente s'était opérée par l'introduction de la sonde dans la vessie avant qu'on eût employé les injections, ce qui est vraisemblable, ou si le changement favorable qui s'est fait tout-à-coup chez le malade, appartient à l'emploi des injections, moyen d'ailleurs très-avantageux lorsqu'il est administré à propos. Je ne chercherai point à résoudre ces questions.

Maintenant comment expliquer de quelle manière un corps étranger qui a perforé la vessie dans l'un de ses points peut s'arrêter dans sa cavité? On conçoit facilement qu'un fragment d'os, une petite pièce de monnaie, un bouton, ou tout autre corps mince et aplati, détaché par la balle et projeté devant elle dans la vessie, après avoir

percé l'une de ses parois par l'un de ses angles
ou de ses bords, tourne sur son axe par l'impulsion qui lui est imprimée, et par la masse du liquide qu'il traverse, se présente ordinairement
par le côté le plus large à l'autre paroi; enfin,
qu'arrêté là, il tombe dans le fond de la vessie.
Mais les balles, ou les grains de plomb, qui ont
conservé leur forme sphérique, comment peuvent-
elles s'arrêter dans cette poche membraneuse sans
la traverser de part en part? Ne pourrait-on pas
dire que leur passage à travers les parois dures
ou molles du bassin a déjà ralenti leur action;
que, parvenues dans la cavité de la vessie, l'urine
qu'elle contient leur fait parcourir un espace relatif à la quantité de ce liquide?

Si ce sont de petites balles ou des grains de
plomb, ces corps peuvent être expulsés spontanément au-dehors par le canal de l'urèthre, ou l'on
peut les extraire par la même voie, à l'aide de quelques moyens que l'art emploie avantageusement.
L'exemple d'un capitaine cité dans Théophile
Bonnet est un des plus remarquables. « Cet officier
« avait reçu un coup de pistolet au côté droit du
« bas-ventre, d'où la balle pénétra dans la vessie.
« La plaie se ferma, se cicatrisa, et le blessé fut très-
« bien guéri : mais au bout d'un certain temps,
« il ressentit des douleurs vives et semblables à
« celles que détermine la présence d'un calcul

« dans la vessie. Après de grands efforts, il rendit
« par le canal de l'urèthre une balle de plomb
« de la grosseur d'un pois. »

Les grains de ce métal seraient encore expulsés
avec plus de facilité, à l'aide d'une sonde de
gomme élastique, qui en favoriserait la sortie,
et que l'on doit employer graduellement jusqu'aux
plus grosses. Ces corps étrangers peuvent alors
très-aisément passer par l'urèthre ou s'engager
dans les yeux de la sonde. J'ai épargné bien des
douleurs avec ce moyen à plusieurs personnes
affectées de la gravelle : des graviers assez volumineux sortaient par le canal, ou étaient entraînés
par la sonde.

Les Égyptiens, d'après ce que nous dit Prosper
Alpin, faisaient, de son temps, l'extraction du
calcul urinaire sans incision [1], à l'aide d'un instrument dilatateur. Il est probable qu'ils n'em-
ployaient ce moyen que lorsque les calculs étaient
petits [2]. Les Égyptiens d'aujourd'hui ne le connais-
sent pas : au reste, la maladie de la pierre doit
être fort rare chez ce peuple ; car, pendant notre
séjour en Égypte, nous n'en avons point entendu
parler.

[1] Medicina Ægyptiorum : de lapidis vesicæ extractione
absque ullà incisione apud Ægyptios. (Cap. xiv.)
[2] Dans cette supposition, il pourrait être avantageusement employé chez la femme.

Si une balle est restée dans la vessie, soit qu'on ait négligé de l'extraire, soit parce qu'on en aura méconnu l'existence, que peut-il arriver? Les résultats seraient funestes si ce corps étranger était volumineux et inégal; il déterminerait bientôt par sa présence une irritation relative à sa pesanteur, à sa masse, à la nature de sa substance et à sa forme. L'inflammation survient immédiatement; la suppuration lui succède, ainsi que l'ulcération, la perforation de la vessie, le passage du corps étranger dans le tissu cellulaire du bassin, et avec lui de l'urine qui s'infiltre dans le même tissu où il porte la gangrène et la mort. Cette terminaison a été sans doute la plus commune à l'armée. Dans quelques circonstances favorables, la balle peut gagner le périnée, produire un abcès gangréneux qu'on ouvre ou qui s'ouvre spontanément, et la balle se fait jour au-dehors; elle peut également passer dans l'intestin rectum.

Si ce corps étranger est d'un petit volume avec des surfaces unies, les propriétés de la vessie n'en sont pas aussi altérées; il ne tarde pas à se couvrir d'une couche terreuse, par le sédiment du littat calcaire, que l'urine dépose sur le plomb; les couches augmentent graduellement, et il se forme sur ce noyau une pierre dont le volume va aussi en augmentant. Les symptômes qui annoncent sa présence dans la vessie sont les mêmes que ceux qui caractérisent l'existence du calcul.

Il est plus difficile de saisir ceux qui dépendent de la présence dans ce viscère, d'une petite ou d'une grosse balle nue ou sans enveloppe. Les douleurs sont plus vives sans doute, parce que la substance métallique, en contact immédiat avec la membrane muqueuse de la vessie, cause une irritation plus douloureuse que celle qui est produite par la présence d'une substance calcaire. L'état de spasme et de contraction presque habituel où se trouve la vessie, fait cacher la balle dans son bas-fond, et elle échappe aux recherches; d'ailleurs, elle peut être recouverte à l'une de ses surfaces par une couche de sang, d'albumine, par un morceau de toile, de bourre ou d'étoffe, ou par une portion de pellicule membraneuse, en sorte que l'algalie ou le cathéter peut la toucher sans produire de choc sensible : néanmoins la main exercée doit la reconnaître; il suffit de diriger l'extrémité de la sonde vers le bas-fond de la vessie; et, à l'aide du doigt introduit dans le rectum, on soulève la balle de bas en haut pour qu'elle puisse être touchée par l'instrument; de plus elle fait saillie vers cet intestin : enfin on fait exécuter divers mouvemens au malade pendant lesquels il annonce lui-même qu'il la sent intérieurement rouler comme une boule. Ces recherches, jointes aux symptômes

qui caractérisent une plaie d'arme à feu, au bas-
ventre ou au bassin, sans issue de la balle, et avec
lésion de la vessie, doivent confirmer l'existence
de ce corps étranger dans ce viscère.

En supposant toujours que ces corps étrangers
soient de plomb, ne doit-on pas, avant de pratiquer une opération, tenter leur dissolution au
moyen de l'argent vif, ainsi que l'ont conseillé
quelques auteurs, parce qu'en effet, ces deux
substances étant mises en contact dans des proportions relatives, il y a en peu de momens dissolution du plomb, et formation d'un liquide
métallique dont l'émission pourrait se faire par
l'urèthre?

Les expériences de Ledran, le plus zélé par-
tisan de l'emploi de ce moyen[1], laissent des
doutes sur leur exactitude et leur fidélité. Des
expériences de cette nature sont d'ailleurs d'une
exécution difficile, et celles de Ledran n'ayant eu
pour objet que l'extraction d'une petite portion
de sonde de plomb, du poids d'environ deux
gros, ne peuvent servir de règle pour tenter la
dissolution d'une balle de fusil dont le poids est
au moins d'une once. Mais, dans la supposition
que cette balle puisse être dissoute dans la vessie,

[1] *Voyez* le Vol. XIX de la Bibliothèque de Planque,
p. 589.

a t-on la certitude de la trouver constamment à nu, même immédiatement après l'accident? Non sans doute; je pense au contraire que, passé les premières vingt-quatre heures, elle est recouverte, ou par une couche de sang coagulé, ou peut-être même par une portion de la membrane muqueuse que la balle a pu détacher des parois de la vessie; enfin, il est possible qu'elle soit de fer, de cuivre ou de toute autre substance étrangère au plomb. La balle d'ailleurs peut avoir entraîné des portions d'os ou de vêtemens dont la présence dans la vessie serait aussi fâcheuse que celle de ce projectile. Dans tous les cas, les injections de vif-argent dans la vessie seraient inutiles, et deviendraient nuisibles, en ce qu'elles augmenteraient la masse et le poids du corps étranger, ce qui aggraverait les accidens. Ce moyen doit donc être rejeté.

Nous avons dit ce qu'il faut faire pour l'extraction des grains de plomb ou d'autres petits corps étrangers; mais lorsque ces corps sont volumineux de manière à ne pouvoir passer par le canal de l'urèthre, il faut leur donner une autre issue.

Examinons maintenant quelle est la voie la plus sûre et la plus avantageuse pour leur extraction. Est-ce celle par où la balle est entrée, en supposant qu'elle ait pénétré par un des points

du bas-ventre correspondant à la vessie ? Plusieurs auteurs, et parmi eux quelques uns de très-
célèbres l'ont pensé. Je m'abstiendrai de les citer,
cette indication étant inutile pour fixer l'opinion
des praticiens sur les réflexions suivantes.

Quelle que soit la direction de la plaie extérieure qui a livré passage à la balle, il est presque
impossible qu'elle se trouve dans un rapport
assez exact avec celle de la vessie, pour que le
chirurgien puisse conduire les instrumens de l'une
à l'autre, et aller chercher la balle dans le fond de
ce viscère; 1.º parce que le parallélisme des deux
plaies n'existe plus, du moment que l'urine a été
évacuée ; alors cette poche s'affaisse, se con-
tracte et s'éloigne de la plaie extérieure; 2.º parce
que les plaies tant externes qu'internes se rétré-
cissent et se ferment presque entièrement par la
contraction et la rétractilité des parties, ce qui
rend les recherches difficiles et infructueuses; et,
dans le cas où, après avoir débridé la plaie du bas-
ventre, on rencontrerait celle de la vessie, il
serait indispensable de l'agrandir pour y passer
une pince ou une tenette. Le débridement serait
dangereux, surtout si l'inflammation était dé-
clarée, ou si l'on coupait quelques vaisseaux un
peu considérables des parois de cet organe ; ce
débridement faciliterait en outre l'épanchement
de l'urine dans le tissu cellulaire du bassin.

20 *

D'ailleurs, après avoir extrait la balle par cette voie, en supposant que toutes les circonstances fussent assez favorables pour y parvenir, une portion de vêtemens, ou tout autre corps mou qui aurait échappé à la tenette et aux recherches du chirurgien, pourrait rester dans la vessie, où il servirait de noyau à une pierre pour laquelle il faudrait également faire l'opération de la taille plus tard, et le malade subirait deux opérations; tandis que la contre-ouverture faite à la partie déclive de ce sac membraneux prévient tous les inconvéniens dont nous avons parlé, et a le double avantage de faciliter l'extraction de tous les corps étrangers et la cicatrice de la plaie de la vessie faite par la balle.

Je propose donc, comme le moyen le plus simple et le plus sûr, l'opération de la taille sous-pubienne, faite d'après le mode de l'appareil latéral que j'exécute avec un seul bistouri, le cathéter et la tenette. Ce procédé, qui m'a constamment réussi, est rarement accompagné d'accidens. Une légère hémorragie, fournie par l'artère transverse du périnée, survient quelquefois; mais on l'arrête facilement, et on peut la prévenir en faisant la ligature du vaisseau après l'opération. Pour obtenir de cette opération tout le succès qu'on peut en espérer, il faut la pratiquer avant que le corps étranger qui l'indique n'ait altéré la vessie ; et comme les plaies de ce viscère sont souvent accompagnées d'inflammation grave, il faudrait la faire avant son invasion ou attendre qu'elle se fût dissipée.

Je ne connais pas d'exemple d'opération de taille, faite immédiatement pour extraire une balle entrée dans la vessie depuis peu de momens ou depuis très-peu de jours. L'on trouve dans les auteurs un assez grand nombre d'opérations de taille, faites dans la seule intention d'extraire des calculs, dont le noyau s'est trouvé être des portions de balle, des balles entières ou des grains de plomb.

Un seul fait, dont je vais retracer succinctement l'histoire, annonce que cette opération a été pratiquée à dessein d'extraire une balle perdue dans la vessie; encore n'a-t-elle eu lieu que long-temps après, tandis que l'opération dont je rendrai compte, après avoir rapporté le précis de la première observation, a été faite peu de jours après l'accident.

Première observation. « Un soldat allemand « reçut, en 1800, un coup de fusil à la distance de « vingt pas. La balle avait perforé le sacrum à la « jonction à peu près de la troisième et quatrième « fausse vertèbre de cet os, traversé ensuite le « rectum, et pénétré dans la vessie. Les plaies « furent cicatrisées au bout de quatre semaines.

« Le malade avait, pendant ce temps, ressenti des
« douleurs vives dans le bassin, et avait perçu la
« sensation d'un corps rond que ses mouvemens
« faisaient rouler dans la vessie. Les douleurs con-
« tinuèrent après sa guérison; mais il perdit par
« degrés le sentiment qu'il avoit éprouvé du
« corps étranger. Dix ans après, les médecins de
« l'hospice de Wertheim reconnurent qu'un
« corps dur que l'on sentait sur le côté du col
« de la vessie provenait de la balle : l'opération
« de la taille fut faite avec succès par Langen-
« beck. Le calcul de la grosseur d'un petit œuf
« de poule laissait apercevoir la balle qui était
« d'un calibre ordinaire.

Voici le précis de mon observation. Le 3 août
1812, en parcourant les salles du grand hôpital
de Witepsk, en Russie, je fus arrêté par les cris
douloureux d'un officier blessé, M. Guenou,
lieutenant au 92.ᵉ régiment d'infanterie de ligne.
J'allai aussitôt vers ce malade, et l'examinai avec
soin : il avait une plaie d'arme à feu au côté interne et supérieur de l'aine droite, se dirigeant
obliquement en dedans vers la cavité du bassin.
L'introduction ménagée d'une sonde à poitrine
me fit reconnaître une échancrure au pubis, et
un trajet qui semblait conduire la sonde à la
vessie dont la lésion n'était pas équivoque; car la
plaie extérieure, quoique entourée d'un escharre

noirâtre, laissait transsuder une liqueur sanguinolente et urineuse. Le blessé éprouvait dans la région de la vessie des douleurs extrêmement vives
et permanentes, avec des envies continuelles
d'uriner. L'urine mêlée de sang coulait par petits
jets interrompus, ce qui faisait pousser au malade des cris perçans. Son pouls était nerveux et
fébrile ; la chaleur et la soif commençaient à se
manifester : cependant la pâleur du visage sub-
sistait encore ; la voix était rauque et entre-
coupée. Privé du sommeil depuis l'accident, cet
officier était dans une anxiété extrêmement pénible. Lorsqu'il faisait des mouvemens à droite
ou à gauche, il sentait, disait-il, une espèce de
boule rouler dans son intérieur.

J'appris par lui que tous ces accidens étaient
le résultat d'un coup de feu qu'il avait reçu à la
bataille de Witepsk, le 30 juillet 1812, à une
distance d'environ 70 pas, et que la balle n'était
pas sortie. Ces différens détails me firent préjuger
d'abord que la balle qui avait produit la plaie de
l'aine s'était arrêtée dans la vessie : pour m'en
convaincre, je sondai le malade. J'eus quelque
peine à rencontrer le corps étranger ; cependant
le choc de l'algalie qui s'était transmis jusqu'à
ma main, produisit un son obscur et à peine sensible.

Avant de pratiquer l'opération de la taille, que

je regardais comme indispensable et urgente, je
voulus m'éclairer des lumières de plusieurs de
mes confrères que je réunis le lendemain matin,
4 août. M. le docteur Ribes, mon ami, était du
nombre des consultans. La nécessité de l'opération fut reconnue, et il fut résolu qu'elle serait
pratiquée sur-le-champ. Tout ayant été aussitôt
disposé, l'opération fut faite en moins de deux
minutes, et la balle (que j'ai déposée dans le cabinet de l'école de médecine) présentée au malade : on y voit une petite portion d'os incrustée;
l'un de ses côtés était recouvert d'une couche de
sang, et l'autre de molécules terreuses. Cette
enveloppe aurait rendu inutile l'injection du vif-
argent que l'un des consultans avait proposée.
L'extraction de la balle fut suivie de l'évulsion
d'une petite esquille, d'une portion d'étoffe, et
de quelques caillots de sang noirâtre. Je fis deux
injections émollientes dans la vessie; j'appliquai
un linge fin fenêtré sur la plaie, des compresses,
et un bandage en T. L'opéré fut couché dans la
situation convenable, et je lui prescrivis le régime
indiqué : à l'exception d'une légère hémorragie,
qui survint le même jour, et que j'arrêtai facilement, il n'y eut point d'accidens. Un mouvement
fébrile se manifesta le troisième jour, la suppuration s'établit, la plaie fut détergée plusieurs
jours après, et, dès le septième, l'urine com-

mença à couler par l'urèthre. La cicatrice ne tarda
pas à se faire; le vingt – deuxième jour de l'o-
pération, M. Guenou sortit de l'hôpital parfaitement guéri, et alla rejoindre son régiment, d'où
il m'écrivit à Moscou pour me remercier et me
prier de solliciter en sa faveur la décoration de
la Légion-d'Honneur qu'il a obtenue.

Un sergent-major du 20ᵉ. régiment de ligne,
atteint d'une blessure légère à la jambe gauche,
était couché dans la même salle où je venais
d'opérer M. Guenou. Encouragé par le succès
instantané de l'opération faite à son compagnon,
il me témoigna le désir d'être taillé, m'assurant
que depuis vingt ans il avait une pierre qu'on
n'avait point reconnue à Metz, à Mézières et à
Besançon, où il avait été en garnison avec son
régiment à différentes époques.

Je le sondai au même moment, et, sans beaucoup de recherches, je fus convaincu que ce sous-
officier ne s'était point trompé. J'invitai les chirurgiens qui s'étaient réunis pour la première
consultation à venir visiter ce malade; ils reconnurent avec moi l'existence du calcul, et la nécessité de l'opération que le sergent réclamait
avec instance. Elle fut pratiquée le lendemain
de la même manière que chez l'officier. J'eus
quelque peine à charger la pierre avec la tenette;
elle me parut enveloppée d'une espèce de pelli-

cule membraneuse; c'est ce qui l'avait sans doute
dérobée aux recherches des praticiens dans les
hôpitaux des villes précitées : cependant l'extraction en fut faite assez promptement. Le malade
fut conduit à la guérison sans aucun accident notable.

La pierre me paraît offrir quelques particula-
rités peu communes, relativement à son noyau, à
sa pésanteur spécifique, à sa couleur et à sa densité. J'en ai fait présent à la Faculté. Le noyau
consistait dans un amas de grains ayant l'aspect
ferrugineux.

Réflexions sur les plaies des artères et sur quelques anévrismes singuliers.

Comme il est inutile de répéter tout ce que
les auteurs ont dit sur les plaies des artères, je me
bornerai à indiquer les préceptes que je crois les
plus utiles pour le traitement de celles qui sont
les plus communes, surtout à l'armée.

1.º Lorsque le tube d'une artère est coupé ou
détruit en entier par une cause vulnérante, après
une hémorragie relative au calibre du vaisseau ou
à d'autres circonstances particulières, les deux
bouts de cette artère éprouvent une sorte de rétraction, les parois se mettent en contact et se
collent entre elles avec plus ou moins de promp-

titude, selon que cette rétraction est favorisée par une compression ou une constriction immédiate, exercée par une cause mécanique externe ou par la contraction des fibres musculaires ambiantes. La constriction immédiate a un effet plus prompt et plus efficace, parce que la tunique interne de l'artère se fronce et s'enflamme presque aussitôt. Il est fréquemment arrivé à nos blessés, après avoir été amputés sur le champ de bataille, d'avoir eu, par l'effet d'un transport précipité ou par toute autre cause accidentelle, les ligatures des artères détachées peu d'heures après l'opération, sans qu'il soit survenu d'hémorragie : néanmoins, pour prévenir cet accident, qui peut d'ailleurs avoir lieu dans les premiers momens, surtout si ces ligatures étaient arrachées, je les coupe au niveau de la plaie du moignon, afin qu'elles ne puissent éprouver aucun tiraillement. Cette solution de continuité des artères avec destruction d'une partie de leur tube, est suivie, dans les deux bouts séparés, d'une constriction d'autant plus forte que le vaisseau aura été plus distendu par la cause vulnérante ; c'est ce qui a lieu lorsque les causes qui produisent cette solution de continuité sont des corps poussés par la poudre à canon, tels que des balles, des grains de mitraille, des éclats d'obus, etc. Dans ces cas, à peine a-t-on quelques instans d'hémorragie primitive ;

et, à moins que de nouvelles causes d'asthénie n'empêchent l'inflammation adhésive, l'oblité- ration de la cavité des deux bouts coupés du vais- seau est complète, et l'hémorragie n'a plus lieu: cependant, lorsque les artères rampent dans des tissus serrés, la rétraction est nulle, l'hémorragie continue, et elle est très-difficile à arrêter ; phé- nomène que j'ai observé maintes fois dans les artères du cuir chevelu. Au reste, l'artère se rétracte peu dans sa longueur, mais elle se rétrécit fortement, et elle s'alonge plus ou moins en se tordant sur elle-même par un mouvement spi- roïde qu'on augmente visiblement en opérant une traction à son extrémité; aussi, lorsque l'ar- tère a été détachée ou isolée de ses adhérences celluleuses, et fortement distendue avant d'être rompue ou coupée, on voit le bout correspon- dant au cœur éprouver la torsion et l'alongement dont nous avons parlé. J'ai observé plusieurs fois ce phénomène dans les plaies d'armes à feu et dans celles par arrachement. Il donne la preuve, 1.º que la tunique propre des artères est composée, ainsi que nous l'avons dit ailleurs, de fibres motrices spiroïdes, formées elles-mêmes d'autant de petites artérioles qu'il y a de fibres élémentaires, à l'instar de celles de la tunique musculeuse des intestins ou des fibres rayonnantes de l'iris (les recherches et les belles injections de Prochaska appuient cette assertion); 2.º que ce n'est pas le caillot qui arrête l'hémorragie, car il n'en existe point dans l'intérieur de ces vaisseaux, ainsi rétractés, du moins dans les premiers momens, et que c'est à cette espèce de contraction particulière qu'est due la cessation de l'hémorragie [1].

2.º Si l'artère n'est ouverte ou blessée que dans une portion de son diamètre, l'hémorragie ne s'arrête que très-difficilement ou ne s'arrête point du tout, et le malade est toujours en danger : toutefois la nature travaille à rétrécir le tube de l'artère et à en faire recoller les parois. Certes la torsion serait bien plus prompte et plus complète, si le vaisseau était totalement divisé : cependant, malgré l'obstacle qu'oppose la portion de l'artère continue aux deux bouts, l'ouverture ou la plaie peut se fermer de manière à ne plus permettre le passage du sang (comme cela arrive dans les veines après l'opération de la saignée); ses bords se rapprochent par l'effet du resserrement et de la torsion du vaisseau; enfin, ils contractent une adhésion avec les membranes ou le tissu cellulaire ambiant, surtout si l'ouverture est petite (telle qu'une piqûre, par exemple); dans ce cas, le calibre du vaisseau est conservé, et le sang peut continuer d'y passer; circonstance très-rare,

[1] *Voyez* la Notice sur les causes spontanées de l'hémorragie, au Tom. II de ce même ouvrage, p. 379.

car nous ne l'avons observée que trois fois. Je rapporterai plus bas le précis des observations que nous avons recueillies sur les sujets chez qui cette circonstance s'est présentée ; mais, je le répète, le caillot n'arrête pas l'hémorragie, et, d'après ces faits, les indications seront relatives.

Dans le premier cas, il faut explorer avec précaution toute l'étendue de la plaie ; et si rien ne paraît pouvoir détruire l'inflammation adhésive commencée dans ce vaisseau, il faut se contenter, après avoir débridé les angles de la blessure, de la recouvrir d'un appareil ordinaire, et faire garder au blessé le repos le plus absolu.

Si, au contraire, l'hémorragie se renouvelait spontanément, il ne faut pas se borner à lier le bout supérieur de l'artère, il faut encore faire une ligature au bout inférieur, surtout si le vaisseau est d'un gros calibre. Cette précaution est moins nécessaire pour les petites artères dans lesquelles le sang rétrograde plus difficilement.

3.º Si l'artère n'est qu'entamée, après l'avoir mise à découvert, il faut faire une double ligature au-dessus et au-dessous de l'ouverture, et couper ensuite le vaisseau entre les deux liens, *selon le précepte d'Aétius* [1] : si l'artère est parfaitement isolée et très-évidente, on peut com-

[1] *Voyez* l'Histoire de la chirurgie par Peyrilhe, Tom. II, p. 643.

mencer par la section, et lier ensuite les deux bouts. Ce moyen est plus prompt et plus sûr, à moins que les circonstances ne soient assez favorables pour donner l'espérance de conserver le calibre du vaisseau ; dans cette supposition, il faut en suspendre la ligature et seconder les vues bienfaisantes de la nature par tous les moyens que l'art et le génie du chirurgien peuvent suggérer. Dans tous les cas, le débridement de la plaie compliquée de la lésion d'une artère est toujours indiqué; et, quelque volumineux que soit le caillot de sang qui remplit cette plaie, il est insuffisant pour arrêter l'hémorragie : quoi qu'en disent les partisans de cette opinion, non seulement le sang peut sourdre à travers ces caillots; mais la présence de ce fluide carbonisé dans l'interstice des muscles ou dans les cavités, produit des accidens fâcheux dont nous avons eu plusieurs fois occasion de parler. Dans cette circonstance, il faut se hâter d'extraire tous les caillots, mettre l'artère à découvert, s'il y a lieu, et en faire la ligature immédiate. Il est inutile de passer une ligature d'attente ; car, si la première vient à manquer ou qu'elle ait coupé le vaisseau, on ne préviendrait pas l'hémorragie, et d'ailleurs une nouvelle ligature serait aussitôt appliquée. Ensuite si cette ligature d'attente touche l'artère par l'un de ses points, lorsqu'elle est dénudée et enflammée, il peut en résulter une ulcération accompagnée d'hémorragie, comme nous l'avons vu chez un blessé à Dresde.

Si l'artère est d'un gros calibre et dans un état d'inflammation commençante, ce qui peut être déterminé par l'état des parties, il ne faut pas que la ligature soit appliquée immédiatement sur le vaisseau, parce que la section s'en ferait avant l'époque où l'adhésion intérieure peut s'opérer, et l'on s'expose à des hémorragies consécutives. Il faut alors interposer, entre la ligature et l'artère, un corps intermédiaire pour en protéger les tuniques. Je me sers, à cet effet, et depuis fort long-temps, d'un petit rouleau de sparadrap de diapalme, et j'en recommande particulièrement l'usage, lorsque, obligé d'employer l'aiguille, on doit embrasser une portion du tube artériel; car, lorsque la ligature peut se faire à l'aide de la pince à disséquer, à l'extrémité du vaisseau, cette précaution est inutile.

4.º Lorsque les artères sont petites et profondément cachées dans le fond des parties charnues, il est quelquefois difficile, pour ne pas dire impossible, à moins de faire de grands sacrifices, de pouvoir mettre le vaisseau lésé à découvert pour en faire la ligature. Dans ce cas, j'emploie avec un grand succès une tente étroite de charpie enduite d'une substance balsamique saturée

de quelques gouttes d'acide sulfurique qu'on conduit profondément à la faveur du doigt, jusqu'à ce qu'on ait touché l'extrémité du vaisseau
ouvert que l'on reconnaît à sa pulsation. L'hémorragie s'arrête à l'instant, et il est rare qu'elle
se reproduise. Ce procédé m'a parfaitement réussi
dans un grand nombre de cas désespérés. On
doit compléter le pansement par un appareil
contentif et légèrement serré.

Pour arrêter l'hémorragie de très-petits vaisseaux, il suffit ordinairement du contact de l'air
froid, des ablutions d'oxycrat, d'eau froide, ou
d'une légère compression, moyens toujours in-
suffisans pour les vaisseaux un peu considérables ;
aussi je désapprouve entièrement que, dans l'amputation d'un membre, on ne fasse point de
ligature aux artères, et qu'on cherche à les obli-
térer au moyen des lambeaux du moignon qu'on
réunit immédiatement et avec force, ainsi que je
l'ai vu faire en Saxe, en Pologne et en Russie.

Première observation. Pendant la campagne
de Saxe, en 1813, un jeune sodat de l'ex-garde,
nommé François Fourmy, fut apporté à l'hôpital
de ce corps établi dans la ville de Dresde, pour
une plaie d'arme à feu à la cuisse gauche, qu'il
avait reçue à la bataille livrée sous les murs de
cette ville. La balle avait traversé obliquement le
membre à son tiers inférieur, de dedans en dehors,

de manière que l'artère fémorale avait été détruite à quelques lignes au-dessus de son passage
dans l'aponévrose de la longue portion du triceps
adducteur. Il y eut d'abord une hémorragie très-
forte à laquelle succédèrent la faiblesse générale,
le froid de l'extrémité et la disparition des pulsations de l'artère poplitée. Après avoir débridé
la plaie antérieure et avoir extrait les caillots de
sang qui remplissaient l'intervalle des deux plaies,
le doigt faisait découvrir un vide que le projectile
avait laissé au bord interne du fémur sur le point
qu'occupait l'artère. Un peu au-dessus de cette
échancrure, et au fond de la plaie, on trouvait
une petite éminence conique qui donnait de légères pulsations : elle était formée par l'extrémité
rompue et rétractée de l'artère. Comme il n'y
eut point de nouvelle hémorragie, je me bornai
à un pansement simplement contentif, et je voulus attendre les événemens : je prescrivis un
régime adoucissant, je fis observer le plus grand
repos au malade, et j'eus soin de le panser moi-
même pendant les premiers jours.

L'hémorragie ne se renouvela plus, la plaie se
cicatrisa, et le malade sortit de l'hôpital, complétement guéri, le soixante-unième jour de
l'accident[1].

[1] Cette observation a été recueillie par M. le docteur
Zink, l'un de nos chirurgiens-majors les plus distingués.

La circulation et toutes les fonctions du membre se rétablirent graduellement, et ce militaire marchait quelques mois après sans béquilles. Les pulsations de l'artère poplitée n'ont point reparu, et il est vraisemblable que ce vaisseau a été converti en ligament, depuis la plaie jusqu'à sa bifurcation en artère tibiale et péronière.

Deuxième observation. A mon passage à Bruxelles, j'eus l'occasion de voir un jeune soldat anglais qui avait reçu une blessure semblable à celle de l'aide-camp Arrighi [1], avec cette différence seulement que, chez l'Anglais, la plaie était au côté gauche de la face, et que la carotide externe n'avait pas été entièrement coupée comme chez Arrighi; aussi, chez le premier, l'hémorragie reparut-elle à la levée du premier appareil. Le chirurgien anglais s'empressa de mettre la carotide primitive à découvert et l'embrassa par deux ligatures immédiates très-serrées : à leur chute, les bords de la plaie furent rapprochés; la cicatrice s'en obtint promptement, et le blessé se trouva guéri peu de jours après. Il n'y avait point de pulsations dans l'artère temporale; et comme le tronc du nerf facial avait été détruit par la balle, ainsi que chez Arrighi, les mouvemens des muscles de la face de ce côté et la sensibilité animale étaient éteints.

[1] *Voyez* son observation au Tom. I, p. 309.

C'est le deuxième exemple chez l'homme que je connaisse d'une plaie à la carotide guérie par les secours de l'art.

Troisième observation, recueillie par M. Gimelle, chirurgien aide-major à l'hôpital militaire du Gros-Caillou.

Daniel Hyppolite , sergent au 4.ᵉ régiment d'infanterie de la garde royale, reçut, le 9 avril 1817, un coup d'épée à la partie supérieure externe et un peu antérieure de la cuisse droite, à 3 pouces et demi ou environ au-dessous de l'épine antérieure inférieure de l'os coxal, pénétrant à la profondeur de 2 pouces et demi dans une direction horizontale, de dehors en dedans et un peu d'avant en arrière, de manière (pensons-nous) à intéresser la partie externe et un peu postérieure de l'artère fémorale.

Le malade perdit dans l'instant même de la blessure une grande quantité de sang qui jaillissait au loin, et par secousses : une syncope mit fin à cette hémorragie, qui se renouvela le lendemain avec les mêmes phénomènes, et qu'on ne parvint à arrêter qu'avec la plus grande difficulté. Le malade fut envoyé ce jour même à l'hôpital de la garde. A la visite du 11, il nous présenta les symptômes suivans :

Tumeur dans l'aine droite, du volume du poing, s'étendant de l'épine antérieure inférieure de l'os des îles jusqu'au pubis, présentant dans toute son étendue une couleur légèrement bleuâtre et des battemens isochrones au pouls : le blessé éprouvait un sentiment de froid à la jambe et au pied du même côté, et une chaleur vive dans la tumeur; le pouls était dur, plein et vibrant. Nous prescrivîmes la saignée du bras (qui fut répétée deux fois dans les vingt-quatre heures), de l'eau de gruau d'orge, à la glace, pour boisson, une potion émulsionnée nitrée antispasmodique pour la nuit. Le malade fut couché horizontalement, la jambe fléchie sur la cuisse, et celle-ci sur le bassin; un cataplasme froid émollient fut appliqué sur la tumeur, et la jambe fut enveloppée dans une flanelle chaude. Ces premiers symptômes s'apaisèrent par degrés; et, dès le troisième jour, nous pûmes joindre la glace pilée au cataplasme : on continua l'usage des boissons mucilagineuses sédatives et les antispasmodiques.

Ces moyens dissipèrent totalement les accidens de l'inflammation, la tumeur diminua de volume, et les pulsations, en se concentrant, se réduisaient sensiblement tous les jours. Nous substituâmes au cataplasme la glace pure contenue dans une vessie; elle était renouvelée fréquemment, et continuée sans interruption.

La réduction de la tumeur fut suivie d'une douleur vive au genou et à la jambe du même

côté; les battemens de l'artère fémorale au bord
du muscle couturier et à son passage au jarret
avaient éprouvé une grande diminution, tandis
qu'il s'en manifestait de très-sensibles sur le trajet
de l'artère articulaire au côté interne du genou.
Ces phénomènes nous portaient à croire que l'artère crurale s'était oblitérée dans une grande partie
de son étendue, et qu'il s'établissait une circulation nouvelle par les anastomoses de la fémorale
profonde et des autres branches artérielles qui
sortent du bassin, avec celles que la fémorale superficielle fournit au-dessous de l'oblitération.

La disparition totale de la tumeur anévrismale
et la dilatation sensible de l'artère articulaire du
genou nous confirmaient dans cette idée; néanmoins ces nouveaux signes disparurent peu à
peu, et la circulation paraît s'être rétablie dans
le tronc de l'artère lésée et dans toutes ses branches; car les pulsations se font sentir d'une
manière très-évidente sur leur trajet jusqu'à
la région poplitée; celles, au contraire, de
l'artère articulaire du genou, ne sont plus sensibles; le membre a repris sa chaleur naturelle
et son embonpoint.

D'après cela, je pense, 1.º que l'artère fémorale
superficielle, après avoir été percée par la pointe
de l'épée dans sa paroi postérieure et externe,
s'est d'abord affaissée, et a fait suspendre momen-

tanément, et en partie, le cours du sang dans le tronc et dans les branches, ce qui a produit les premiers symptômes dont il a été fait mention.

2.º Que le sang ayant trouvé de la difficulté à sortir par la petite plaie, soit par la résistance que le kyste anévrismal lui opposait et le poids de la glace appliquée sur cette tumeur, soit par la flexion permanente du membre et l'inflammation rela-tive des bords de cette petite plaie et du tissu cellulaire ambiant, ce fluide a dû reprendre son cours dans le tronc de cette artère et les branches qui en émanent, et dès ce moment cette plaie, en contractant adhérence avec ces mêmes parties, s'est bouchée et cicatrisée. Enfin, la circulation s'est conservée et entretenue dans le membre par le système d'artères primitif et naturel.

Le premier exemple de cette cure remar-quable a été observé dans la personne d'un chirurgien - major de la marine de Brest, blessé à l'artère axillaire par la pointe d'une épée. M. Billard, chirurgien en chef de ce département, parvint à conserver le calibre de ce vaisseau et la circulation dans le membre, à l'aide d'un procédé très-ingénieux, ayant quel-que rapport avec celui que Bourdelot avait em-ployé avec tant de succès pour une plaie de l'ar-tère brachiale. J'ai vu le jeune chirurgien-major de la marine, chez qui, véritablement, les pulsations de l'axillaire blessée se faisaient sentir comme dans celle du bras sain.

Un jeune soldat de la garde nous a fourni le troisième exemple de ce phénomène. Il fut envoyé à l'hôpital, dans le courant de juillet dernier, pour y être traité d'une céphalalgie chronique, résultat d'une chute. Parmi les moyens mis en usage, je fis faire avec la lancette une saignée à l'artère temporale gauche : quelques jours après cette petite opération, il se manifesta, au point de la cicatrice, une tumeur circonscrite de la grosseur d'un pois, avec des pulsations et tous les signes d'un véritable anévrisme qui se développait progressivement. Je fis exercer sur cette petite tumeur une compression graduée, à l'aide de laquelle un de nos aide-majors, M. Gimelle, parvint en peu de jours à faire disparaître la tumeur anévrismale, et avec elle disparurent aussi les pulsations de la branche artérielle qui lui était continue : nous avons cru pendant quelque temps que toute l'artère lésée était oblitérée et convertie en ligament ; mais l'on s'est aperçu plus tard que les pulsations de cette artère s'étaient reproduites et se continuaient depuis la cicatrice et au-dessous jusqu'à l'extrémité de ce vaisseau, en sorte que l'on peut véritablement affirmer que le sang a repris son cours par les mêmes artères, comme cela arrive dans l'une des veines du bras, par exemple, où il se serait formé un trombus par suite d'une petite ouverture faite à cette veine avec la lancette dans l'opération de la saignée : une compression exercée sur cette tumeur variqueuse fait disparaître avec cette tumeur la branche veineuse qui est au-dessus; cependant son calibre se rétablit bientôt après, et la circulation se continue dans la même veine, comme avant la saignée. Il me paraît donc qu'on peut établir une sorte d'analogie entre ces deux genres d'opération spontanée.

Avant de rapporter les observations que nous avons recueillies sur certains anévrismes singuliers, je me permettrai encore une courte digression sur le mode de compression que nous avons faite à l'artère fémorale chez le sujet de la première de ces observations. Ce mode de compression, qui a occupé l'académie royale de chirurgie vers la fin du siècle dernier, est devenu aujourd'hui un sujet de discussion scientifique, et l'objet de prétentions de quelques chirurgiens célèbres étrangers qui s'en attribuent la découverte, tandis qu'elle appartient toute entière à la chirurgie française.

En effet, l'un de nos plus célèbres académiciens, M. le baron Percy, assisté de M. Bugnolet,

son confrère, et d'un élève de l'école d'Alfort, fit
un grand nombre d'expériences sur de grands et
petits animaux, et, en 1788, il fut rendu compte
à l'académie des résultats de ces expériences.
Cette illustre compagnie, nous a dit M. Percy,
adopta de préférence le mode de ligature dite
par aplatissement ou par compression.

Plusieurs fois on trouva le tube artériel oblitéré, au bout de quatre ou cinq jours, quel qu'eût
été le mode de ligature; et cette oblitération était
telle, que les injections poussées avec force dans
l'artère, en bas ou en haut, ne pouvaient la détruire ni passer outre.

Quelques années après, M. Deschamps, l'un
des plus respectables membres de cette académie,
dans l'intention d'opérer par degrés cet aplatissement, imagina un serre-nœud métallique, fort
ingénieux, mais dont l'application est difficile.

M. le professeur Dubois, voulant simplifier le
mode de ligature, substitua au serre-nœud de
Deschamps un serre-nœud de son invention dont
il s'était servi plusieurs fois avec avantage, lorsque,
en 1815, il me donna ses conseils pour pratiquer
la même opération chez le sujet de l'observation
décrite ci-après.

Avant de rapporter cette observation, nous
allons donner un aperçu de ce mode d'opération.
Elle consiste à mettre l'artère fémorale superfi-

cielle à découvert, à passer sous ce vaisseau, à
l'aide de l'aiguille à anévrisme, un ruban de fil
ciré, ou mieux un lacet en soie. Pour passer cette
ligature, on est quelquefois obligé de couper le
muscle couturier. Avant de serrer l'anse du lacet,
on place entre elle et la paroi externe de l'artère
un petit cylindre de sparadrap de diapalme. On
réunit ensuite les deux bouts du lacet, on les fait
passer dans le trou du serre-nœud, et on les fixe
dans la petite fourche qui en forme l'extrémité [1].

Le docteur Assalini, l'un de mes compagnons
d'Égypte, craignant le contact du métal sur le
vaisseau, avait imaginé un serre-nœud de bois,
ayant la forme d'un petit baril : mais il est à peu
près indifférent que le serre-nœud soit de bois
ou de métal, pourvu qu'il soit isolé de l'artère,
puisqu'en se servant du rouleau de sparadrap, cet
instrument n'est point en contact avec elle.

Si le cylindre de sparadrap dont on se sert
était trop mou, l'anse de la ligature arriverait
trop promptement au vaisseau. Si, au contraire,
il était trop dur, la paroi très-fragile de l'artère
se romprait ou s'ulcérerait promptement.

De tous ces moyens, j'adopte de préférence,
avec le cylindre de sparadrap, le serre-nœud de

[1] La description et la forme de cet instrument se trouvent
dans le 8.ᵉ volume des Mémoires de la Société médicale
d'émulation.

Dubois : l'expérience m'a fait reconnaître la supériorité des avantages de ce procédé.

Si la tumeur anévrismale était très-dilatée et prête à s'ouvrir, il serait à craindre qu'une constriction trop prompte ne fît crever la tumeur. Il serait alors plus prudent de comprimer graduellement l'artère pour donner le temps au sang retenu dans la poche anévrismale de se dégorger dans les branches inférieures. Cette constriction subite pourrait également, chez les sujets sensibles et irritables, être accompagnée d'accidens nerveux plus ou moins graves. Dans ce cas, nous pensons que la compression doit être graduée de manière que l'agglutination ou l'inflammation adhésive des parois artérielles ne puisse avoir lieu avant le huitième ou neuvième jour, et il y aurait alors de l'imprudence à lever la ligature avant le dixième, parce que le cours du sang pourrait se rétablir dans le tube artériel et dans la tumeur anévrismale.

Lorsque, au contraire, le sujet est peu irritable, l'anévrisme peu volumineux, l'on peut sans crainte, et du premier coup, opérer la constriction totale de l'artère pour produire immédiatement son oblitération et l'inflammation adhésive, qu'on ne peut obtenir, néanmoins, au degré nécessaire pour que les parois artérielles ne s'écartent plus, avant le troisième ou quatrième jour.

Dans cette supposition, il est prudent de ne jamais extraire la ligature avant le cinquième jour.

Pour faire cette extraction, il suffit de dégager les deux cordonnets de fil, et de tirer avec douceur sur l'un d'eux : il est bon de laisser le cylindre de sparadrap en place jusqu'à ce qu'il soit expulsé par le travail vasculaire de la plaie.

On rapporte quelques exemples de personnes opérées d'après cette méthode, chez qui l'on a levé la ligature dans les premières vingt-quatre heures, et sans qu'il ait reparu aucun signe de circulation nouvelle dans le vaisseau opéré.

La réduction de la tumeur anévrismale est favorisée par l'application de la glace pilée et contenue dans une vessie. Dans tous les cas, il faut porter son attention sur les premiers effets de la ligature, surtout lorsqu'on la fait brusquement. L'un des accidens les plus fâcheux sans doute, et à l'existence duquel je n'aurais pas cru, si je ne l'eusse vu, c'est le refoulement ou regorgement du sang artériel et veineux du membre où les principaux vaisseaux sont liés. Ce regorgement se fait vers le cœur et le cerveau; il se manifeste par la rougeur du visage et des yeux, par des douleurs vives et profondes de la tête, le battement surnaturel des carotides et des temporales. par des palpitations fréquentes, de la gêne, de l'oppression, et une grande anxiété.

Dans les premiers momens, il faut se hâter d'ouvrir l'une des veines jugulaires ou l'une des artères temporales, ou la veine saphène; mettre en usage les pédiluves, la glace appliquée sur la tête; tenir le malade à une diète rigoureuse, et lui faire prendre des boissons rafraîchissantes acidulées à la glace et quelques légers antispasmodiques. Ce mouvement rétrograde du sang a été surtout observé chez le sujet de l'observation suivante.

François Fériol, lancier de l'ex-garde, âgé de trente-neuf ans, d'un tempérament robuste et sanguin, était atteint, depuis environ six mois, d'un anévrisme faux, consécutif ou enkysté, à l'artère poplitée; lorsqu'après un séjour infructueux à l'hôpital d'Orléans, le désir de recevoir mes soins le fit rendre à Paris, et entrer à l'hôpital du Gros-Caillou, le 1.er mai 1815. La tumeur était alors grosse comme le poing. Ce militaire ne se rappelait pas avoir fait d'efforts ou de chutes, ni avoir reçu aucune percussion capable de produire cette maladie : elle paraît avoir été causée par la disparition d'une éruption dartreuse, qui couvrait les deux jambes, surtout la droite. Cette disparition avait été suivie, presque immédiatement, d'une douleur au jarret droit, avec gêne et tuméfaction à toute l'articulation du genou, accidens qui s'étaient accrus après une marche un peu forcée que ce lancier avait faite, dans les premiers jours de décembre 1814.

La compression graduée et le régime rafraîchissant, employés pendant une dixaine de jours, n'empêchèrent point les progrès de la tumeur. Des cicatrices larges et croûteuses, que l'on remarquait à la jambe malade, m'ayant appris que la maladie qui avait précédé l'anévrisme était une dartre siphilitique, je substituai un traitement relatif qui réduisit la tumeur d'un quart de son volume; mais comme alors elle paraissait rester dans le même état, et que le malade impatient témoignait le désir formel d'être opéré, je me décidai à pratiquer l'opération à la méthode de Hunter. Avant de la faire, je voulus consulter M. le professeur Dubois, qui m'engagea à serrer la ligature graduellement, et à l'ôter avant l'époque à laquelle l'artère pouvait être coupée, et lorsqu'il n'y aurait plus de pulsations sur la tumeur, m'assurant que ce procédé lui avait parfaitement réussi dans un cas semblable.

Je résolus de suivre cette méthode, et je priai M. le docteur Ribes d'assister à mon opération, que je pratiquai, le 2 juin, de la manière suivante:

Après avoir placé le malade sur le bord de son lit, je fis une incision d'environ trois pouces aux tégumens de la partie moyenne de la cuisse, sur le trajet du bord interne du couturier, qui fut

bientôt mis à découvert et détaché de son bord
postérieur; tandis que je le faisais écarter par un
aide, j'isolai l'artère, et je passai, dans le point le
plus favorable, une aiguille faite exprès, armée
d'une forte ligature en cordonnet de fil ciré; je
plaçai entre elle et le vaisseau un cylindre aplati
de sparadrap de diapalme, pour empêcher que
le serre-nœud dans lequel j'avais engagé les
deux bouts de l'anse de fil ne blessât l'artère; je
serrai graduellement cette ligature jusqu'à la
disparition des pulsations, et la fixai sur le
serre-nœud. Le malade supporta courageuse-
ment l'opération, qui ne fut ni longue ni très-
douloureuse : un appareil approprié, et qui
a déjà été décrit, termina le pansement. Le
repos le plus absolu, la diète, des boissons rafraîchissantes et quelques anti-spasmodiques furent prescrits. De vives douleurs
se firent d'abord sentir vers le point de la
ligature; le membre se refroidit un peu, et fut
frappé d'un léger engourdissement; la jambe et le
pied furent enveloppés dans des flanelles chaudes.
Les douleurs s'apaisèrent graduellement, et,
peu d'heures après l'opération, la chaleur s'était
rétablie dans toute l'extrémité; mais à l'entrée de la
nuit, il se manifesta des symptômes de turgescence
et de céphalalgie dont les effets furent calmés
par une saignée copieuse du bras, que je fis faire

sous mes yeux, et par l'usage d'une émulsion nitrée anodine. La nuit fut calme, et il y eut quelques quarts d'heure de sommeil.

Le 3, à ma visite du matin, de légères pulsations se faisaient sentir sur la tumeur anévrismale : je resserrai la ligature jusqu'à leur totale disparition. Peu d'heures après, de violens maux de tête se déclarèrent encore, avec rougeur à la face, injection des vaisseaux de la conjonctive, et battement extrême des artères carotides et temporales : cependant, les douleurs de la ligature étaient supportables; la jambe et le pied conservaient la chaleur naturelle et toutes leurs propriétés. Je fis faire une deuxième saignée du bras plus copieuse que la première, et la fis renouveler pendant la nuit du 3 au 4; les mêmes remèdes furent continués.

Le cinquième jour, tous les symptômes que nous avons indiqués avaient disparu. (C'est la seule fois que j'ai pu reconnaître, d'une manière aussi évidente, les effets du reflux du sang dans les vaisseaux artériels.)

Le huitième, à la levée du premier appareil, de nouvelles pulsations s'étaient manifestées sur la tumeur anévrismale : je resserrai encore la ligature; les pulsations disparurent entièrement. La suppuration s'était établie dans la plaie, et le malade était dans le meilleur état possible, lorsque, le dixième jour de l'opération, je fus obligé de m'absenter. M. Ribes voulut bien, sur la prière que je lui en fis, se charger de resserrer encore la ligature, s'il le croyait nécessaire, et d'assister de ses conseils M. le docteur Pigou, chirurgien de première classe à l'hôpital, auquel j'avais confié le malade.

Le vingt-deuxième, la tumeur étant réduite des trois quarts de son volume, et les pulsations ne se manifestant plus, ces médecins jugèrent à propos de lever le serre-nœud; mais ils laissèrent les ligatures et le cylindre de sparadrap en place jusqu'au 27 juin, époque à laquelle ces corps étrangers furent extraits : la tumeur était sans pulsations et considérablement réduite ; enfin tout annonçait que l'inflammation adhésive avait oblitéré la cavité de l'artère.

On substitua au régime rafraîchissant des toniques et des alimens nourrissans; la plaie se cicatrisa promptement, et le malade reprit graduellement l'usage de ses forces.

A mon retour de la campagne, la tumeur anévrismale, réduite au volume d'une noix, ne donnait plus de pulsations; et, peu de jours après, le lancier sortit de l'hôpital parfaitement guéri. Le membre était plus maigre que l'autre, et les mouvemens musculaires y étaient beaucoup plus faibles.

L'une des choses qui nous paraît avoir le plus contribué à cette guérison est la conservation du tube artériel converti en ligament. Dans le cas, au contraire, où on laisse couper l'artère par l'effet des ligatures, le malade est exposé à des hémorragies consécutives que la section de cette artère, faite avec le bistouri entre les deux anses de fil, ainsi que le conseille M. Maunoir (de Genève), ne prévient pas toujours : au reste, ce dernier procédé, connu des anciens, avait été mis en usage, vers la fin du dernier siècle, par des chirurgiens français, et notamment par M. Tenon; mais il est inutile pour le cas que nous supposons, puisqu'on a pour but principal de conserver le tronc artériel qui a été lié.

De l'anévrisme variqueux.

L'anévrisme variqueux ou varice anévrismale est une maladie assez rare, parce que les circonstances et les causes qui la produisent se rencontrent difficilement; aussi paraît-elle avoir été méconnue des anciens. Les premiers exemples bien constatés nous ont été communiqués par Guattani et Hunter.

Les auteurs qui parlent de cette maladie ne l'ont observée que dans les vaisseaux du pli du bras : on ne trouve qu'un seul exemple de son

existence dans ceux du jarret; il est rapporté par
Lassus (*Voyez* sa *Pathologie* , tome 2): cependant j'en connais un deuxième qui fut adressé à
l'académie royale de chirurgie par M. Larrey,
mon oncle, directeur de l'école de médecine de
Toulouse, alors chirurgien-major de l'hôpital
général de cette ville. La tumeur variqueuse, du
volume de deux poings, occupait toute la région
poplitée chez un homme d'un moyen âge, qui
avait reçu, quelques années auparavant, un coup
d'épée dans cette région. L'amputation de la cuisse,
reconnue nécessaire par une consultation de chirurgiens, fut pratiquée avec succès, et les pièces
préparées furent envoyées à l'académie. A mon
retour de l'Amérique septentrionale, j'eus occasion
de les voir chez l'un des académiciens (M. Dubois),
et je me rappelle que l'artère poplitée présentait
dans le fond de la poche variqueuse une ouverture assez considérable, éraillée dans les trois
quarts de sa circonférence, et continue, par une
très-petite portion, à la partie inférieure oblitérée.
La poche mince et transparente était évidemment
formée par la veine poplitée, dont les deux bouts,
correspondant à ce renflement variqueux, étaient
très-dilatés, surtout le bout inférieur, de manière
que le tronc de la veine formait avec cette poche
une espèce d'entonnoir. Le nerf poplité, aplati
et aminci comme un ruban, était collé à la surface

externe de cette poche. L'observation qui a dû accompagner cette pièce existe sans doute dans les archives de cette académie.

On trouve dans les auteurs un assez grand nombre d'exemples d'anévrismes variqueux établis dans le pli du bras; mais, en rapportant ces exemples, tous s'accordent à dire, jusqu'à Scarpa, que le sang qui s'échappe de l'artère ouverte et qui pénètre dans la veine par une ouverture correspondante, la dilate outre mesure et forme une tumeur circonscrite plus ou moins considérable, sans que les branches de la veine dilatée participent à cette maladie, parce que les valvules s'opposent et paraissent devoir s'opposer à cette marche rétrograde. Sans doute que cette circulation ne peut se faire dans ces vaisseaux que d'une manière lente et graduée, lorsque la dilatation s'est étendue successivement dans les branches du tronc variqueux et que le mode de sensibilité y est totalement changé; c'est ce que nous avons vu chez deux sujets.

Le premier était un invalide qui, par suite d'un coup d'épée reçu à l'aisselle droite, eut une varice anévrismale dans tout le système veineux du bras. Lorsque le membre était abandonné à son propre poids, toutes les veines étaient engorgées, et les plus saillantes donnaient des battemens isochrones aux pulsations des artères. Lorsque le bras était élevé sur la tête, ces vaisseaux se désemplissaient, et les pulsations disparaissaient entièrement.

Le second exemple de ce genre de varice ané-vrismale m'a été fourni par un grenadier de l'ex-garde que j'ai eu l'honneur de présenter à la société de médecine de la Faculté. Comme nous avons donné nos soins à ce militaire depuis l'accident, nous pouvons rendre compte de tous les phénomènes que nous a offerts cette maladie dans ses différentes époques.

Cadrieux (Pierre), âgé de trente-deux ans, appelé en duel le 20 novembre 1811, reçut un coup de sabre à la partie supérieure de la poitrine au-dessus de l'articulation sterno-clavicu-laire gauche : la pointe de l'arme, dirigée en arrière, en dehors et en bas, au moment où ce grenadier était fendu sur son adversaire, le bras tendu et très-élevé, coupa une portion de l'attache du muscle sterno-mastoïdien, le premier scalène, l'artère sous-clavière très-avant sous la clavicule, la veine du même nom, et probablement aussi une grande portion du plexus brachial. Une hémorragie foudroyante eut lieu au même instant, et le blessé chancela; il fit néanmoins quelques pas pour gagner une maison voisine du champ de bataille; mais il tomba bientôt en syncope et resta comme mort étendu dans l'une des chambres de cette maison : les assistans exercèrent

un point de compression sur la plaie; on le réchauffa, on lui fit prendre un peu de bon vin;
enfin il fut rappelé à la vie et transporté à l'hôpital du Gros-Caillou, où il entra pendant la nuit
du 20 au 21 dudit mois.

A ma visite du matin, ce blessé m'offrit tous
les symptômes d'une mort prochaine : il était froid
comme le marbre; il avait le visage empreint de
la pâleur de la mort, les lèvres décolorées, les
yeux ternes, presque fermés; sa voix était tellement affaiblie, qu'on ne pouvait entendre ce qu'il
articulait qu'en portant l'oreille sur sa bouche.
La blessure, de plus d'un demi-pouce d'étendue,
ne donnait plus de sang : j'en fixai les bords rapprochés par des bandelettes agglutinatives, et j'appliquai par-dessus une compresse trempée dans
du vin chaud camphré. La clavicule du même
côté était effacée par une tumeur considérable
qui se manifestait au-dessus et au-dessous, donnant des battemens isochrones au pouls : ces battemens étaient plus marqués dans la tumeur formée au-dessous de la clavicule. On sentait et on
entendait en outre, plus profondément et dans la
direction de la veine axillaire, un bruissement
singulier, tel que celui que produirait un liquide
qu'on ferait passer à travers plusieurs tuyaux
tortueux et métalliques. Le bras était glacé, insensible et sans mouvement ni pulsations dans ses
artères, pas même à l'axillaire. Le pouls du bras

opposé était petit, nerveux et à peine sensible : cependant la respiration était libre , et l'on n'apercevait aucun des signes qui caractérisent l'épanchement de sang dans la poitrine. Malgré le peu d'espérance que nous offrait ce blessé, que ses angoisses et son anxiété annonçaient être dans le danger le plus imminent, je me hâtai de faire envelopper tout le bras malade dans une flanelle très-chaude, ayant eu soin de le faire frotter auparavant avec de l'huile de camomille fortement camphrée. Des embrocations très-chaudes avec les mêmes linimens furent faites sur toute l'habitude du corps. Je lui fis donner de bon bouillon avec un peu de vin de Bordeaux, et pour boisson une infusion de camomille. Les forces et la chaleur générale se rétablirent graduellement.

A ma visite du soir, je trouvai le blessé agité, inquiet, et avec quelques symptômes de fièvre d'irritation. Le membre lésé était dans le même état, ainsi que la tumeur anévrismale ; mais les veines jugulaires du côté affecté s'étaient engorgées et donnaient des battemens. Je substituai à l'infusion de camomille une tisane faite avec le gruau et le chiendent, acidulée avec l'alcohol nitrique, et édulcorée avec du sirop. Je prescrivis pour la nuit deux verres d'émulsions anti-spasmodiques anodines, et je plaçai un chirurgien près du blessé pour observer les événemens.

Le 22, au matin, la tumeur anévrismale, sans

avoir augmenté de volume, donnait des battemens plus forts; la jugulaire du même côté était considérablement dilatée; les pulsations des carotides et des artères du bras sain avaient également augmenté. Le visage était coloré, et le malade éprouvait aussi des battemens douloureux et très-violens dans la tête. Je fis ouvrir la veine du bras droit, et j'appliquai sur la tumeur des compresses épaisses trempées dans du vinaigre camphré ammoniacé et à la glace, que je fis renouveler toutes les heures. Les traitemens interne et externe que j'avais prescrits la veille furent continués. Je fis ajouter cependant de l'eau de poulet nitrée à prendre alternativement avec la tisane précitée; je prescrivis aussi des lavemens émolliens. Je redoutais toujours une nouvelle hémorragie.

La nuit du 22 au 23 fut orageuse. A ma visite du 23, je trouvai les vaisseaux extrêmement gonflés. Des céphalalgies violentes et des signes de délire se manifestaient avec de très-forts battemens dans les vaisseaux jugulaires. Le pouls du bras sain était fébrile et nerveux. J'ouvris la veine jugulaire gauche, dans l'intention de désemplir les vaisseaux du cerveau, de calmer les battemens douloureux que le malade éprouvait, et de prévenir un trombus apoplectique dont il était menacé. Le sang sorti en arcade de la veine jugulaire était vermeil et présentait tous les caractères du sang artériel. Cette saignée dissipa en grande partie les battemens et les douleurs de tête : le blessé fut calme, mais il était toujours privé du sommeil.

Le 24, les mêmes symptômes s'étaient encore aggravés : je fis faire une troisième saignée du bras. L'insomnie, les céphalalgies se continuèrent à quelques variations près jusqu'au neuvième jour : je fis faire, dans cet intervalle, une quatrième saignée du bras. On n'avait point discontinué pendant ce temps les applications, les remèdes et le régime que j'avais ordonnés le premier jour (traitement conseillé d'ailleurs par Valsalva), parce que l'état de la tumeur et du bras malade était resté presque toujours le même. La plaie faite par l'instrument avait été cicatrisée dès le huitième jour. Vers le dixième, nous aperçûmes un gonflement dans les veines du bras malade, lesquelles étaient jusqu'alors restées affaissées; la céphalique donnait des battemens. La chaleur et la sensibilité s'étaient développées dans toute l'étendue du bras et dans le pli du coude. L'avant-bras et la main étaient encore froids et insensibles; point de pouls. La tumeur anévrismale était réduite de volume, et concentrée dans un très-petit espace sous la clavicule et derrière le muscle grand pectoral; mais le bruissement était plus fort. Je permis au malade quelques crèmes de riz, de légers potages et du vin de Bourgogne, mais en très-petite quantité. Il avait repris l'usage de la parole, et les fonctions pulmonaires qui n'avaient pas été dérangées se faisaient avec régularité. Je ne changeai encore rien au traitement.

Plusieurs jours se passèrent dans cet état : cependant les douleurs de tête se calmèrent par degrés, le malade recouvra le sommeil, et l'on vit s'éloigner de lui le danger imminent où il avait été. La chaleur du bras s'étendait graduellement, et parvint dans la main en peu de jours. Dès-lors des mouvemens se sont développés successivement dans les muscles du bras et de l'avant-bras, et avec eux la sensibilité animale s'est fait sentir dans toutes les parties. La main restait toujours immobile, et le malade ne cessait d'y éprouver un fourmillement extrêmement douloureux que les linimens narcotiques ne pouvaient calmer.

La tumeur anévrismale avait entièrement disparu avant le vingtième jour : le bruissement s'est conservé au même degré, ainsi que les battemens des veines du cou et du bras, notamment ceux de la céphalique. A cette époque, j'ai supprimé les topiques glacés et les émulsions, sans discontinuer la tisane, et j'ai permis au malade l'usage d'alimens légers et nourrissans. Le bras s'est maintenu dans le même état sans avoir perdu de son embonpoint. La chaleur, la sensibilité et les mouvemens s'y sont rétablis par degrés, et, après le cinquante-cinquième jour, nous avons senti de très-légères pulsations dans les deux artères radiale et cubitale. Le bruissement a été moins sensible, et a paru diminuer; les veines ont été moins gonflées, leurs battemens plus faibles, et je n'ai pas douté que ces épiphénomènes ne se réduiraient de plus en plus et à mesure que ceux de la circulation artérielle augmenteraient. Tel était l'état de la maladie de Cadrieux, lorsque j'ai eu l'honneur de le présenter à la Société de la faculté de médecine, dans sa séance du 15 janvier, le cinquante-sixième jour de l'accident.

Comment expliquer maintenant cette cure spontanée et les circonstances singulières qui se sont offertes dans les différentes périodes de la maladie qu'on peut appeler anévrisme variqueux? Sans prétendre résoudre ces questions, je vais essayer de donner l'explication de quelques-uns de ces phénomènes.

D'abord, comment l'hémorragie, qui devait être mortelle, s'est-elle arrêtée spontanément pour ne plus reparaître?

1.º La syncope du blessé et le changement de

position des parties ont dû produire ce résultat.
En effet, l'abaissement subit de la clavicule, la
rétraction de la portion de l'artère totalement
coupée, sans doute dans le point où elle prend
le nom d'axillaire, le resserrement contractile
des trousseaux charnus du sterno-mastoïdien, du
premier scalène et des sous-claviers ont arrêté le
cours du sang.

2.º Une partie du sang s'était épanchée dans
une portion du tissu cellulaire ambiant, de manière à former, pendant les premiers jours, une
tumeur fluctuante avec des battemens. Elle s'est
dissipée par degrés, au moyen de l'absorption,
et sans présenter d'ecchymose à l'extérieur.

3.º La veine sous-clavière ayant été percée de
bas en haut par la pointe du sabre, et dans le
point correspondant à son adhésion avec la portion de l'artére coupée, une partie du sang a passé
dans cette veine, d'où il a reflué d'abord dans le
tronc de la sous-clavière, dans les jugulaires et
les sinus de la dure-mère, ce qui a produit les
symptômes dont nous avons parlé. Ensuite le
sang a filé dans la veine axillaire, et, en forçant
probablement les valvules, s'est introduit dans
ses principales branches, et, de proche en proche,
a circulé dans toutes leurs ramifications, de manière à pénétrer dans le système capillaire organique de toutes les parties du membre, ce qui

a entretenu la nutrition. Cette circulation extraordinaire s'est caractérisée par l'engorgement des
veines du bras, par leurs battemens et la couleur
vermeille du sang que nous en avons extrait.
Cependant, comme elle ne se faisait que par une
petite portion du sang de l'artère coupée transmis
dans le premier tronc de ces veines, la nature a
préparé graduellement les petites branches artérielles qui établissent la communication des thy-
roïdiennes inférieures , première intercostale,
mammaire interne , cervicale profonde, et des
thoraciques avec les articulaires, les scapulaires
supérieures, etc.

La nature offre de grandes ressources dans les
anastomoses qui finissent par remplacer en totalité les troncs artériels les plus gros.

A mon retour, en août 1815, le sieur Cadrieux,
que j'avais fait placer à l'hôtel des Invalides
avant mon départ pour la Russie, est venu à
l'hôpital du Gros-Caillou pour me remercier
et me montrer son bras malade. Cet invalide,
qui a été présenté à la Société de médecine
une deuxième fois , a excité notre étonnement
par les changemens remarquables qui se sont
opérés dans la circulation artérielle et veineuse
de cette extrémité.

1.º Les artères axillaire, radiale et cubitale
dans lesquelles les pulsations s'étaient sensible-

ment manifestées vers le cinquante-cinquième
jour de l'accident, n'offraient plus le moindre
mouvement ; ainsi, contre nos conjectures, la
circulation s'est anéantie dans ces vaisseaux :
toutefois la nutrition et la calorification du
membre n'ont pas été interrompues, et il offrait
le même embonpoint que celui du côté opposé.
On ne peut rendre raison de ce phénomène
qu'en admettant la production d'un nouveau système d'artères : mais il est plus difficile d'expliquer
la manière dont ces nouvelles artères se sont
développées, et comment le sang a cessé de communiquer et de circuler dans celles que nous
avons désignées. Nous allons néanmoins essayer
de résoudre cette question.

Nous pensons que des gros vaisseaux artériels,
séparés de leur tronc par une ligature ou tout
autre moyen d'interruption, ne recevant qu'une
très-petite quantité de sang par les anastomoses
ordinaires des petites branches collatérales, ne
peuvent entretenir la circulation dans le membre,
soit parce que ce fluide parvient avec peine dans
ces artères, à raison de sa marche presque rétrograde, soit parce qu'elles se contractent ou réa-
gissent difficilement sur une masse de liquide qui
n'est pas en proportion avec leur calibre ; enfin,
parce que les propriétés du sang, lorsqu'il passe
à travers ces anastomoses capillaires, éprouvent

sans doute des modifications qui peuvent nuire à l'intégrité des fonctions de la circulation ordinaire : aussi ne se fait-elle par cette voie que très-incomplétement, et pendant un temps assez court. Les premières branches artérielles au-dessous de la ligature s'oblitèrent graduellement, et la nature travaille sans interruption à établir une autre circulation par une voie nouvelle : en effet, d'autres artères se développent et marchent dans des directions à peu près parallèles. Les premières branches de ce nouveau système artériel naissent des collatérales fournies par la portion supérieure de l'artère liée. Les dernières pousses ou rameaux de ces tiges, sans rechercher les anastomoses ordinaires, s'abouchent dans d'autres ramuscules plus ou moins profonds de l'interstice des muscles et des membranes osseuses, lesquels ramuscules se développent à leur tour, et de proche en proche, après s'être ramifiés flexueusement dans l'intérieur des parties, se terminent à l'extrémité du membre ou communiquent, par des rameaux plus ou moins grands, dans les dernières branches de l'ancien tronc principal qu'on trouve ordinairement oblitéré depuis la ligature jusqu'à l'embouchure des rameaux précités, en sorte que ce nouveau système d'artères prend naissance et finit très-loin du foyer de la maladie.

Telle est la marche et la distribution de ce

genre de vaisseaux que présente la pièce unique
et intéressante de M. le docteur Ribes. Cette
pièce angéiologique, et l'observation que nous
rapporterons, en faisant connaître les grandes
ressources de la nature dans les cas les plus ines-
pérés, expliquent les succès obtenus de la ligature à l'artère iliaque externe (1) faite à Londres
pour la première fois par Abernethy, ensuite
par Astley Cooper, et nous paraissent confirmer
notre opinion sur ce mode de circulation nouvelle.

2.º Les pulsations qu'on avait d'abord remar-
quées dans les principales veines du bras malade
et du cou ont non seulement cessé, mais les veines
elles-mêmes, si elles existent encore, ne sont plus
apparentes. Ce changement extraordinaire est
sans doute le résultat de celui qui s'est opéré
dans le système artériel.

3.º Les principaux doigts de la main sont fortement rétractés et privés de leurs mouvemens.

' Cette opération fait l'objet d'une question que son
importance ne me permet pas de traiter maintenant. Je
dirai seulement, par anticipation, qu'à l'ouverture des
cadavres de presque tous les sujets qui ont subi cette opération, on a trouvé tous les caractères d'une diathèse anévrismale, c'est-à-dire des tumeurs anévrismales dans
d'autres artères éloignées de celle pour laquelle on avait
fait la ligature; et, dans cette supposition, je demanderai
de quelle utilité elle pourrait être.

IV.   23

Je présume que la cause première de leur rétraction tient à la blessure profonde que le plexus brachial avait reçue par le même instrument qui avait coupé l'artère sous-clavière. Il est possible aussi que les eaux thermales de Bourbonne-lès-Bains, dont cet invalide avait fait usage à un très-haut degré de température, en aient été la cause déterminante.

Je vais rapporter le précis de l'observation qui nous a mis dans le cas de faire ces réflexions.

Pierre L...., âgé de quarante-six ans, d'une taille moyenne, d'une constitution robuste, quoique blond, vétéran au bataillon de Paris, avait essuyé, dans les premières années de sa carrière militaire, plusieurs affections siphilitiques, lesquelles, d'après le récit de ce soldat, avaient été traitées avec tout le soin possible. En 1794, il fut blessé à la cuisse droite par une balle qui la traversa de part en part, de la région inguinale à la fesse du même côté, sans avoir lésé le fémur ni les principaux vaisseaux du membre : cependant sa blessure fut long-temps à se cicatriser. Il portait habituellement la jambe à mi-fléchie, et il ne pouvait se transporter d'un lieu à un autre sans béquilles. Un jour ayant imprudemment et brusquement étendu la jambe malade, ce blessé ressentit dans la région poplitée une douleur très-vive qui l'obligea à garder de nouveau le repos et à mettre sa jambe dans une flexion permanente et immobile. Privé depuis long-temps de toute espèce d'exercice, il voulut essayer de marcher sur une jambe de bois; mais bientôt le genou, la jambe et le pied se gonflèrent tellement, qu'il fut contraint d'en abandonner l'usage et de se rendre à l'infirmerie des Invalides pour y recevoir les secours que son état exigeait.

Voici le croquis du tableau que fait de la maladie M. le docteur Ribes, alors aide-major à l'hôtel des Invalides.

« Le sujet était pâle, faible et extrêmement
« maigre; sa jambe était dans une demi-flexion,
« et il lui aurait été impossible de l'étendre com-
« plétement, même en faisant de grands efforts.
« L'extrémité était gonflée; les veines superfi-
« cielles du genou et de la jambe étaient un peu
« dilatées : une tumeur anévrismale remplissait
« presque en entier le creux du jarret, et elle
« offrait des battemens sensibles à la vue comme
« au toucher. Pendant la nuit, le malade était
« souvent éveillé en sursaut par une douleur vive
« et brûlante qui s'étendait de la partie affectée à
« la plante du pied correspondant. Pendant le
« jour, cette sensation particulière disparaissait,
« et il ne lui restait qu'un fourmillement d'ail-
« leurs fort incommode dans tout le membre.

« M. Sabatier ayant résolu de traiter la ma-

« ladie par les réfrigérans, fit d'abord diminuer
« la pléthore sanguine par les saignées générales,
« prescrivit des boissons mucilagineuses acidu-
« lées avec l'alcohol nitrique, et fit appliquer de
« la glace sur la tumeur.

« Après une quinzaine de jours de ce traite-
« ment, les douleurs diminuèrent ; la poche ané-
« vrismale offrait une fluctuation moins sensible,
« et ses battemens étaient moins apparens.

« Au bout d'un mois, le volume en était con-
« sidérablement réduit, et il y avait aussi une
« diminution bien marquée dans tous les autres
« symptômes.

« Au deuxième mois, tout annonçait, avec une
« très-grande réduction, un épaississement con-
« sidérable des parois de cette poche : d'après
« cette amélioration sensible, le malade continua
« lui-même nuit et jour, avec une constance
« rare, l'application de la glace.

« Après le troisième mois, la tumeur, réduite
« à la grosseur d'un œuf de pigeon, ne donnait
« plus de battemens ; enfin, au quatrième, la
« résolution étant complète, M. Sabatier permit
« à cet invalide de marcher à l'aide des béquilles.
« Le membre alors était sans chaleur, considéra-
« blement amaigri, et ses mouvemens étaient
« presque nuls : néanmoins, ils se rétablirent par
« degrés, ainsi que la circulation et la nutrition. »

Vers le huitième mois, M. Ribes ayant eu occasion de montrer ce militaire à M. Caillot, professeur de l'école de Strasbourg, ils virent ensemble qu'il n'existait dans la région poplitée de ce sujet qu'une très-petite tumeur dure, insensible et sans nulle pulsation : cependant l'extension de la jambe n'était pas encore complète, et la sustentation ne se faisait qu'à l'aide des béquilles.

Une année s'était à peine écoulée que l'invalide s'étant aperçu, pour la première fois, après avoir fait un faux pas, qu'il s'était manifesté des battemens artériels sur les côtés du genou, fut effrayé, et courut chez son médecin particulier pour le consulter sur ce nouvel état : le docteur Ribes reconnut, à sa grande surprise, que les battemens appartenaient aux petits vaisseaux articulaires qui s'étaient considérablement dilatés. Dès ce moment, la guérison du malade était assurée et pouvait être considérée comme parfaite; en effet, cet homme ne tarda pas à reprendre ses exercices ordinaires, et on le perdit de vue.

En 1811, treize années après la guérison, cet invalide tomba dans un état de mélancolie, et il présenta successivement tous les symptômes d'une maladie organique du cœur. Ils se développèrent progressivement; et la mort, survenue le 21 décembre de la même année, vint terminer la carrière pénible que cet infortuné avait parcourue.

Son corps fut inhumé sans que personne eût
songé à son autopsie. M. Ribes, bien qu'il
n'eût été informé de cet accident qu'une quinzaine de jours après, obtint la permission de
le faire exhumer pour le soumettre à ses recherches. Avant de les porter dans le membre où
était l'anévrisme, il voulut savoir ce qui se passait
dans les principales cavités.

Tout le sujet était considérablement amaigri.
La poitrine ouverte, on trouva les ventricules du
cœur et le tronc de l'aorte considérablement
dilatés et dans un véritable état anévrismal.
L'aorte ventrale fut ensuite mise à découvert et
injectée, mais la plus grande quantité de l'injection s'arrêta au centre de l'artère poplitée (le point
de la tumeur anévrismale). M. Ribes chercha vainement à faire passer l'injection par la tibiale
postérieure; il fut obligé d'injecter séparément
chacune des principales et nouvelles branches
artérielles, opération aussi pénible que difficile,
par l'état de putréfaction où était le cadavre.
Néanmoins, la dissection et la préparation de
ces vaisseaux curieux se sont faites avec un succès
inespéré dans les mains de cet habile anatomiste,
et elles ont eu pour résultat la pièce remarquable
qu'il a présentée, dans le cours de l'an 1812, à
la Société de la faculté de médecine. J'ai fait
dessiner et graver cette pièce, après en avoir reçu

l'agrément de l'auteur. (*Voyez* la planche n.° 2.)

Je ne ferai point la description détaillée de cette pièce; son dessin et les indications qui l'accompagnent me paraissent suffire. Je me bornerai donc à faire observer, avec mon ami, que le tronc de l'artère poplitée ayant été oblitéré, la nature a dû employer toutes ses ressources pour conserver et rétablir la circulation dans le membre, ainsi que nous croyons l'avoir expliqué à la suite de l'observation de Cadrieux. *Voyez* d'ailleurs le Bulletin de la Société de médecine, Tome V, p. 284 et suiv.

Anévrisme de l'artère brachiale.

Dans mon Mémoire sur les causes des anévrismes spontanés [1], je crois avoir démontré la possibilité d'une dilatation plus ou moins grande de toutes les artères, et celle de la pièce de M. Ribes en est une preuve évidente. Le développement des anastomoses ajoute à cette preuve: le fait suivant doit convaincre les personnes les plus incrédules de la vérité de cette assertion.

Léonard B....., âgé de vingt ans, dragon de l'ex-garde, reçut en duel, vers la fin de septembre 1811, au côté cubital du bras droit, un coup de sabre dont la pointe lésa profondément

[1] *Voyez* le Tom. II de cet ouvrage.

l'artère cubitale. L'hémorragie fut arrêtée par
une compression très-forte qu'on exerça avec un
mouchoir au-dessus de la plaie qui fut réunie
presque immédiatement par un chirurgien, sans
qu'il touchât à cette espèce de ligature qu'on ne
leva que quelques heures après. Le blessé fut
guéri au bout d'une vingtaine de jours. Cependant il éprouvait quelque gêne dans le pli du bras
et une douleur sourde dans le fond de cette région. Il se développa bientôt, au-dessous du
point de la saignée, une petite tumeur de forme
ovoïde qui, en quelques mois, avait acquis déjà
le volume du poing. C'est à cette époque que
ce dragon entra à notre hôpital.

La tumeur faisait saillie dans l'espace triangu-
laire formé par le long supinateur, le rond pro-
nateur et le pli du bras ; elle donnait des battemens
isochrones au pouls du même côté, lequel était
beaucoup plus petit que celui du bras gauche, et
tous les autres signes de l'anévrisme étaient ca-
ractérisés.

Cette maladie, parvenue à son troisième degré,
ne pouvait être traitée fructueusement que par
l'opération. Je la pratiquai en présence des médecins de l'hôpital, du docteur Ribes et de plusieurs chirurgiens-majors des corps de la garde.

D'abord je découvris l'artère brachiale par
une incision parallèle à ce vaisseau ; je l'isolai du

nerf médian et de son tissu cellulaire; j'en fis, avec mon aiguille flexible, la ligature dans laquelle je plaçai un petit cylindre de sparadrap; j'ouvris ensuite la poche anévrismale après l'avoir mise à découvert : elle était pleine de caillots fibreux que j'eus quelque peine à détacher. J'abstergeai tout le kyste, et cherchai en vain les deux bouts de l'artère que j'avais d'abord crue coupée par le sabre. Un examen plus approfondi nous convainquit qu'elle s'était d'abord dilatée, puisque les parois de l'extrémité supérieure se continuaient en entonnoir dans le reste de la poche, et que dans sa partie postérieure nous aperçûmes l'orifice de l'inter-osseuse commune qui nous fournit une hémorragie assez considérable. Il fallut passer une ligature au-dessous pour embrasser cette artère. Cette poche se terminait ensuite dans la cubitale que nous trouvâmes oblitérée au-dessus du point où elle nous parut avoir été lésée : c'était à un pouce environ de la poche anévrismale. Cette oblitération nous a dispensés d'une troisième ligature.

L'opération fut heureusement terminée en moins de vingt-cinq minutes. J'appliquai sur la plaie, dont je rapprochai les bords, un linge fin fenêtré, des plumaceaux de charpie fine et un bandage peu serré. Le blessé fut mis à la diète, à l'usage des rafraîchissans et des antispasmodiques. De légers orages se manifestèrent pendant les pre-

mières vingt - quatre heures; un mouvement
fébrile, qui survint le troisième jour, accompagné d'une sueur abondante et d'un suintement
purulent dans la plaie, dissipa tous les accidens.
Le pouls reparut à la même époque, mais il resta
faible et petit pendant plusieurs jours. Je levai le
premier appareil qui était déjà imbibé de sérosité purulente. Les bords de la plaie étaient un
peu boursoufflés, et de légères escharres celluleuses s'étaient formées dans son intérieur. Des
substances balsamiques furent appliquées; le pansement fut fait avec méthode et le plus de simplicité possible. Les mêmes soins furent continués
jusqu'au neuvième jour où la principale ligature
de l'artère brachiale tomba avec le cylindre de
sparadrap. La deuxième ligature ne tomba que
le onzième jour. Enfin, la plaie s'est promptement détergée, les bords se sont rapprochés
graduellement, et en moins de six semaines la
cicatrice a été complète. Tous les mouvemens
du bras se sont conservés, parce que j'avais mé-
nagé les muscles, chose essentielle pour l'utilité
de l'individu.

Ici se présentent naturellement deux questions:

1.º Pourquoi le pouls a-t-il reparu aussitôt,
quoique l'artère principale ait été liée?

2.º Pourquoi, comme l'a dit M. Maunoir de
Genève, l'artère ne s'est-elle pas coupée au-
dessous de la ligature?

Pour répondre à la première question , je dirai que j'ai lieu de croire que les anastomoses des artères collatérales de l'humérale et les récurrentes radiale et cubitale étaient déjà fort dilatées avant l'opération , puisque le cours du sang était interrompu dans la portion inférieure de la poche anévrismale , par l'oblitération du tronc de la cubitale où l'anévrisme s'était établi. Ces anastomoses ont suppléé à la circulation dans l'artère brachiale liée au-dessus de sa bifurcation.

Ma réponse à la seconde question est que toute la portion de l'artère comprise entre les deux ligatures s'est frappée de mort, et s'est exfoliée dans toute son étendue le neuvième jour, et que les deux bouts de l'artère restés sains se sont trouvés oblitérés. Ce résultat prouve qu'à moins d'une cause mécanique violente, l'artère ne se rompt pas, comme l'ont prétendu quelques praticiens célèbres. Il faut que la nature établisse un point de travail inflammatoire pour opérer cette division. Mais il est plus avantageux , ainsi que nous l'avons déjà dit, de prévenir la section de l'artère, tant par l'interposition d'un corps placé entre elle et la ligature pour protéger ce vaisseau, que par l'aplatissement qu'on obtient de son tube au moyen d'une compression graduée faite exactement et avec une seule anse de fil.

MÉMOIRE

SUR LES AVANTAGES DU CAUTÈRE ACTUEL,

Et spécialement sur ceux du Moxa *dans le traitement de la* Rachialgie *, de la* Fémoro-coxalgie *, etc.*

UNE des maladies les plus graves, et dont les effets ont été considérés par presque tous les médecins comme funestes, est cette affection rhumatismale ou scrofuleuse qui attaque les appareils articulaires chez les individus soumis à l'influence de l'une de ces causes morbifiques, surtout celle qui se fixe dans le rachis, et que l'on a désignée sous les noms de *mal vertébral, courbure de l'épine ou maladie de Pott.* Malgré les remarques et les observations intéressantes que ce médecin a faites sur cette maladie, on n'en reconnaît ordinairement l'existence que lorsqu'elle est parvenue à son deuxième ou troisième degré, époque où les secours de l'art offrent bien moins de ressources que lorsqu'ils sont employés dès l'invasion des premiers accidens.

Jusqu'à Pott, on n'avait eu que des notions vagues et incertaines sur la maladie de l'épine;

on confondait souvent l'effet pour la cause : aujourd'hui même, des auteurs et des praticiens célèbres considèrent les abcès par congestion qui sont constamment le résultat de la carie des vertèbres, comme une maladie isolée et indépendante de celle de l'épine.

Les recherches que j'ai faites pendant une trentaine d'années dans les camps et les hôpitaux militaires, m'ont mis à même de vérifier les principes du célèbre médecin anglais, et d'analyser, dans les plus grands détails, les phénomènes que cette maladie présente dans ses différentes périodes.

Mes essais nombreux m'ont également fait connaître un remède souverain contre cette cruelle affection dans l'application réitérée du moxa; c'est aussi le principal objet du travail que je vais retracer.

J'ai cru d'abord devoir réformer les dénominations impropres sous lesquelles la maladie qui nous occupe a été désignée jusqu'à ce jour, et lui substituer un nom qui en fasse connaître le vrai caractère. Comme elle consiste dans l'inflammation latente des vaisseaux organiques du tissu fibro-cartilagineux et osseux de l'appareil vertébral ou des pièces osseuses des autres parties du corps, je la nommerai selon son siége, savoir:

Rachialgie, lorsqu'elle attaque le rachis;

Sacro-coxalgie, lorsqu'elle se fixe dans les symphyses sacro-iliaques ;

Costalgie, sur les côtes ou leurs cartilages ;

Scapulalgie, aux scapulums (omoplates) ;

Fémoro-coxalgie, lorsqu'elle s'établit dans l'articulation coxo-fémorale ;

Huméro-scapulalgie, lorsqu'elle s'empare de l'articulation scapulaire, etc.

Je désigne sous le nom de *rachialgie* cette affection rhumatismale ou scrofuleuse établie dans l'un des points de la colonne vertébrale, et qui a pour principal effet de produire une inflammation chronique dans les tissus fibro-cartilagineux et osseux des vertèbres. Cette inflammation, loin d'augmenter, par l'engorgement, le volume des parties, diminue leur densité et paraît accélérer le travail de l'absorption et de la décomposition, de manière que les corps des vertèbres où se fixe d'abord l'altération, s'affaissent par degrés en se ramollissant ; les apophyses épineuses tendent à s'écarter les unes des autres, et font saillie en arrière ou se dévient à droite ou à gauche ; ce qui caractérise la gibbosité ou une dépression relative. Les cartilages inter-vertébraux sont les premiers décomposés ou absorbés ; et, à cette usure d'absorption, succède bientôt une érosion ou la carie dans les points correspondans de la substance osseuse, où elle se développe avec plus ou moins de rapidité, selon l'intensité des causes, selon l'âge et l'idiosyncrasie du sujet. La carie attaque rarement les apophyses épineuses ou transverses. Dès le premier moment de l'érosion, il y a émission, de tous les vaisseaux lésés, d'un fluide ichoreux purulent qui s'arrête d'abord sous les membranes ou les trousseaux ligamenteux ambians, s'infiltre ensuite ou s'épanche dans les voies celluleuses vers les points déclives, ou vers ceux où il trouve le moins de résistance, et s'accumule dans des points plus ou moins éloignés où il produit ce qu'on désigne sous le nom d'abcès symptomatique ou par congestion; et ces abcès, comme l'a judicieusement observé l'auteur anglais, sont constamment le résultat de la carie [1] ou l'un de ses principaux effets. La marche de ces abcès varie à l'infini; le plus ordinairement ils s'établissent dans les régions dorsales ou scapulaires; la matière fuse à travers l'interstice des muscles, des attaches tendineuses et des apophyses transverses, s'accumule dans des poches formées par les aponévroses ou les muscles larges du dos. Quelquefois le pus passe sous les piliers du diaphragme, suit la direction du muscle spoas derrière le péritoine, et s'amasse au pli de

[1] *Voyez* les Œuvres de Percival Pott, Tom. III.

l'aine, ou passe par le bassin et gagne la région
fessière. Dans d'autres cas, il suit la direction
des côtes, derrière la plèvre, et va former des
collections dans l'un des points de la partie antérieure de la poitrine. Au reste, rien n'est plus
bizarre que la marche de ces fusées et le développement des abcès qui en sont le résultat; ce
qui doit rendre le praticien très-circonspect dans
son pronostic, ainsi que dans l'emploi des moyens
à mettre en usage.

Les premiers symptômes qui signalent cette
maladie sont les douleurs locales profondes,
assez obscures; elles augmentent ensuite et se
propagent dans le trajet de la moelle épinière et
des nerfs qui en émanent, notamment dans ceux
qui se rendent aux membres les plus voisins de
l'altération. Les muscles de ces parties sont frappés de stupeur sans être paralysés. Ces membres
éprouvent des crampes douloureuses et une sorte
de roideur ou de rétraction accidentelle avec un
sentiment de froid indépendant de la température de l'air; à ces symptômes se joignent la
gêne, l'oppression, la perte de l'appétit, la maigreur, la fièvre lente, avec des intermissions plus
ou moins irrégulières, suivies du flux colliquatif
et du marasme.

Nous entrerons dans de plus grands détails sur
la marche de cette maladie, en parlant de la

fémoro-coxalgie, affection du même genre qui
attaque l'articulation coxo-fémorale. Nous ferons
remarquer seulement ici que les cautères établis
par Pott, contre la rachialgie, n'ont pas les avantages que nous retirons du moxa. La suppuration
abondante que ces premiers cautères fournissent
sans produire la révulsion que l'on désire, affaiblit considérablement le malade, surtout s'il existe
déjà des abcès symptomatiques, ou par congestion. Si ces mêmes abcès sont ouverts de bonne
heure, quel que soit le procédé dont on s'est servi
avant d'avoir employé les moyens efficaces contre
la carie, le malade meurt très-vîte : or, dans
l'administration de ces moyens, il faut avoir
l'attention de ne point laisser établir ces foyers
de suppuration; il suffit de porter une excitation
sur les parties affectées pour détourner le principe morbifique et changer les propriétés vitales
des parties enflammées. Le moxa, précédé de
ventouses scarifiées, s'il y a lieu, remplit parfaitement cette double indication. (Il a été fait
mention de ses propriétés spécifiques dans l'article Moxa destiné au Dictionnaire des sciences
médicales.) Maintenant nous nous contenterons
d'indiquer les causes de la maladie de Pott, et
de faire connaître notre manière de traiter les
abcès par congestion qui en sont le principal effet.

Les causes de la rachialgie sont le vice rhuma-

tismal ou scrofuleux, et généralement tout ce
qui peut contribuer à anéantir les forces vitales
de l'appareil vertébral. Cette affection se développe et marche lentement, mais il est rare qu'elle
s'arrête dans son cours et qu'elle guérisse spontanément. C'est une de ces maladies dont la nature
ne peut se débarrasser sans les secours de l'art;
aussi les suites en sont-elles ordinairement funestes.
Il faut donc se hâter d'employer les moyens les
plus propres à combattre cette cause morbifique,
et l'expérience nous a appris que le plus puissant
et le plus efficace est le moxa. Par ce moyen, on
arrête le travail de la carie; les portions d'os qui
en sont attaquées se cicatrisent; les vaisseaux
osseux s'affaissent, s'alongent et se mettent dans
un état de rapprochement, pour opérer cette cicatrisation intérieure : le raccourcissement de la
colonne vertébrale se fait alors en raison de la déperdition de substance dans l'épaisseur des os qui
la composent. Les parties dures et molles du tronc
éprouvent une réduction et un rapprochement
relatifs, et tous les tissus se mettent en harmonie
de rapports et de fonctions avec cette déperdition de substance vertébrale : dès-lors la gibbosité
ou la courbure s'efface, les vertèbres s'enchâssent
pour ainsi dire les unes dans les autres, et tendent
à se rapprocher mutuellement, ainsi qu'on peut
l'observer dans la planche n.º 3, faite d'après une

pièce pathologique appartenant à l'un des sujets
des observations qui font partie de cet article.
Ce phénomène s'observe encore d'une manière
très-évidente chez plusieurs autres sujets des observations suivantes, et notamment chez Pierre
Moussot, dont la colonne vertébrale s'est raccourcie d'environ un pouce et demi. (On voit,
dans le cabinet d'anatomie pathologique de l'hôpital de Londres, le rachis d'un sujet chez lequel le corps de quatre vertèbres dorsales est
entièrement détruit, et dont les portions osseuses s'étaient cicatrisées par l'effet des cautères que Pott lui-même avait appliqués sur le dos
de cet individu, pendant le cours de sa maladie.
Ce sujet avait été conduit à la guérison, et n'avait
succombé, long-temps après, qu'à une maladie
étrangère. Cette note m'a été donnée par M. John
Cowper, parent du célèbre chirurgien anglais
de ce nom.) Ces faits justifient pleinement les
principes qui seront développés successivement
dans le cours de ce travail : il importe seulement de
ne pas perdre de temps pour faire usage du moxa.

Un grand nombre de sujets, que l'on croyait
désespérés, ont dû leur salut à l'emploi de ce
moyen héroïque. Nous allons rapporter d'abord
le précis de plusieurs observations qui affirment
cette vérité ; nous aurons ensuite l'occasion de
revenir sur la théorie de cette maladie.

24*

Première observation. M. de L. . . . , épuisé
par plusieurs causes débilitantes, surtout par les
fatigues de la guerre, était atteint d'une consomption dorsale avec fièvre lente, asthénie notable
des organes génitaux, pollutions nocturnes, courbure légère du rachis, gêne et engourdissement
dans les membres inférieurs, marasme au premier
degré. Cette affection avait résisté à un grand
nombre de moyens. Il fut décidé dans une consultation qu'on appliquerait une série de moxas
sur la colonne vertébrale et la région sacrée, sans
discontinuer l'usage du quinquina et des ferrugineux. Par les trois premières applications, des
changemens favorables eurent lieu ; les forces
du malade se rétablirent à mesure qu'on répétait
les applications. A la septième, le général fut en
état de marcher seul, et, à la treizième, il put aller
aux eaux minérales achever une guerison déjà
très-avancée. Il a fait plusieurs campagnes depuis.

Deuxième observation. Mademoiselle D. . . ,
âgée de vingt-cinq ans environ, était au dernier
degré de marasme avec symptômes bien pro-
noncés de phthisie pulmonaire: déjà les vertèbres
dorsales étaient courbées en arrière et à droite;
l'omoplate du même côté était détachée du tronc
d'un pouce environ, par une tumeur molle ou
dépôt, par congestion, commençant, ce qui
annonçait le premier degré d'une carie vertébrale:

enfin cette jeune personne touchait pour ainsi dire au terme de sa carrière, quand je fus appelé pour lui donner mes soins.

La diététique débilitante, à laquelle la malade était soumise depuis plusieurs mois, fut remplacée par un régime tonique et nourrissant. Le quinquina combiné avec l'opium et les substances balsamiques et gommeuses fut prescrit. Vingt moxas furent successivement appliqués à des intervalles de trois à quatre jours, sur les côtés des apophyses épineuses des vertèbres dorsales, vis-à-vis les espaces qui séparent les transverses. Le premier changement favorable fut la cessation presque subite des symptômes de la phthisie pulmonaire, suivie bientôt de la réduction des vertèbres dorsales, de leur rapprochement, de la résolution de la tumeur sous-scapulaire et de l'affaissement de l'omoplate. Peu à peu les forces générales se rétablirent, et les organes intérieurs reprirent le jeu de leurs fonctions : enfin, cette demoiselle jouit maintenant d'une bonne santé.

Je vais actuellement rendre compte d'une maladie à peu près semblable aux précédentes, et dont l'observation a été recueillie sur l'un de nos malades à l'hôpital militaire du Gros-Caillou.

Troisième observation. Joseph Richaulet, âgé de vingt-trois ans, canonnier de la garde, entra à l'hôpital en février 1816, portant une tumeur de la grosseur des deux poings, de forme ovalaire, située derrière le bord spinal du scapulum droit, et s'étendant de la base de l'épine de cet os jusqu'au-dessous de son angle inférieur : il y avait fluctuation dans toute l'étendue de cette tumeur, sans douleur ni changement de couleur à la peau. Le sujet se tenait constamment courbé. Les apophyses épineuses des vertèbres dorsales étaient saillantes, écartées, et cette portion du rachis était un peu déviée à gauche (côté opposé à la tumeur). Lorsqu'on pressait un peu les points correspondant à ces vertèbres, le malade ressentait une vive douleur accompagnée d'un sentiment de faiblesse qui allait jusqu'à la syncope, si l'on prolongeait la pression. Cette tumeur et les autres symptômes qui l'accompagnaient me firent reconnaître aisément la maladie de Pott portée au deuxième et même au troisième degré, résultat d'une affection rhumatismale que ce militaire avait contractée aux bivouacs glacés et humides, pendant la campagne de 1814, en France.

L'état du malade était tellement désespéré que je n'attendais aucun succès de l'emploi des moxas; néanmoins, j'en tentai l'usage. A la troisième des applications que je fis à deux et trois jours d'intervalle, sur le trajet des vertèbres dorsales qui paraissaient le plus affectées, Richaulet se trouva soulagé, et la tumeur avait diminué sensiblement; c'est alors que je la fis dessiner. (*Voyez* la planche n.º 4.)

Je prescrivis les antiscorbutiques et la continuation des moxas jusqu'au vingt-quatrième : les derniers furent appliqués sur le centre de la poche purulente pour faciliter le recollement de sa paroi avec les parties profondes. La guérison de ce militaire était complète le 23 juillet de la même année. (*Voyez* la même planche.) J'ai appris depuis qu'il avait éprouvé dans sa taille, pendant le cours de sa maladie, environ 6 lignes de raccourcissement[1].

Dans le Tom. II, pag. 396 et suivantes, de la Relation de mes Campagnes, on trouvera encore quelques observations qui constatent l'heureux emploi du moxa dans la rachialgie ou consomption dorsale avec un principe de carie et des abcès par congestion qui en sont la suite.

Après avoir fait usage du moxa jusqu'au terme de la marche de la maladie, j'ai opéré les abcès chez quelques-uns des sujets de ces observations, suivant le procédé exposé dans l'ouvrage précité : il consiste à faire une ouverture oblique dans l'abcès, au moyen d'un couteau étroit, rougi à blanc; puis à faire évacuer au même ins-

---

[1] Ce militaire a été présenté plusieurs fois à la Société de médecine de la Faculté.

tant toute la matière purulente accumulée dans
le foyer, à l'aide de ventouses sèches et d'un
bandage légèrement compressif.

L'observation suivante et celles qui sont rapportées dans notre 2.ᵉ volume faisant connaître
ce procédé dans le plus grand détail, justifieront,
je pense, les préceptes que j'ai établis.

Quatrième observation. Pierre Moussot, âgé
de vingt-quatre ans, d'une constitution phlegma-
tique-bilieuse, fusilier au 6.ᵉ régiment de la garde
royale, contracta aux bivouacs très-humides et
froids de la campagne de Saxe, vers la fin de 1813,
une affection rhumatismale qui s'était fixée sur le
dos. Un bon régime et le repos que ce militaire
trouva dans ses foyers, où il s'était retiré, appaisèrent le premier accident : il lui restait à peine
une douleur sourde dans le même point de la
région dorsale. Pendant l'hiver de 1815, les
symptômes de cette affection rachialgique rhumatismale se renouvelèrent avec plus de force ;
et, dans les premiers jours de mai 1816, ce militaire
fut transporté à l'hôpital du Gros-Caillou. Il avait
alors une tumeur considérable entre le rachis et
le bord postérieur de l'os scapulum. Je reconnus
à la première inspection la maladie de Pott
parvenue presque au troisième degré, caractérisée
par la gibbosité, la déviation du rachis vers le
côté gauche, l'abcès et la paralysie de la vessie et
des membres inférieurs.

La tumeur semblable à celle de la pl. n.º 4!, de forme ovalaire, avait environ 4 pouces dans son plus grand diamètre, et à peu près autant de saillie; la fluctuation était uniforme dans toute son étendue; la peau ne présentait aucun changement dans sa coloration.

Je commençai le traitement par l'application sur tout le trajet de la colonne vertébrale, de ventouses sèches et scarifiées, auxquelles je fis succéder les moxas et l'usage intérieur des toniques indiqués.

Une amélioration sensible fut l'effet des premières applications, et elle continua graduellement. Cependant la tumeur, dont le volume avait éprouvé une diminution très-marquée après la quatrième application du moxa, moins sensible jusqu'à la vingt-unième, resta stationnaire jusqu'au 25 juillet, époque à laquelle une petite phlyctène se manifesta presque tout-à-coup au centre de sa surface, et m'annonça l'ouverture spontanée et très-prochaine de l'abcès : dans cette conviction, je me hâtai d'y plonger un couteau à lame étroite, chauffé jusqu'au blanc, de manière à pratiquer une incision d'environ 2 pouces d'étendue, commençant à la phlyctène et se dirigeant vers la partie la plus déclive de la tumeur. Un vase de la capacité d'un litre environ fut bientôt rempli d'une matière séreuse, inodore, d'un blanc gri-

sâtre, et mêlée de flocons albumineux : une ven-
touse sèche, appliquée sur l'ouverture, acheva
de faire sortir le peu de liquide resté dans le
fond de la cavité.

Cette opération jeta pendant quatre jours le
malade dans un état de faiblesse extrême, que je
combattis par une potion antiseptique et par un
régime fortifiant. Un mouvement fébrile vint
ensuite s'annoncer par des frissons répétés, suivis
de chaleur intense, accompagnée d'un sentiment
de constriction douloureuse dans les hypocondres,
avec dyspnée, légère colique, flux diarrhéique,
tenesme ; la langue était villeuse et d'un rouge
pourpre, l'urine rare et de couleur brune.

Il y a tout lieu de croire que par l'aberration ou
la métastase, sur toutes les membranes muqueuses,
du principe très âcre de la suppuration fournie par
la carie du corps des vertèbres, il s'était établi
dans toutes ces membranes une inflammation chronique qui fut la source des symptômes dont je
viens de parler.

L'application de ventouses scarifiées et de larges
vésicatoires sur le thorax, sur le bas-ventre, et
l'administration de remèdes intérieurs dissipèrent
le danger imminent où s'était trouvé le malade :
enfin, pour favoriser le recollement des parois
de la poche purulente, je fis appliquer de nouveaux moxas.

Au 25 novembre 1816, ce fusilier pouvait être considéré comme très-près du dernier point de sa guérison ; il marchait assez librement, mais il était privé de la faculté de fléchir le tronc en avant et sur les côtés, à cause de la soudure des pièces osseuses primitivement affectées par la carie : sa taille était raccourcie d'un pouce 4 lignes. Il est évident que, chez ce malade, la carie du cartilage et du corps des vertèbres a dû être très-étendue, puisqu'il y a une si grande déperdition de substance.

Un autre procédé serait encore plus avantageux, si le fluide contenu dans l'abcès avait fusé dans une portion de tissu cellulaire qui communiquerait profondément, et par cette voie, avec le foyer purulent : ce procédé consisterait à passer un séton à travers ce tissu cellulaire ; le fluide sortirait aussitôt par les plaies du séton, et continuerait à s'écouler graduellement jusqu'à son entière évacuation ; alors, si la carie des os qui a fourni ce fluide était arrêtée, ainsi qu'on le suppose dans ce cas, la guérison complète de la maladie serait d'autant plus assurée, que la matière de l'abcès aurait été évacuée graduellement et sans nulle communication de l'air extérieur avec le foyer purulent : deux sujets opérés d'après ce procédé ont été traités dans l'hôpital du Gros-Caillou, et plus tard il sera rendu compte du résultat de cette méthode.

Cinquième observation. Dulard, cuirassier de la garde royale, après avoir été soumis à l'influence pernicieuse des bivouacs glacés de la Russie, fut atteint d'une douleur fixe dans la région lombaire, avec engourdissement notable et débilité très-marquée dans les membres inférieurs qui, plus tard, tombèrent dans une paralysie presque complète. Les médecins de Bourbonne-lès-Bains, auxquels avait été envoyé ce militaire, n'observèrent et ne traitèrent que l'affection paralytique, mais inutilement.

Lorsqu'il fut conduit à notre hôpital, je reconnus, aux symptômes tracés déjà plusieurs fois, une rachialgie très-prononcée. Les trois premières vertèbres lombaires formaient une gibbosité d'environ un pouce de saillie; la plus légère pression sur le point malade causait de vives douleurs, ainsi que de faibles mouvemens convulsifs dans les membres inférieurs. Dès les premières applications des ventouses que je fis faire et répéter pendant cinq à six jours, sur tout le rachis, les hypocondres, les flancs, les fesses et les cuisses, le soulagement était si évident qu'il m'a été permis de commencer l'emploi du moxa, et de substituer aux rafraîchissans donnés jusqu'alors les toniques administrés avec les modifications relatives aux indications.

Quatorze moxas appliqués successivement sur les côtés de la gibbosité et vers les régions dor-

sale et sacrée ont fait totalement disparaître cette
gibbosité; de concert avec les ventouses scarifiées, ils ont rétabli l'action contractile dans
les muscles extenseurs des membres inférieurs,
spécialement affectés de paralysie, et ont facilité la
progression, ainsi que le jeu de toutes les fonctions, au point qu'au 20 novembre, ce malade
était en voie de guérison, ét peu de temps après
il est sorti de l'hôpital complétement guéri [1].

Sixième observation. Blaise L...., âgé de
vingt-huit ans, soldat au 1.er régiment d'infanterie de la garde royale, déjà affaibli par les effets
de l'onanisme, commença à ressentir, il y a environ six ans, des douleurs dans le dos et le
bassin.

Lorsqu'il fut transféré, le 7 septembre 1816,
de l'hôpital militaire du Val-de-Grâce où il était
resté environ six mois, à celui du Gros-Caillou,
il présentait, à la région inguinale gauche, un
abcès par congestion, de forme ovalaire, de la
grosseur des deux poings, avec fluctuation manifeste dans toute son étendue, et sans changement de couleur à la peau. (*Voyez* la pl. n.º 5.)
Déjà l'un de ses points les plus saillans était prêt à
s'ouvrir. Cette tumeur était en outre accompagnée

[1] Ce militaire a été également présenté à l'Académie de
médecine à l'époque de sa guérison, six mois après son
entrée à l'hôpital.

de douleurs à la hanche, à la cuisse du même côté, ainsi qu'à la région dorsale.

Une gibbosité manifeste, d'environ trois quarts de pouce de saillie, formée par l'écartement des apophyses épineuses des dernières vertèbres dorsales, prouva qu'à l'hôpital du Val-de-Grâce, on avait méconnu la lésion primitive, dont l'abcès n'était que le symptôme, puisque cette tumeur prenait naissance dans un point de carie établie dans le corps de quelques-unes de ces vertèbres dorsales ou des premières lombaires. Des ventouses scarifiées sur toute l'étendue de la région dorsale, et notamment sur les côtés de la gibbosité, combattirent l'inflammation chronique et soulagèrent considérablement le malade.

Après l'application de treize moxas, la tumeur qui avait un peu diminué de volume, restant stationnaire, et le point dont j'ai déjà parlé paraissant de nouveau prêt à s'ouvrir, je m'empressai de passer un séton à travers les tégumens et le tissu cellulaire de l'aine du même côté. J'eus soin de comprendre dans la perforation les cellules profondes de cette région avec lesquelles la matière purulente renfermée dans la poche me parut communiquer. En faisant évacuer graduellement et d'une manière indirecte tout le liquide, je désirais éviter l'ouverture directe, à cause de la mollesse et du peu d'épaisseur de ses parois,

ainsi que de son voisinage très-rapproché des
organes abdominaux [1].

Cependant, malgré la réduction très-marquée
de cet abcès par congestion, ses parois se sont
usées au point de faire craindre leur ouverture
spontanée, ce qui m'a déterminé à y plonger un
couteau incandescent, d'après le procédé décrit
plus haut.

Pendant les trois premiers mois après l'opération, le malade a été aussi bien qu'on pouvait le
désirer pour son état; la suppuration, quoique
abondante, était de bonne qualité. Les symptômes de la fièvre de résorption étaient dissipés,
toutes les fonctions se faisaient bien, et L....
commençait à se promener dans la salle.

Habitué aux liqueurs spiritueuses, cet infortuné
s'y est livré avec excès, du moment où il s'est
trouvé hors de danger et en chemin de sa guérison; aussi fut-il atteint, peu de jours après ces
intempérances, de coliques violentes, d'ardeur
d'urine, et successivement d'affection soporeuse.
La suppuration de la plaie qui était restée fistuleuse se supprima, et une résorption purulente
métastatique vers les poumons et le cerveau se
manifesta presque aussitôt. Les fonctions de ces

---

[1] J'ai remarqué que ces abcès ou les fusées purulentes
qui les produisent, n'entament jamais les membranes
séreuses.

organes se troublèrent et s'affaiblirent graduellement, et, après un mois d'angoisses, le malade
mourut dans le marasme et l'épuisement.

Vingt-quatre heures après sa mort, nous pro-
cédâmes à l'ouverture du cadavre dont la couleur
était déjà livide. Les membres étaient souples et
très-flexibles. Les viscères du bas-ventre et de la
poitrine n'offrirent rien de remarquable. Le crâne
ne fut pas ouvert; mais nous avions lieu de soupçonner une infection purulente au cerveau, par
l'état paralytique où se trouvaient tous les muscles
des extrémités avant la mort, par les symptômes
de céphalalgie et d'aberration mentale qui s'étaient
également manifestés avant l'extinction totale de
la vie.

Après avoir enlevé les viscères du bas-ventre,
nous découvrîmes, comme je l'avais affirmé dès
le moment où le malade entra à l'hôpital, une
fusée purulente qui s'étendait de la plaie fistuleuse de la région iliaque, le long du muscle
psoas et derrière le péritoine, jusqu'au corps des
deuxième et troisième vertèbres lombaires où s'observait une déperdition de substance dans l'étendue de 7 à 8 lignes : elle s'était formée aux dépens
de ces deux vertèbres; les deux autres moitiés
s'étaient rapprochées, et se trouvaient dans une
adhésion mutuelle. L'échancrure qui résultait de
la perte de substance, était recouverte d'un tissu

fibreux ou membraneux, très-mince, vasculaire,
qui unissait les deux pièces entre elles et se confondait au-dessus et au-dessous de la cicatrice
avec le surtout ligamenteux externe. On peut
voir les formes de cette pièce pathologique dans
le dessin n.º 3 : elle prouve d'une manière irrécusable que la carie des vertèbres, de quelque
étendue qu'elle soit, peut s'arrêter, et les points
vermoulus par cette ulcération se cicatriser,
comme cela arrive dans les caries vénériennes du
crâne, lorsqu'elles sont traitées méthodiquement [1].

[1] J'ai donné mes soins à trois militaires de divers grades,
lesquels, par suite d'une syphilis chronique, avaient
eu, dans plusieurs points des os du crâne, une carie qui
avait sillonné, dans une plus ou moins grande étendue,
toute l'épaisseur de la table externe et du diploë de l'os
frontal jusque dans les sinus avec une grande déperdition
de substance chez l'un ; qui avait creusé le même os et les
deux pariétaux chez le deuxième; le frontal et l'occipital chez
le troisième. Tous trois jouissent maintenant d'une parfaite santé. La déperdition de substance ou les échan-
crures résultant de ces caries se laissent apercevoir à l'œil
et au toucher sous les tégumens qui ont contracté adhérence dans tous les points. Soixante-dix à quatre-vingts
frictions mercurielles, faites à la plante des pieds, avaient
été administrées à chacun de ces trois sujets; mais le mercure n'arrête pas le progrès de la carie rhumatismale ou
scrofuleuse, et paraît au contraire l'aggraver : plusieurs
exemples m'ont démontré la vérité de cette assertion.

Il est évident que la carie avait été arrêtée chez Labaudre, que les portions osseuses, détruites par cette affection, s'étaient cicatrisées et réunies entre elles, et qu'il ne restait plus chez ce malade, pour arriver à une guérison complète, ainsi qu'elle a eu lieu chez les sujets des observations précédentes, que la détersion du foyer purulent qui avait désorganisé le tissu cellulaire du muscle psoas et de la région iliaque où l'abcès s'était prononcé. Ce fait prouve enfin que ces maladies sont curables lorsqu'on a le courage d'insister avec persévérance sur l'emploi du moxa, et lorsque, dans l'ouverture des abcès, qui sont le résultat de la carie, on a le soin de vider du premier coup toute la matière contenue dans la poche kysteuse.

De la sacro-coxalgie.

L'affection rhumatismale peut porter ses effets sur les symphyses sacro-iliaques de manière à produire, chez les jeunes sujets surtout, une disjonction graduelle des deux os, et par conséquent une sorte de luxation spontanée : c'est même la seule des articulations du système osseux où une telle espèce de déplacement puisse s'opérer; encore est-il vrai que ce déplacement est généralement déterminé par une cause mécanique, telle que les chutes ou les fortes compressions exercées en sens inverse de la ligne de rapport entre les deux os.

L'observation communiquée à l'académie de chirurgie vers la fin du dix-huitième siècle, par M. Lhéritier, professeur de l'école pratique, est un exemple frappant de cette affection. Le sujet de cette observation était un jeune agriculteur qui, après avoir long-temps souffert d'une douleur rhumatismale dans la région sacro-iliaque droite, éprouva, par suite d'une chute qu'il fit, une disjonction des deux os qui forment cette symphyse, de telle manière que l'ilion exécutait des mouvemens alternatifs de haut en bas, et réciproquement, avec la plus grande facilité. M. Lhéritier, après avoir fait usage du cautère actuel, imagina ingénieusement de fixer les deux pièces en rapport au moyen d'un bandage élastique, dont on peut voir la forme et la composition dans le dessin qui en a été fait, et qui doit se trouver aux archives de la Faculté de Médecine de Paris.

J'ai vu depuis, chez de jeunes militaires, s'opérer tout-à-coup ce genre de déplacement par l'action oblique, de haut en bas, sur l'os coxal, de boulets à la fin de leur course. Je pourrais rapporter ici en détail l'observation d'un sujet atteint d'une pareille infirmité, que nous avons

25 *

eu sous nos yeux assez long-temps à l'hôpital militaire du Gros-Caillou.

Dans cette affection, le membre abdominal correspondant éprouve une élongation contre nature relative à l'abaissement de l'os des hanches, si le déplacement de cet os a lieu de haut en bas; dans le cas contraire, ce membre présente un raccourcissement également contre nature relatif à l'élévation de l'os coxal.

Si la maladie est récente, on peut y remédier par les moyens que l'Héritier a mis en usage, et auxquels on pourrait d'ailleurs ajouter avec avantage l'application réitérée du moxa.

Si la maladie est ancienne avec soudure des os dans un rapport vicieux, le mal est incurable; mais il arrive souvent que cette maladie produit dans les symphyses sacro-coxales un travail de carie analogue à celui qui s'établit dans les vertèbres, comme nous l'avons vu dans la rachialgie, et comme nous le verrons dans la fémoro-coxalgie.

Le diagnostic de cette lésion particulière est difficile à établir; cependant on peut assurer la réalité de son existence, lorsqu'une pression immédiate sur la région sacro-iliaque augmente les douleurs locales habituellement ressenties par le malade, et lorsqu'il existe dans cette région une tuméfaction manifeste.

Les moyens indiqués dans la rachialgie doivent donc être employés dans cette affection qui est de même nature; mais je ne saurais trop recommander d'éviter d'appliquer les moxas sur les portions de peau qui recouvrent immédiatement les saillies osseuses, et par conséquent il faut choisir l'espace qui correspond aux symphyses malades.

Le même genre d'affection porte aussi quelquefois ses effets sur les côtes ou les omoplates, ainsi que nous en avons vu plusieurs exemples; et le résultat de cette maladie établie dans la substance de l'un ou de plusieurs de ces os, est absolument le même que dans les cas précédens. L'on peut également affirmer que les abcès qui se manifestent à des points plus ou moins rapprochés du foyer du mal, sont constamment produits par la carie de l'un de ces os. Ces abcès ne diffèrent pas non plus, quant à leur nature et leur développement, de ceux qui accompagnent la rachialgie proprement dite.

On pourrait donner à ces deux premières affections les noms de costalgie et de scapulalgie.

Dans tous les cas, nous avons remarqué dans ces affections, comme dans la rachialgie, que, lorsque l'ouverture de ces abcès (soit qu'elle fût spontanée, soit qu'elle fût faite par l'art) avait lieu avant que la carie de l'os qui les produit ne fût arrêtée par les moyens que nous avons fait connaître, elle était ordinairement mortelle ; tandis que, lorsqu'on fait usage de bonne heure des moxas, de manière à arrêter le travail de la carie, l'opération indiquée pour ces abcès a des suites heureuses. Nous en avons plusieurs exemples.

De la fémoro-coxalgie.

J'appelle ainsi l'inflammation latente ou chronique qui s'établit dans l'appareil fibro-osseux de l'articulation coxo-fémorale, à l'instar de celle dont il vient d'être fait mention, et qui attaque l'appareil vertébral ou celui des autres os du tronc. Cette inflammation est ordinairement l'effet d'une affection rhumatismale, scrofuleuse, ou de l'épuisement des forces prolifiques du sujet.

La fémoro-coxalgie peut être héréditaire, ou acquise : elle est nécessairement héréditaire, lorsqu'elle est le résultat d'un vice scrofuleux ; c'est ce qu'on voit chez les enfans.

Dans cette supposition, les moyens que je vais indiquer pour combattre la fémoro-coxalgie rhumatismale, maladie qui est toujours accidentelle, sont généralement indiqués avec très-peu de modifications contre la coxalgie scrofuleuse : d'ailleurs, les symptômes qui accompagnent cette affection chez les enfans, sont les mêmes que ceux de la fémoro-coxalgie rhumatismale chez les adultes soumis aux causes qui produisent et développent l'affection rhumatique. Je me bornerai donc à décrire cette dernière, me réservant de faire quelques réflexions sur les effets de la fémoro-coxalgie scrofuleuse.

La fémoro-coxalgie rhumatismale attaque rarement les âges extrêmes. Elle se manifeste ordinairement depuis la première époque de la puberté jusqu'au commencement de l'âge viril, c'est-à-dire dans cette période de la vie où le travail de l'ossification est prêt à se terminer : le développement de cette maladie se fait avec d'autant plus de facilité et de promptitude que les sujets sont exposés à un ensemble de vicissitudes, dont les effets portent sur les systèmes fibreux et ligamenteux. Les jeunes soldats, assujétis aux marches pénibles des armées, destinés à de longues campagnes et à parcourir des climats froids, y sont le plus exposés ; c'est ce que j'ai observé particulièrement à la suite de la campagne longue et pénible de la Russie.

Chez la majeure partie de ces jeunes militaires, la maladie étant très-avancée et ayant été d'abord méconnue, a eu des résultats funestes ; cependant j'ai eu le bonheur d'en traiter plusieurs avec un succès inespéré. Avant de rapporter les observations de ces sujets, je vais succinctement retracer les symptômes de la fémoro-coxalgie.

Elle s'annonce par des douleurs plus ou moins profondes dans la région articulaire, lesquelles se propagent bientôt le long du fémur jusqu'à l'articulation du genou, où elles se concentrent de manière à détourner l'attention du malade et du médecin, du véritable siége du mal établi dans l'articulation iléo-fémorale, ce qui induit en erreur. Le sujet porte habituellement la cuisse et la jambe demi-fléchies; les mouvemens s'exécutent difficilement, surtout ceux de flexion et d'extension complète du membre dont la nutrition s'altère promptement.

Dans la première période, l'extrémité s'alonge par degrés et dépasse le niveau de l'autre. Cette élongation contre nature est due à l'état de relâchement et de paralysie dans lequel tombent les muscles environnant l'articulation, ainsi que les ligamens, notamment celui qui fixe la tête du fémur dans le fond de la cavité cotyloïde, sur l'insertion et la substance duquel le vice rhumatismal porte spécialement ses premiers effets. Pendant cette première période du travail maladif, les douleurs sont profondes, le malade éprouve un malaise général, et les fonctions de la vie intérieure sont plus ou moins troublées selon l'irritabilité du sujet : il s'établit un mouvement fébrile avec des intermissions relatives à la durée des accès. On pourrait expliquer ces épiphénomènes par la stagnation des fluides qui abreuvent l'articulation, par l'état inflammatoire atonique des ligamens capsulaires, de la membrane synoviale et des pièces osseuses articulaires. Les cartilages ne repoussent pas par leur gonflement la tête du fémur, ainsi que l'ont écrit plusieurs auteurs (voyez *tome* 15, *page* 33 *du Dictionnaire des sciences médicales*), car je les ai constamment trouvés, à l'ouverture des cadavres, plutôt amincis que tuméfiés, ou dissous.

Par cet état d'altération générale des parties articulaires, la tête du fémur s'éloigne par degrés du fond de la cavité cotyloïde, et détermine une élongation du membre, d'autant plus sensible que le ligament inter-articulaire aura perdu toute son élasticité ou son point d'insertion, soit au fond de la cavité cotyloïde, soit à la tête du fémur; ce qui arrive de très-bonne heure. En effet, lorsque ce lien se détache de l'un de ses points d'insertion, le fémur, en raison de ses courbures et de sa gravité, tendant à reprendre la ligne droite, doit déterminer une élongation d'autant plus grande dans la totalité du membre, que les puissances qui concouraient à le fixer dans ses rapports avec la hanche, ont perdu leur ressort.

Mais la tête du fémur se déplace-t-elle en entier, comme l'ont avancé les mêmes auteurs? ou, s'il n'en est pas ainsi, que devient-elle?

Avant qu'elle soit arrivée au rebord de la cavité cotyloïde, l'érosion du ligament inter-articulaire et des cartilages diarthrodiaux a lieu ; et, à moins d'une chute ou d'un mouvement forcé de la cuisse, susceptibles de déplacer l'extrémité articulaire du fémur alors dépourvue de son ligament d'insertion, ce qui produirait facilement la luxation, elle ne s'établit point spontanément ; et si, à l'ouverture des cadavres, on a trouvé la tête de cet os déplacée en dehors de sa cavité, on doit en rapporter la cause essentielle à une chute ou à une percussion violente dont les effets ont porté sur l'extrémité de l'os, de manière à produire une luxation primitive ou consécutive. La fémorocoxalgie peut avoir devancé ou suivi cette luxation, et c'est ce qui est arrivé, je pense, aux malades qui sont les sujets des observations de Sabatier, mon illustre maître (Voyez les *Mémoires de l'Académie royale de chirurgie.*)

Lorsque la luxation existe concurremment avec la maladie dont je parle, elle offre, avec les symptômes propres à la fémoro-coxalgie, ceux qui caractérisent la luxation, que je n'ai jamais rencontrée chez le grand nombre de malades que j'ai traités. Mais le travail d'érosion intérieure est accompagné d'un suintement séreux, lymphatique, qui remplit d'abord la cavité cotyloïde, et concourt sans doute à l'éloignement de la tête du

fémur dont les dimensions se réduisent par la carie
qui en attaque la surface, s'empare en même temps
de toute l'étendue de la cavité articulaire, en per-
fore même quelquefois les points les plus minces,
s'étend par degrés dans l'os ilium, et pénètre dans
le bassin où le fluide, d'abord accumulé dans
l'articulation, se porte souvent tout-à-coup pour
y former des fusées purulentes, tandis que d'autres
fois il écarte les fibres du ligament capsulaire,
s'infiltre dans l'interstice des muscles voisins, et
va former un ou plusieurs abcès dans des points
plus ou moins rapprochés de sa source. Dès ce
moment, les accidens deviennent plus intenses;
le membre peut même subir un raccourcissement
momentané, à cause de l'usure, suite de la carie
de la tête du fémur, ou à raison du passage subit,
hors de la cavité articulaire, du fluide qui y était
contenu; ce qui caractérise la deuxième période.
C'est ce qui a pu faire croire à la luxation spontanée, lorsque ce phénomène a lieu; mais, en
examinant attentivement la rectitude et la conformation du membre, on ne trouve aucun des signes
qui caractérisent irrévocablement cette luxation;
et, je le répète, à moins d'une cause mécanique
concomitante, la tête du fémur, déjà réduite d'ailleurs par la carie, ne se luxe point : je n'en ai pas
vu un seul exemple, bien que j'aie eu l'occasion de
faire l'ouverture des cadavres d'un grand nombre

de personnes mortes des effets de la fémoro-
coxalgie.

La troisième période se caractérise par les
progrès de la carie, le développement des abcès
à l'extérieur dans des points plus ou moins éloignés
du siége du mal, ainsi que l'état fébrile et cachec-
tique du sujet. Ces abcès sont à peu près circons-
crits, avec fluctuation uniforme dans tous les
points de leur surface, sans douleurs locales ni
changement de couleur à la peau; accrus lentement, insensiblement, et parvenus au dernier
degré, leurs parois s'amincissent et finissent par
s'ouvrir spontanément; dès ce moment, le sujet
tombe dans un état de fièvre lente colliquative;
l'affection gangréneuse frappe les parties ulcérées,
et le malade meurt. A l'ouverture des cadavres,
on trouve des foyers purulens autour de l'articulation, et les pièces osseuses dévorées par la carie.

Telle est la marche de cette maladie que j'ai
suivie chez un grand nombre d'individus. Lorsqu'elle n'a pas passé la première ou la seconde
période, elle est susceptible de guérison, surtout
si le sujet est soustrait à l'action des causes qui
l'ont produite (j'en ai vu beaucoup d'exemples
dont plusieurs sont rapportés dans cet ouvrage;
j'en ferai connaître d'autres non moins intéressans); mais si la maladie est arrivée à la 3.ᵉ période, il est plus difficile d'en arrêter les progrès

et d'en obtenir la guérison : cependant on doit
également faire usage des remèdes indiqués. Nous
allons maintenant faire connaître ces remèdes et
leur mode d'application.

Dans la première période, il faut détourner
l'inflammation des parties articulaires par des saignées locales révulsives, telles que les ventouses
scarifiées qu'on applique à plusieurs reprises autour de l'articulation : par cette opération faite
à propos, on dégorge de proche en proche les
vaisseaux des ligamens articulaires; la douleur
diminue, et le malade éprouve un soulagement
manifeste. Si les symptômes inflammatoires persistent ou s'ils se reproduisent pendant le cours
de la maladie, comme cela est arrivé chez quelques-uns de mes malades, il faut passer un séton
dans le pli de la cuisse, à travers les tégumens et
le tissu cellulaire, sans toucher aux muscles ni à
aucun des vaisseaux et nerfs cruraux (J'ai employé ce moyen avec avantage chez l'un des sujets
des observations qui suivent ce travail). Le moxa
produit ensuite des effets plus avantageux.

*Quibus à diuturno coxendicis dolore femoris
caput suo loco excidit, iis crus tabescit, et clau-
dicant, nisi urantur.* Hipp. ap. 60, sect. 9, ed.
Bosquillon.

M. le docteur Correff, l'un des plus savans médecins de l'Allemagne, avait eu la bonté de me

dire, lors de son passage à Paris dans le commencement de 1816, que M. le professeur Rust, de Vienne, aujourd'hui professeur à l'université de Berlin, se servait, avec un grand avantage et sans nul préparatif, du fer rouge qu'il appliquait sur l'articulation et dans trois lignes obliques réunies au grand trochanter. Il a fait construire un cautère exprès, dont la forme et l'épaisseur sont telles, qu'il conserve, pendant toute l'application, la quantité de calorique nécessaire pour opérer d'un seul trait, et sans qu'on soit obligé de replonger le fer dans le feu, la cautérisation désirée; il a observé qu'immédiatement après cette cautérisation, le membre revenait tout-à-coup à sa longueur naturelle, et se mettait de niveau avec celui du côté opposé. J'ai eu occasion de vérifier ce phénomène remarquable sur quatre sujets dont l'observation sera rapportée plus bas, et chez lesquels il s'est reproduit, tel que l'annonce le professeur allemand.

Je pense pouvoir expliquer ce phénomène de la manière suivante : J'attribue d'abord, comme je l'ai dit, l'élongation du membre à un très-grand relâchement ou à la rupture dans l'un de ses points d'insertion, du ligament inter-articulaire, ainsi qu'à l'état de paralysie des muscles environnans. Or, l'application du cautère actuel sur la région articulaire opère à l'instant une contraction simultanée et presque tétanique de ces muscles, et rappelle dans les ligamens affaiblis l'élasticité et le ressort nécessaires pour fixer temporairement la tête du fémur dans la cavité cotyloïde, dans laquelle cette éminence osseuse est ramenée tout-à-coup par cette contraction artificielle. Ce qui confirme l'assertion émise plus loin (relative à la rupture du ligament inter-articulaire), c'est que, si le malade, qui se croit bien guéri, parce que ses membres ont repris leur niveau, se livre à des exercices plus ou moins violens, propres à rappeler dans les muscles l'affection rhumatismale, et par conséquent cette espèce de paralysie qui en est la suite, le membre s'alonge de nouveau presque tout-à-coup, et conserve cette nouvelle élongation plus ou moins long-temps; si, par de nouveaux excitans, on ne rétablit encore l'action des muscles et l'élasticité des ligamens. Ces principes vont être confirmés par l'une des observations qui seront rapportées. Ce raccourcissement, subi par l'application du cautère, prouve sans réplique qu'il n'y a point de luxation.

Maintenant peut-on dire que l'application du cautère actuel métallique soit nécessaire ou inutile? Sans oser prononcer encore sur cette question que l'expérience seule doit résoudre définitivement, et bien que ce remède soit effrayant, je pense qu'il peut concourir puissamment au

succès du moxa qui, n'agissant point avec la même
énergie, n'arrête pas aussi promptement les progrès de la maladie, et je crois qu'on peut tirer
de grands avantages de l'emploi du fer incandescent. L'application des ventouses, lorsqu'elles sont
indiquées par l'état douloureux ou inflammatoire
des parties, doit également précéder celle du cautère métallique; elles sont aussi, comme je l'ai déjà
dit, généralement indiquées dans la rachialgie.

Les moxas doivent être appliqués autour de
l'articulation, un à un ou deux à deux, si la force
et le courage du sujet le permettent. Il faut laisser un ou plusieurs jours d'intervalle, selon les
effets obtenus ou l'état de l'atmosphère. Les
temps brumeux ou humides et froids conviennent
moins à cette application que les temps secs et
sereins.

Dans la première période de la maladie, il est
facile de concevoir comment les moyens que je
viens d'indiquer peuvent en arrêter les progrès
et rétablir les propriétés vitales dans les parties
affectées. D'abord les ventouses dont nous avons
parlé, en désemplissant les vaisseaux engorgés
de l'appareil fibreux et synovial, favorisent la
circulation des fluides dans ces vaisseaux, et rétablissent les fonctions suspendues des lymphatiques : enfin les effets de l'irritation et de l'inflammation s'appaisent graduellement.

Hippocrate lui-même recommandait l'emploi des ventouses dans ce qu'il appelait mal des hanches, ainsi que le prouve le passage suivant de son livre *de Locis in homine : Quum coxendicum morbus à fluxione fiat, cucurbitam medicam affigere oportet.*

Après les ventouses, les moxas, dans chacune de leurs applications, détournent cette irritation intérieure, et la masse du calorique qu'ils communiquent aux parties les plus profondes augmentent leur ressort et les rétablissent dans leur état primitif.

Deuxième période. Si la carie est commencée avec collection purulente, il faut se hâter d'appliquer le moxa; car, bien que la maladie soit très-avancée, ce moyen n'en est pas moins efficace, et nous l'avons employé dans cette période avec le plus grand succès; ce qui doit encourager les praticiens à le mettre en usage, et à persévérer dans son emploi.

Cette seconde période de la maladie se caractérise, comme nous l'avons dit, par une plus grande élongation du membre, par la gêne dans ses mouvemens. Si la matière purulente accumulée dans l'articulation n'a pas encore perforé la capsule ligamenteuse, le pourtour de cette région est tuméfié et douleureux au toucher; mais si le fluide purulent s'est échappé de la cavité articu-

laire, le membre peut éprouver un racourcisse-
ment relatif, et les abcès se manifestent dans des
points plus ou moins éloignés ou rapprochés du
point de la carie. Dans cette période, les ventouses
ne sont presque jamais indiquées ; il faut commencer par les moxas.

Le cautère actuel ne peut être employé qu'avec
les plus grandes précautions pour ne pas entamer
les parois de l'abcès, s'il est assez rapproché de
l'articulation, parce que son ouverture établi-
rait une communication de l'air extérieur avec le
foyer purulent, d'où résulteraient des accidens
fâcheux, surtout si le travail de la carie n'était
point arrêté, comme je l'ai déjà observé. L'excitation violente, mais graduée, que les moxas communiquent aux parties malades, arrête le travail
morbifique et paraît augmenter l'action des absor-
bans ; de manière que les fluides, déjà accumulés
dans les abcès du pourtour de l'articulation, ou
dans ceux qui sont éloignés (pourvu qu'ils ne
soient pas trop distendus), sont repompés et
transmis dans le torrent de la circulation : j'ignore
les voies par lesquelles se fait la résorption de cette
matière ; mais je pense que c'est par celle du tissu
cellulaire et par le système veineux. Elle s'annonce d'ailleurs par la diminution de la tumeur,
par une eruption[1] pustuleuse qui se manifeste

[1] On sait qu'une éruption cutanée analogue au résultat

sur toute la surface du corps de l'individu, et le sédiment terreux purulent des urines, qui se précipite constamment par le repos au fond du vase [1].

La carie ou l'ulcération des os peut se cicatriser spontanément, et se cicatrise réellement, en laissant, comme l'ulcère, dans les parties molles, une dépression relative à la perte de substance, et en produisant un développement, dans les vaisseaux osseux, des bords de la carie vers le centre, pour opérer cette cicatrisation. Lorsque la carie a détruit les pièces osseuses qui sont en contact dans l'articulation, le membre reste raccourci avec difformité et claudication.

Quels que soient les effets de la fémoro-coxalgie, il est très-rare que la nature soude les pièces osseuses articulaires entre elles; elles conservent toujours des mouvemens plus ou moins libres, qui sont favorisés par le poli éburné qu'elles acquièrent dans les points du contact, car les cartilages diarthrodiaux ne se reproduisent point; enfin les surfaces osseuses se solidifient

des piqûres de puces, signale souvent la terminaison du rhumatisme.

[1] On lit, dans les Mémoires de l'académie royale des sciences, l'observation d'une jeune personne qui fut complétement guérie d'une gibbosité après dix jours de fièvre et plusieurs déjections purulentes.

26*

complétement. Les parties ligamenteuses, qui sont
restées saines, s'épaississent, prennent de la con-
sistance, et la maladie est guérie.

Troisième période. Lorsque la carie est très-
étendue, et que les abcès sont volumineux et
rapprochés du foyer du mal, l'art offre moins
de ressources ; cependant, j'ai vu quelques
exemples de guérison de cette maladie arrivée à
ce degré, et l'on doit, dans tous les cas, faire
usage des moyens décrits pour la seconde période ;
mais il ne faut se décider à l'ouverture des abcès
ou dépôts qui en sont le résultat, que lorsqu'on
est convaincu qu'on ne peut plus en espérer la
résolution, et que la source de la matière qui les
forme est tarie, ce qui prouve que le travail de
la carie est arrêté : on en juge par la cessation
de la douleur locale, par son absence, lorsqu'on
fait exécuter des mouvemens au membre affecté,
par le retour de la nutrition, des forces et de
l'embonpoint du sujet, et enfin surtout lorsque
l'abcès, bien qu'il n'ait pas augmenté de volume,
est prêt à s'ouvrir spontanément.

Si, dans cette période, on est assez heureux
pour arriver à ce résultat par l'application réitérée
des moxas, l'usage des antiscorbutiques et des
toniques pris intérieurement, ce qui suppose au
moins six ou huit mois de traitement, on peut
alors tenter l'opération propre à ces sortes d'ab-

cès , d'après le procédé que j'ai décrit dans mes
Campagnes, page 399, tome II, et que j'ai retracé
dans le cours de ce travail. L'opération faite d'après
ce procédé, on applique, sur la paroi extérieure
du dépôt évacué en totalité, des compresses
épaisses , trempées dans de l'huile de camomille
chaude, camphrée, et maintenues à l'aide d'un
bandage légèrement compressif.

Je pense que cette méthode est préférable à
celle usitée jusqu'à ce jour, laquelle consiste à
ne faire qu'une ponction, à l'aide d'un trois-
quart ou d'un bistouri à lame étroite, au sommet
de la tumeur, et à laisser écouler graduellement
et très-lentement les matières contenues dans
l'abcès ; car, d'après ce mode d'ouverture, le
contact de l'air extérieur altère promptement les
fluides qui restent dans le foyer de la maladie ;
les parties sont frappées d'affection gangréneuse,
et la mort survient peu de temps après. Par le
procédé que j'emploie, je parviens à diminuer le
foyer d'infection et de contagion intérieur, en
évacuant, à l'aide de ventouses sèches, la totalité
du fluide contenu dans la poche ; les parois de
l'abcès sont agglutinées entre elles, et peuvent
contracter une adhésion mutuelle. Enfin la nature,
secondée par tous ces moyens, agira avec plus
de succès contre les causes morbifiques.

Pendant les pansemens qu'il faut renouveler

fréquemment, on doit porter son attention à maintenir les parois de la poche constamment rapprochées et à empêcher l'introduction de l'air dans la plaie.

Ainsi que je l'ai déjà observé, la fémoro-coxalgie scrofuleuse chez les enfans ne présente pas de différences sensibles dans ses symptômes avec celle que je viens de décrire ; chez eux, ainsi que chez les adultes atteints de coxalgie rhumatismale, la luxation du fémur ne peut s'établir que par une cause mécanique qui agit pendant le cours de la maladie. J'ai eu également occasion de traiter plusieurs enfans affectés de cette maladie, et mes remarques à ce sujet sont les mêmes que celles que j'avais déjà faites chez nos jeunes soldats : seulement j'ai observé qu'elle marche avec plus de rapidité chez les enfans, et que sa terminaison est plus promptement funeste. Les remèdes internes dont on fait usage, tels que les antiscorbutiques mélés aux antiscrofuleux, n'en arrêtent pas même les progrès ; tandis que le moxa, appliqué d'après le précepte prescrit, produit des effets merveilleux et détruit constamment la maladie, lorsqu'elle n'est pas très-avancée. Je pourrais citer plusieurs exemples à l'appui de cette assertion.

J'ajouterai à ces réflexions que le cautère actuel, préconisé à juste titre par le professeur allemand pour la fémoro-coxalgie rhumatismale des adultes, ne me paraît pas convenir dans la coxalgie scrofuleuse de très-jeunes sujets, attendu que cette cautérisation forte et profonde entraînerait une destruction d'autant plus grande dans les parties molles de ces individus, qu'elles se trouvent, par l'effet de l'âge et de la maladie, dans un état muqueux, ce qui amènerait promptement l'affection putride locale. Il faut se borner à l'application de petits moxas [1], faite avec les précautions indiquées, et à l'usage des antiscorbutiques dépuratifs [2], qui secondent avantageusement l'effet de ces topiques.

A l'appui des principes établis dans ce travail, et relatifs à la fémoro-coxalgie rhumatismale chez

[1] M. Klaproth fils m'a fait présent, à son retour du voyage de la Chine, d'un moxa de la forme et de la grosseur d'un crayon ordinaire à dessiner, duquel je me suis servi avec le plus grand avantage dans tous les cas où l'on ne peut appliquer le cylindre de coton. Ces petits moxas se composent d'un bois phosphorescent et de lycopode pulvérisés. Il est facile de les imiter.

[2] Ces remèdes consistent dans un sirop composé à parties égales de celui de Cuisinier et de sirop antiscorbutique, à prendre le matin, par cuillerées, dans une infusion amère; une tisane faite avec la garance, l'orge germé des brasseurs et le houblon; de la thériaque dans du vin de Bordeaux, à prendre à l'heure du sommeil.

les adultes, je vais rapporter une série d'observations qui m'ont paru offrir un véritable intérêt.

Première observation. Mademoiselle de S. M***,
âgée de vingt-un ans, d'une sensibilité extrême,
était tourmentée depuis long-temps par des
douleurs violentes à la région iliaque gauche,
vers l'articulation coxo-fémorale, ainsi qu'au
genou du même côté ; elles étaient souvent accompagnées de névralgies singulières, dont la cause
fut méconnue par plusieurs médecins de Paris.

Le docteur Correff, déjà cité, me fit appeler
au moment où cette intéressante demoiselle était
près de périr des effets d'une constriction tétanique du pharinx et de l'œsophage, qui existait
depuis plusieurs jours. Je m'empressai de forcer
la voie de l'estomac au moyen d'une sonde œso-
phagienne ; je fis succéder à ce premier secours
l'application de ventouses scarifiées : les accidens
nerveux et inflammato res furent entièrement dissipés le troisième jour.

Dès-lors je fixai mon attention sur la cause des accidens nerveux très-variés que la malade éprouvait
fréquemment, et je reconnus aux symptômes qui
indiquent et caractérisent la maladie, une fémoro-
coxalgie rhumatismale portée au deuxième degré.
Il se manifestait, au-dessus de l'arcade crurale

et au-dessous de l'épine antérieure de l'os coxal, une tumeur ovoïde peu saillante, et au fond de laquelle on sentait évidemment de la fluctuation.

L'inflammation qui paraissait exister encore céda à l'application des ventouses scarifiées; je leur fis succéder celle du moxa. Les sept à huit premiers produisirent un changement favorable : je combattis les douleurs vives qui continuaient de se manifester, en passant un séton dans l'épaisseur des tégumens sous la crète de l'os ilion; je le conservai l'espace de quinze jours. De nouveaux moxas furent appliqués sur tous les points du pourtour de l'articulation; après le treizième, la tumeur iliaque avait entièrement disparu. Cette demoiselle avait eu une leucorrhée assez abondante et à plusieurs reprises.

La jambe malade qui, dans les premiers momens, était plus longue que l'autre d'un pouce et demi environ, s'était considérablement rétractée, et, quoique à demi-fléchie, elle présentait un raccourcissement d'environ un pouce; enfin la guérison eut lieu après l'application d'une vingtaine de moxas.

Maintenant, comment nous rendre raison de la marche de la nature dans la terminaison aussi heureuse qu'extraordinaire de cette maladie? Cela est très-difficile sans doute; néanmoins

je pense qu'en appliquant, au sujet de cette observation, les principes de l'hypothèse que j'ai établie
dans le cours de mon travail, on sera convaincu
que non seulement il y a eu résorption de la matière purulente accumulée dans l'abcès qui s'était
déjà formé dans le bassin, derrière la cavité cotyloïde qu'un point de carie avait probablement
perforée, comme chez l'un des sujets morts de
cette même maladie à l'hôpital du Gros-Caillou,
et qu'on aurait également conduit à la guérison,
si, comme mademoiselle de S. M*** et plusieurs
autres, il avait rigoureusement observé le régime
qui lui était prescrit; mais, au moment où il donnait de véritables espérances de guérison, ce sujet
s'est livré à toutes sortes d'intempérances, surtout
à l'onanisme dont il n'avait pu se déshabituer,
et il a succombé. A l'ouverture de son cadavre
j'ai trouvé le cartilage de la cavité cotyloïde détruit, le pourtour et le fond de cette cavité usés
par la carie, tandis qu'on apercevait déjà dans
sa surface extérieure un travail de cicatrisation,
semblable à celui qu'on observe dans la cicatrisation des parties molles. La tête du fémur avait
également perdu son cartilage et son ligament
rond, et cette éminence était réduite de la moitié
de son volume par l'effet de la carie à laquelle
avait succédé une véritable cicatrisation. Les traces
d'un abcès considérable s'observaient aussi dans

l'intérieur du bassin , avec épaississement des portions du périoste , correspondant au foyer de la
maladie. Cette pièce pathologique [1], que je conserve , a été présentée à la société de médecine
de la faculté de Paris. J'en ai donné une pareille
au professeur Ruft, de Berlin.

   (Une troisième du même genre a été présentée
à la même société par MM. Béclarc et Cloquet;
elle a été trouvée sur le cadavre d'un homme de
quarante ans; la colonne vertébrale de cet homme
était également altérée, ce qui constituait chez
lui l'existence d'une fémoro-coxalgie et d'une rachialgie. Voyez *le Bulletin de la société*, n°. 7,
1816.)

   Mais , puisque la nature , secondée par l'art,
était parvenue, chez le sujet de notre observation,
à arrêter le progrès de cette maladie portée au
troisième degré; et à le conduire à la guérison ,
à fortiori doit-on croire à celle de mademoiselle
de S. M***, chez qui, à la vérité, elle était beaucoup
moins avancée , quoique plus compliquée , par
les accidens divers qu'elle a produits ou qui l'ont
accompagnée.

   Chez cette demoiselle, il y a eu également raccourcissement du membre par la carie des pièces
osseuses articulaires, cicatrisation intérieure et

---

[1] *Voyez* la planche n°. 3.

rétablissement d'une grande partie des mouvemens de l'extrémité et de toutes les fonctions.
Cette personne, à la claudication près, jouit maintenant d'une bonne santé.

Deuxième observation. Cette observation est
encore plus remarquable par la gravité de la maladie et son mode de terminaison. Son sujet est
une jeune demoiselle nommée Constance D***,
d'une constitution scrofuleuse, rachitique par
hérédité. Cette jeune personne, que nous avons
suivie pendant le cours de sa maladie, éprouva,
au moment de son entrée dans l'adolescence, et
peu de temps après avoir été vaccinée, des douleurs assez vives dans la région de l'articulation
iléo-fémorale droite et à celle du coude gauche,
avec des symptômes annonçant un engorgement
aux viscères abdominaux et une affection vermi-
neuse. On employa divers moyens qui dissipèrent,
par degrés, ces symptômes; mais les douleurs de
l'articulation augmentèrent, la jambe devint plus
longue que celle du côté gauche; ses mouvemens
s'affaiblirent graduellement; elle se rétracta sur
la cuisse, et bientôt celle-ci sur le bassin, de manière à ce que le membre ne pouvait plus être
ramené à sa rectitude naturelle. La malade et ses
parens ne voulurent permettre aucune application
pendant cette première période; en sorte que le
mal alla en augmentant d'une manière progres-

sive. Il se manifesta peu de temps après, derrière
le trochanter, et vers le milieu de la fesse, une
tumeur molle, ovoïde, fluctuante, sans douleur
ni changement de couleur à la peau. Cette tumeur s'accrut graduellement; une fièvre lente,
symptomatique, se déclara, et l'abcès, après avoir
parcouru ses périodes ordinaires, s'ouvrit spontanément. D'après le rapport des parens, il sortit de
cet abcès environ une pinte de pus grisâtre mêlé
de flocons épais et blanchâtres.

Cette ouverture spontanée fut suivie de symptômes alarmans, d'une maigreur extrême, et
l'on s'attendait d'un moment à l'autre à voir
périr la malade, qui cependant résista aux accidens qui se succédèrent. Enfin, on me fit appeler
peu de temps après cette époque fâcheuse de sa
maladie : c'était en l'an 1810.

L'état de roideur et de flexion permanente où
je trouvai l'extrémité malade me permit à peine
de la mettre en rapport avec celle du côté opposé pour en connaître la différence. La première
était d'un demi-pouce plus courte que l'autre.
Plusieurs médecins qui avaient vu cette jeune
malade avant et après l'ouverture de l'abcès,
avaient affirmé qu'il y avait luxation spontanée;
que la tête du fémur étant sortie de sa cavité, il
ne restait plus rien à faire. C'est ainsi que tous les
malades de ce genre, arrivés à la troisième pé-

riode de la maladie, sont condamnés à périr.
J'affirmai qu'il n'y avait pas de luxation ; et, après
avoir déduit tous les motifs exposés plus haut,
je fis une expérience fort simple qui fournit un
signe pathognomonique de la véritable nature de
l'affection: elle consiste à faire exécuter, au fémur fléchi sur le bassin, des mouvemens de rota-
tion sur cette dernière partie. L'on sent alors
très-bien qu'ils se font sans aucune résistance,
parce que le ligament inter-articulaire est détruit.
Ces mouvemens seraient impossibles, si la luxation existait. L'introduction d'une sonde dans la
plaie me fit découvrir une carie étendue dans les
pièces articulaires, ce qui confirma mon jugement.

Sans perdre de vue l'affection locale, je prescrivis les antiscorbutiques associés au quinquina
ou à l'opium, selon les circonstances, ainsi que
des linimens faits avec la teinture alkoolique de
cantharides fortement camphrée. Des linges fins,
fenêtrés, enduits de styrax, furent placés sur les
plaies, et des compresses de flanelle sur le tout.
J'ordonnai en outre un régime nourrissant et
tonique.

L'état de la malade s'améliora bientôt sensiblement, et le même traitement, convenablement
modifié suivant les indications qui se présentaient,
fut continué pendant l'espace d'une année.

Durant ce temps, plusieurs collections purulentes se formèrent dans des points plus ou moins
éloignés de l'articulation; on en facilita le dégorgement, par mon conseil, à l'aide de la potasse caustique qu'on appliqua sur les points les
plus fluctuans de ces abcès. Plusieurs petites par-
celles osseuses sortirent de la plaie fistuleuse
primitive. La suppuration de toutes celles qui
résultaient de l'ouverture des abcès devint peu à
peu de meilleure nature : au lieu de la terminaison funeste à laquelle on s'attendait, la petite
malade reprit des forces; ses fonctions digestives,
dérangées par un flux diarrhéique habituel, se
rétablirent graduellement.

Aux frictions avec la teinture de cantharides,
je substituai l'application d'une série de moxas
dans les intervalles séparant les plaies fistuleuses, et sur toute l'étendue de l'articulation
coxo-fémorale. Cinq à six mois après, la malade
se trouvant mieux, on discontinua l'emploi du
moxa, et l'on revint à l'usage du liniment irri-
tant précité; on continua les mêmes pansemens,
ainsi que les antiscorbutiques dépuratifs, comme
on l'avait fait jusqu'alors.

Le 4 août 1817, époque où j'ai revu, pour la
première fois depuis mon départ pour l'armée
en 1812, cette demoiselle (actuellement âgée de
seize ans), j'ai trouvé toutes les plaies cicatrisées;

le membre dans une rectitude parfaite , mais
raccourci d'environ quatre pouces et demi; le
trochanter dans la ligne de rapport avec le genou, beaucoup plus élevé que l'autre; le pied est
plus petit d'un tiers que celui du côté opposé.
On ne peut se rendre raison d'un tel raccourcissement qu'en l'attribuant à la destruction complète de la tête du fémur par la carie, et à l'a-
grandissement notable de la cavité cotyloïde; ces
deux parties osseuses ont éprouvé ensuite un
travail de cicatrisation, dont le résultat a été
l'éburnation de l'une et de l'autre au point de leur
contact. Le petit moignon formé par l'extrémité
du col du fémur s'est probablement mis en rapport avec la paroi supérieure de la cavité cotyloïde
profondément excavée par la carie. Il résulte de
cet heureux *effort de la nature*, que la cuisse
exécute des mouvemens en tous sens sur le bassin. Cette jeune personne marche sans béquilles
à l'aide d'un chevalet de fer de quatre pouces et
quelques lignes de hauteur adapté à son soulier.
A la difformité près, le traitement dans lequel
j'ai été puissamment secondé par la nature, a été
suivi d'un succès complet. On peut attribuer le
peu de développement que présente l'extrémité
malade, à ce que ce membre, attaqué de carie
à une époque où il n'avait pas encore acquis son
plus haut degré de nutrition, a cessé de croître

à l'instar de celui du côté opposé; cette considération, dont la vérité est incontestable, d'après
la petitesse du pied, achève de rendre raison du
raccourcissement excessif du membre qui avait
été malade.

Cette maladie a offert, en apparence, chez
cette demoiselle, tous les signes de la luxation
spontanée; néanmoins elle n'a pas eu lieu, non
plus que chez les sujets des autres observations.
La mort toute récente d'un jeune homme atteint
de la même maladie, que j'ai observée à l'hôpital du Gros-Caillou pendant dix-huit mois, avec
complication d'un abcès énorme dans le bas-
ventre (ce qui a rendu tout traitement inutile), m'a
fourni l'occasion de vérifier l'exactitude de mon
assertion. Il présentait, de son vivant, les mêmes
phénomènes observés chez mademoiselle Constance D***. Tous mes élèves s'attendaient, d'après
la difformité et le raccourcissement extrême du
membre, à trouver une luxation complète. L'autopsie nous a fait voir, au contraire, la destruction
totale de la tête du fémur par la carie et l'usure
du pourtour et du fond de la cavité cotyloïde
jusque dans le bassin, où l'abcès abdominal avait
pris naissance, ainsi que je l'avais annoncé avant
la mort du sujet.

Troisième observation. Un grenadier à cheval,
âgé de vingt-deux ans environ, entra à l'hôpital

du Gros-Caillou en décembre 1814, offrant tous les signes de la seconde période d'une fémoro-coxalgie à la cuisse droite, avec un abcès par congestion, établi au côté externe et antérieur de l'articulation iléo-fémorale du même côté. Cette tumeur faisait une saillie de plus d'un pouce, et elle en offrait environ trois de longueur. (*Voyez* la planche 5, n° 1). L'extrémité malade, qui pouvait à peine exécuter de très-légers mouvemens, mise en parallèle avec celle du côté opposé, en dépassait le niveau d'un pouce environ. Tout annonçait d'ailleurs la luxation spontanée, si j'en excepte les signes caractéristiques dont j'ai déjà parlé, et que je n'ai jamais rencontrés chez aucun de ces malades.

L'application de plusieurs ventouses scarifiées précéda celle des moxas, qui, jusqu'au cinquième, ne nous donnèrent aucune espérance de résolution ; mais après le huitième et le neuvième, la tumeur était déjà réduite d'un quart de son volume. De nouveaux moxas la faisaient diminuer de plus en plus, lorsque, obligé de partir, je confiai ce malade aux soins de M. le docteur Pigou, qui, par la continuation du même traitement, parvint à guérir ce militaire presque sans difformité ni claudication, puisque le membre n'était que de six à sept lignes plus court que celui du côté opposé.

Quatrieme observation. En octobre 1814, j'eus lieu d'observer encore une fémoro-coxalgie parvenue à sa seconde période, sur la personne de M. Ronsan (Jean-Casimir), âgé de trente-deux ans, garde-du-corps du Roi. Cette maladie était la suite d'une affection rhumatismale contractée aux bivouacs humides et froids de ses campagnes.

Le membre malade, plus long que celui du côté opposé d'environ un pouce, était dans un état d'atrophie et d'immobilité presque complète. Il se présentait à la région fessière une tumeur ovoïde; on sentait dans son centre une fluctuation obscure. D'autres symptômes semblaient annoncer une luxation spontanée du fémur, de telle manière que la tête de cet os se serait arrêtée sur l'un des points extérieurs du rebord de la cavité cotyloïde; mais aucun des signes pathognomoniques de la luxation ne venait confirmer ce soupçon.

Il est inutile de répéter, à cause des motifs exposés plus haut, en décrivant la fémoro-coxalgie, que je fis faire l'application de ventouses scarifiées sur tout le pourtour de l'articulation. Quelques moxas avaient déjà amélioré la maladie, lorsque M. le professeur Rust, passant à Paris pour se rendre à Berlin, me conseilla d'appliquer le fer rouge sur le trajet de l'articulation, comme un moyen propre à faire rentrer sur-le-champ le membre dans sa longueur naturelle : je devais voir et faire par moi-même cette opération pour croire à ce résultat.

Trois lignes profondes, convergentes à leur partie inférieure, furent tracées avec le cautère métallique, à la région postérieure de l'articulation. Aussitôt après cette cautérisation, le membre avait, en effet, à ma grande surprise, perdu l'excédant de sa longueur.

Après quinze jours de repos, les douleurs du genou se renouvellèrent, et l'extrémité s'était de nouveau alongée d'environ un demi-pouce : cependant la cautérisation avait été assez profonde ; et, d'après les vues du professeur allemand, l'application des moxas, à laquelle je crus donc devoir revenir, et que je continuai jusqu'à la vingt-unième, fit disparaître les douleurs, l'élongation, rétablit les mouvemens de l'extrémité, et acheva, en février 1816, la parfaite guérison de ce garde-du-corps, dont le membre est seulement resté d'un demi-pouce plus court que celui du côté opposé.

Cinquième observation. Les cavaliers et les artilleurs surtout étant les plus assujétis aux bivouacs, et par conséquent beaucoup plus exposés à l'affection rhumatismale, on rencontre plus fréquemment chez eux la fémoro-coxalgie.

Dubois (Jacques), canonnier, âgé de vingt-cinq ans, entra au Gros-Caillou en février 1816. Les douleurs vives et permanentes du genou droit, la flexion de la jambe, la difficulté du mouvement, la tuméfaction du pourtour de l'articulation iléo-fémorale, la maigreur, la fièvre lente continue, l'existence d'une tumeur ovoïde, profonde, avec fluctuation obscure au côté interne de l'articulation, ou au côté externe et postérieur, selon l'attitude du sujet, annoncèrent assez la fémoro-coxalgie.

Le membre était plus long que l'autre d'un grand pouce et demi; abandonné à lui-même, il reprenait à l'instant sa première position. Au premier aspect, on eût affirmé que la luxation spontanée était sur le point de s'effectuer complétement : mon pronostic fut tout-à-fait opposé.

Après les ventouses, quatre moxas avaient bien calmé les douleurs; mais la tuméfaction de la cuisse et son élongation étaient à peu près les mêmes. Comme pour le sujet de l'observation précédente, je me décidai à employer le fer rouge, d'après la méthode du professeur Rust. Cette application eut un résultat aussi rapide et aussi heureux; le membre malade s'était raccourci d'un pouce et demi: cependant, peu de jours après, comme il commençait à s'alonger de nouveau, la continuation des moxas arrêta le travail morbide, fixa le raccourcissement du

membre, et conduisit en quelques mois le malade
à la guérison.

Sixième observation. Malo (Jean-Claude), âgé
de vingt trois ans, canonnier à cheval de l'artillerie
de la garde royale, me présenta, en juin 1816,
une fémoro-coxalgie au deuxième degré, suite
d'une affection rhumatismale, contractée dans les
bivouacs humides et froids de la Saxe. Les
symptômes qui caractérisaient cette maladie
semblaient tellement annoncer un véritable déplacement de la tête du fémur, portée hors de sa
cavité articulaire et vers l'un des points extérieurs
du rebord de cette cavité, que plusieurs chirurgiens ne purent être dissuadés du contraire qu'en
me voyant employer le moyen explorateur et
curatif du professeur Rust, qui eut encore le
même succès. Le membre perdit tout-à-coup
l'élongation contre nature qu'il avait avant l'opération. On pense bien que je la fis précéder de
l'application de ventouses scarifiées et d'un régime
convenable.

L'exemple que les deux sujets précédens m'a-
voient fourni, de la tendance que l'extrémité malade avait à s'alonger de nouveau, malgré la cautérisation, me fit soupçonner avec raison que ce
phénomène se reproduirait encore. En effet,
quinze jours après l'opération, il s'est présenté,
et je fus obligé de faire l'application d'une quin-

zaine de moxas pour obtenir un raccourcissement
assuré, symptôme certain de la guérison.

Malo allait être parfaitement guéri, lorsque;
après trois mois de traitement, à la suite d'une
longue course faite dans une première sortie, il
fut tout-à-coup frappé de nouveaux symptômes
inflammatoires qui reproduisirent, dès les premières vingt-quatre heures, tous les phénomènes
qui s'étaient fait remarquer à l'époque de son
entrée à l'hôpital. Dans cette rechute, il est évident que l'état d'inflammation chronique des ligamens de l'articulation malade a produit ces phénomènes, puisque l'application réitérée sur le pou-
tour de l'articulation de plusieurs ventouses scarifiées a suffi pour faire disparaître les principaux
accidens.

C'est avec raison que les anciens ont recommandé le plus parfait repos dans le traitement
des maladies des articulations; quel que soit,
d'ailleurs, le mieux apparent obtenu par les
moyens mis en usage, on ne doit pas laisser
marcher les malades atteints de fémoro-coxalgie,
avant l'entier rétablissement des propriétés vitales
dans les parties lésées, ce qui suppose le retour de
l'élasticité et du ressort dans les ligamens; la cessation de l'état de relâchement paralytique des
muscles qui environnent l'articulation, et enfin la cicatrisation des ulcérations intérieures, soit qu'elles
aient porté leurs effets sur les surfaces articulaires,

soit qu'elles aient leur siége dans le système fibreux : ce resultat ne peut s'obtenir avant cinq, six, ou sept mois de traitement.

Lorsque les symptômes inflammatoires résistent à l'action répétée et énergique des ventouses sca-rifiées, il faut passer un séton à travers les tégu-mens et le tissu cellulaire de la région la plus voisine de l'articulation, ainsi que nous l'avons fait chez l'un des sujets des observations précitées. Le passage de ce séton est accompagné d'une plus ou moins grande effusion de sang qui dé-gorge de proche en proche, et successivement, les vaisseaux de l'articulation. Le travail inflam-matoire et la suppuration que produit ce corps étranger dans les tégumens concourent à la ré-solution des abcès, s'ils sont peu avancés, et à la guérison de la maladie. Nous avons employé ce moyen avec ces avantages pour Malo; aussi, de-puis cette opération, ce malade éprouva-t-il une telle amélioration qu'il se crut guéri; néanmoins je jugeai nécessaire d'employer de nouveaux moxas, sur l'application desquels j'insistai jus-qu'à parfaite guérison qui s'est manifestée par la cessation des accidens et le raccourcissement du membre.

Septième observation. Raboullard (Jacques), âgé de vingt-un ans, soldat au deuxième régi-ment de cuirassiers de la garde royale, fut, il y a environ trois ans, précipité du haut d'une voiture dans un fossé ; la roue ayant été renversée sur lui, il resta, pendant cinq heures, couché sur le côté droit et plongé dans la glace: de violentes douleurs dans l'articulation iléo-fémorale, le genou et la région lombaire du même côté, le saisirent subitement. Depuis cet accident, l'extrémité inférieure droite s'alongea d'environ un demi-pouce. Les douleurs, tantôt calmées, tantôt renouvelées par les circonstances où se trouva ce jeune homme, persistèrent cependant toujours avec plus ou moins d'intensité.

L'état de ce malade, au moment où il vint à notre hôpital, en août 1816, présentait les signes d'une fémoro-coxalgie; l'élongation du membre était considérablement augmentée.

Des ventouses scarifiées, que je fis successivement appliquer autour de l'articulation désemplirent les vaisseaux, et produisirent un effet salutaire. Trois raies de feu furent ensuite tracées sur la région articulaire; lorsqu'elles furent cicatrisées, nous commençâmes l'application du moxa, que nous avons continué jusqu'au onzième ; à cette époque, tous les symptômes de la maladie ayant disparu, et le membre s'étant raccourci, même au delà du niveau de celui du côté opposé, le cuirassier rejoignit son régiment avant la fin du cinquième mois, du jour de son entrée à l'hôpital, étant parfaitement guéri.

§. XIV. *De l'huméro-scapulalgie.*

L'affection rhumatismale ou scrofuleuse peut s'établir dans l'articulation scapulo-humérale et y produire les mêmes effets que lorsqu'elle s'est fixée dans l'articulation coxo-fémorale. Comme, dans celle-ci, le membre s'alonge pendant la première période, ses mouvemens sont bornés, difficiles et accompagnés de douleurs. Les cartilages diarthrodiaux s'altèrent les premiers; dès ce moment, il y a transsudation purulente et amas de liquide dans la capsule articulaire, qui se distend plus ou moins, selon l'âge et la constitution du sujet; mais enfin elle s'ouvre, le fluide s'échappe, forme des fusées et des abcès par congestion. Le membre alors se raccourcit un peu, l'immobilité et la douleur augmentent, la carie se développe dans la substance osseuse des pièces articulaires et suit la marche que nous avons déjà fait connaître.

Le pronostic est relatif, et le traitement ne diffère point de celui que nous avons indiqué pour la fémoro-coxalgie.

Au reste, cette maladie peut également se fixer dans les autres articulations des membres où elle produit constamment les mêmes résultats; par conséquent le traitement doit être le même, sauf

quelques modifications relatives à chaque articulation. Dans un temps plus opportun, nous espé-
rons pouvoir faire un travail plus complet sur cette
maladie, qu'on pourrait désigner sous le nom
générique d'*affection arthritique rhumatismale*
ou *scrofuleuse* (selon sa cause).

De l'amputation du bras à l'article.

Nous terminerons cet article de chirurgie par
quelques réflexions sur l'amputation du bras à
son articulation scapulaire.

Ces réflexions, que nous avons communiquées
à l'Institut, à notre retour de Russie; confirment
et développent les principes que nous avons émis
dans le Mémoire relatif à cette opération, inséré
dans notre relation chirurgicale de l'armée d'É-
gypte : mais comme elles ont pour objet principal de faire connaître le procédé opératoire que
l'expérience nous a fait juger le meilleur, et
que nous avons exclusivement adopté, nous allons décrire ce procédé avec tout le soin possible.

Nous supposons d'abord que l'opération est
indispensable et que tout est préparé pour son
exécution.

Le blessé étant assis à la hauteur convenable,
je commence l'opération par une incision longi-

tudinale qui part du bord de l'acromion et descend
à un pouce environ au-dessous du niveau du col
de l'humérus; par cette incision, je coupe les
tégumens, et je divise en deux parties égales les
fibres motrices du deltoïde.

Ensuite je fais retirer par un aide la peau du
bras vers l'épaule, et je forme les deux lambeaux antérieur et postérieur par deux coupes
obliques de dedans en dehors, et en bas, de
manière que les deux tendons du grand pectoral
et grand dorsal soient compris dans chaque section. On n'a pas à craindre de toucher les vaisseaux axillaires, parce qu'ils sont hors de la
portée de la pointe de l'instrument; on coupe les
adhérences celluleuses de ces deux lambeaux; on
les fait relever par l'aide, qui comprime en
même temps les deux artères circonflexes cou-
pées, et toute l'articulation scapulaire se met à
découvert. Par un troisième coup de couteau
porté circulairement sur la tête de l'humérus, on
coupe la capsule et les tendons articulaires; on
écarte un peu la tête de cet os en dehors; on
coule le couteau à sa partie postérieure pour
achever la section des attaches tendineuses et
ligamenteuses de ce côté. L'aide porte immédiatement les premiers doigts de ses deux mains
sur le plexus brachial pour comprimer l'artère
et se rendre maître du sang; enfin, on détourne

le tranchant du couteau en arrière, et l'on coupe, au niveau des angles inférieurs des deux lambeaux et au-devant des deux doigts de l'aide, tout le paquet des vaisseaux axillaires. Le blessé ne perd pas une goutte de sang ; et, sans faire cesser la compression, on découvre facilement l'extrémité de l'artère axillaire, que l'on saisit avec une pince à disséquer pour en faire la ligature immédiate : il ne reste plus que les circonflexes à lier, et l'opération est terminée.

On rapproche les lambeaux après avoir abstergé la plaie, et on les fixe en contact au moyen de deux ou trois bandelettes agglutinatives peu serrées, d'un linge fin trempé dans une liqueur tonique, telle que le vin chaud ; on recouvre avec ce linge tout le moignon. Un gâteau de charpie ou d'étoupes fines appliqué sur ce linge, des compresses simples, quadrilatères, et un bandage particulier de mon invention terminent l'appareil.

Le gonflement inflammatoire survient bientôt après et parcourt ses périodes sans obstacles ; la suppuration s'établit facilement du cinquième au sixième jour ; le fond de la plaie se déterge ; les ligatures tombent ordinairement avant le dixième. La cicatrisation commence de la circonférence au centre, du dix-septième au vingtième jour ; elle marche ensuite rapidement, et elle est communément achevée du trente-cinquième au qua-

rantième jour. Cette cicatrice se présente sous la
forme d'une ligne parallèle à la direction du
bord antérieur de l'omoplate. Ce procédé est
applicable dans presque tous les cas qui se présentent aux armées :

1º. Parce que tous les coups de feu en général,
qui désorganisent ou mutilent le bras de manière
à nécessiter l'extirpation de ce membre, détrui-
sent en partie ou en totalité le centre du moignon
de l'épaule, comme la partie la plus saillante,
tandis qu'il reste toujours assez de parties molles
sur les côtés pour former les deux lambeaux ;

2º. Parce que, dans les cas très-rares de la
destruction de ces parties latérales et de la
conservation d'une portion mitoyenne, on ne
gagnerait rien à en former un lambeau à la méthode de Lafaye ou de ses imitateurs, ce lambeau
devant se désorganiser à raison de son isolement
et de son éloignement des parties avec lesquelles
il doit contracter des adhérences, à raison aussi
du petit nombre de vaisseaux qu'il reçoit pour
sa nourriture. Dans ce cas même, je divise cette
portion mitoyenne, et je donne aux deux lambeaux la forme qu'ils auraient étant entiers. J'ai
remarqué encore que l'extirpation du bras sans
lambeaux se guérit mieux que lorsqu'on veut
conserver des lambeaux dont la disposition est
contre nature. Ainsi, par exemple, dans les cas

de déperdition totale des chairs du moignon de l'épaule, j'ai vu des chirurgiens-majors recouvrir la tête de l'omoplate avec un lambeau formé aux dépens des parties molles de la région axillaire du bras, dans l'intime persuasion que ce lambeau s'unirait aux parties subjacentes et suppléerait aux lambeaux supérieurs ou latéraux. L'on conçoit d'avance ce que devient ce lambeau ; il se désorganise ; des hémorragies consécutives se déclarent ; l'affection gangréneuse s'étend par contagion dans toute la plaie et fait périr le malade. Tel a été le sort de deux sujets opérés dans les dernières campagnes d'après ce procédé, et pour qui mes soins furent inutiles à l'époque où je fus appelé.

Je citerai, comme des exemples remarquables de la réussite de cette opération faite sans lambeaux, les généraux Fugières, d'Aboville, plusieurs officiers et soldats dont les observations sont rapportées dans mes Campagnes.

J'ai eu l'occasion d'opérer, à Troyes en Champagne, un soldat du train d'artillerie ; l'observation relative à cette amputation a été recueillie et envoyée à la société de médecine de l'école, par M. Carteron, médecin de cette ville, témoin de l'opération.

En faisant, chez ce soldat, l'extirpation du bras, qu'un boulet de gros calibre avait entièrement désorganisé, avec fracas de l'omoplate, j'ai extrait les deux tiers et demi de cet os et l'extrémité humérale de la clavicule. L'on peut voir les détails de cette observation dans le Bulletin de cette académie.

Un deuxième cas, absolument semblable, s'était présenté à la prise de Smolensk, en Russie; j'avais fait la même opération, et elle avait eu le même succès. D'après le rapport qui m'en fut adressé par le chirurgien-major des hôpitaux de cette place, M. Bachelet, j'ai appris que le blessé fut évacué vers la Pologne, la plaie étant totalement cicatrisée. Je ne désespère pas de revoir plus tard le militaire qui fait le sujet de la première observation; il jouit d'une pension de retraite dans ses foyers, en Bourgogne.

Comment expliquer maintenant les succès que nous avons obtenus de cette désarticulation faite d'après le procédé que nous venons de décrire? succès tels, que, sur cent et quelques opérations de ce genre, que nous avons faites dans différentes armées ou à Paris, plus de quatre-vingt-dix ont eu les résultats les plus heureux, ce qu'il serait facile de prouver par les registres du bureau des pensions au ministère de la guerre. Je vais essayer d'en indiquer les causes sans avoir toutefois la prétention de prononcer affirmativement sur cette question.

1°. L'incision perpendiculaire que je fais au centre du moignon de l'épaule fait dessiner avec justesse le reste de l'opération et en facilite l'exécution; elle est d'ailleurs faite en un clin d'œil. Les deux lambeaux sont coupés ensuite d'une manière exacte et régulière dans les dimensions voulues, en sorte que cette coupe présente le résultat d'une amputation circulaire. La tête de l'os brachial se désarticule avec facilité et dans tous les cas possibles.

Par la manière dont je fais saisir les vaisseaux avant de couper les parties du creux de l'aisselle, je préviens toute hémorragie et mets la vie du blessé dans la plus parfaite sécurité; avantage inappréciable duquel dépend essentiellement le succès de l'opération.

2°. La nature a d'autant plus de facilité à cicatriser les lambeaux entre eux, que la réunion s'en fait dans le sens du diamètre longitudinal de la cavité glénoïde du scapulum, et que la majeure partie des muscles du moignon de l'épaule sont divisés selon la longueur de leurs fibres ou coupés à leur insertion tendineuse, ce qui favorise la réunion et la cicatrice qui devient linéaire.

3°. Enfin, nous pensons que, dans cette articulation scapulaire, il y a peu de nerfs appartenant à la vie intérieure, tandis qu'il en existe

IV.   28

une grande quantité autour de l'articulation
coxo-fémorale ; ce qui peut expliquer en général le succès de l'une de ces opérations, et, dans
beaucoup de cas, la non-réussite de l'autre.

D'après ce que nous venons de dire, il sera
facile de mettre en parallèle, pour l'amputation
du bras à l'épaule, mon procédé avec tous les
procédés connus que je ne me permettrai pas
de juger [1].

[1] Pour l'amputation de la cuisse à son articulation supérieure, je n'ai rien à ajouter à ce que j'en ai dit dans le
Mémoire inséré au tom. II du même ouvrage, p. 186.

Je ferai seulement la remarque que l'expérience m'a
fait reconnaître l'indispensable nécessité de cette opération dans les cas que nous avons indiqués dans ce Mémoire. Les succès que nous avons obtenus prouvent aussi
qu'elle est praticable, et enfin je me suis convaincu que
le procédé opératoire que j'ai adopté et décrit est le plus
prompt et le plus facile.

Seulement on peut se dispenser, surtout lorsqu'on a des
aides très-intelligens, de lier l'artère crurale avant l'opération. Il y a plus d'avantages à faire cette ligature après
et à l'extrémité de chacun des vaisseaux.

RETRAITE

DE

LA CAMPAGNE DE SAXE.

SIXIÈME PARTIE.

LE 15 août 1813, époque de l'expiration de
l'armistice, nous espérions d'un instant à l'autre
entendre le canon de la paix, malgré les préparatifs considérables qu'on avait faits pour une
nouvelle campagne ; nous apprîmes, au contraire, que nos postes avancés avaient été attaqués par les Autrichiens. Menacés d'une irrup-
tion prochaine du côté de la Bohème, l'armée
et le quartier général se mirent en marche pour
Lovemberg le 13 dudit mois. Nous repassâmes à
Bautzen et à Gorlidtz ; et, le quatrième jour, nous
nous trouvâmes aux portes de Lovemberg, situé
au pied de la première chaîne des montagnes de
la Bohème sur le bord du Bober. Cette contrée
vraiment pittoresque se fait encore remarquer
par la douceur, la générosité et l'extrême bonté
des habitans ; je n'ai pas vu de peuple plus hu-
main et plus hospitalier : nos soldats y furent

28 *

accueillis avec un empressement généreux et
cordial. Après avoir traversé la ville et la rivière,
nos avant-gardes rencontrèrent celles de l'armée
austro-russe, d'où résulta un combat assez opi-
nâitre et incertain, qui nous fournit environ huit
cents blessés de toute classe. Ce ne fut pas sans
peine que je leur fis assurer les premiers secours,
le matériel des ambulances n'ayant pu suivre
les mouvemens rapides de l'armée. Portant toujours avec moi les instrumens nécessaires aux
grandes opérations, je pratiquai néanmoins toutes
celles qui étaient urgentes ; d'ailleurs les habitans de Lovemberg s'empressèrent de nous apporter le linge et l'étoupe fine dont nous eûmes
besoin pour faire les pansemens.

A peine avait-on repoussé la colonne qui s'était
présentée dans le défilé de ces montagnes, que
le chef de l'armée fut informé, par un courrier
extraordinaire, qu'une deuxième colonne avait
investi la ville de Dresde, et qu'une armée considérable arrêtoit, devant Berlin, deux de nos
plus habiles généraux. On fit volte-face, et l'on
retourna à marches forcées vers la capitale de la
Saxe, laissant une arrière-garde à Lovemberg,
qui, peu de jours après, fut surprise par l'ennemi
et défaite presque en entier, ce qui commençait
à rendre notre position dangereuse; car, dès ce
moment, nous nous trouvâmes entre deux fortes

colonnes ennemies. Arrivés à la hauteur de Dresde,
le 26 au soir, nous apprîmes que les troupes au-
trichiennes occupaient déjà le faubourg Pirna ;
il fallut donc, en entrant dans la ville, les attaquer
avec vigueur pour les en débusquer. L'attaque
eut tout le succès qu'on pouvait désirer ; en effet,
l'ennemi rétrograda et se mit en position sur le
bord de la colline qui devance à l'ouest ce faubourg, où il avait résolu de nous attendre de
pied ferme. On profita de l'obscurité profonde
de la nuit pour faire avancer la garde et les
troupes de l'armée, et l'on prit position pour
l'attaque projétée du lendemain 27. A la pointe
du jour, les batteries des deux armées firent des
feux redoublés de toutes parts ; la bataille s'engagea et devint sanglante ; mais la victoire la plus
complète se décida en notre faveur au milieu des
plus grands obstacles et sous une pluie abondante
et continuelle. Elle eut pour résultat la prise
d'un grand nombre d'Autrichiens, celle d'une
vingtaine de drapeaux, d'une quarantaine de
pièces de canon et d'une grande quantité d'équipages. Cette journée, où nous courûmes les plus
grands dangers, nous donna six mille cinq cents
blessés, qui furent reçus dans les hôpitaux de
Dresde et pansés à mesure qu'ils arrivaient.
Les blessés de l'ennemi restés en notre pouvoir reçurent les mêmes secours que les nô-

tres. Presque toutes les opérations que nous
fîmes eurent une terminaison heureuse. Les
plaies d'articulation et celles compliquées de
fractures furent traversées, peu de jours après,
par cet accident funeste (le tétanos) que nous
avons tant de fois observé, et toujours dans
les saisons humides, ou lorsque la température
passe brusquement d'un extrême à l'autre. De
tous les moyens que nous mîmes en usage contre
ce cruel accident, le cautère actuel appliqué sur
les plaies et l'amputation du membre blessé ont
sauvé la vie à quelques malades, dont je n'ai
pu recueillir les observations, obligé de suivre les
mouvemens de l'armée. Mais, tandis qu'on était
vainqueur dans le point central des opérations
militaires, le corps de Wandame fut surpris et
défait dans les gorges de Tœplitz, au moment
d'obtenir les résultats les plus satis'aisans, et les
armées qui marchaient sur Berlin essuyèrent
aussi un grand échec, en sorte qu'on ne jouit
pas long-temps du succès de la bataille du 27, et
qu'il fallut renoncer au plan d'opérations suivi
jusqu'alors.

Les revers inattendus qu'éprouvèrent devant
Berlin nos corps d'armée, portèrent les puissances
coalisées, pour qui d'ailleurs notre position à
Dresde était d'un difficile abord, à réunir leurs
forces sur notre chemin de retraite à Leipsick, où

elles espéraient sans doute arrêter notre marche. Déjà notre correspondance avec la France était interrompue, les convois enlevés, et les malades eux-mêmes inquiétés par les partisans.

Le chef de l'armée, après avoir rassemblé plusieurs divisions des troupes de ligne et les divers corps de la garde, ordonna le départ. L'avis m'en fut transmis la veille par M. l'intendant général. Je me hâtai de désigner les chirurgiens nécessaires pour assurer le service de six mille malades que nous avions encore dans les hôpitaux de Dresde, et je recomposai, avec les officiers de santé qui restèrent disponibles, les ambulances du quartier général. Le commandement des troupes destinées à garder la position de cette capitale fut confié au maréchal Gouvion Saint-Cyr, si digne sous tant de rapports de la confiance de l'armée. Nous nous mîmes en marche dans la nuit du 6 au 7 octobre. Le roi de Saxe nous accompagna avec sa famille, ce qui jeta les habitans de Dresde dans une profonde consternation et dans une sorte de deuil. Nous suivîmes quelque temps les rives de l'Elbe. Les coteaux fertiles et rians qui bordent ce fleuve, les ressources que nous trouvâmes chez les habitans paisibles et généreux des villes et villages que nous traversâmes, éloignèrent momentanément les idées tristes et pénibles que notre départ de Dresde et notre

situation nous avaient d'abord inspirées. Après
quelques jours de marche, nous arrivâmes à la
hauteur de Leipsick. Ici nous eûmes une connaissance certaine des forces et de la position des
armées coalisées: elles s'avançaient de Hall sur
Leipsick, où elles espéraient nous couper la
retraite. On s'empara néanmoins de cette dernière ville, et l'on prit position sur les points les
plus favorables de sa ligne de circonvallation.
Jusque-là nous n'avions rencontré que quelques
partis de Cosaques que nos éclaireurs tenaient à
l'écart ou dissipaient à la moindre attaque. En
traversant la ville, le 15 octobre, je m'y arrêtai
quelques heures pour visiter les hôpitaux et faire
préparer d'autres locaux propres à recevoir les
blessés de la bataille que je prévoyais être inévitable. Je donnai mes instructions à ce sujet à
M. Multon, chirurgien-major, faisant fonction de
chirurgien principal.

Après avoir pris, en ce qui me concernait,
toutes les mesures qui étaient en mon pouvoir
pour assurer le service des hôpitaux de Leipsick,
je me rendis, le soir même, au petit quartier
général, qui occupait le centre de notre armée,
sur la route de Dresde. Je passai le reste de la
nuit à faire préparer les appareils nécessaires pour
le premier pansement des blessés. Je parcourus
ensuite la majeure partie des lignes de bataille

pour reconnaître les lieux les plus favorables à l'établissement des ambulances, et j'établis celle du quartier général à Tomberg.

Quoique notre armée eût manœuvré une partie de la nuit pour prendre position, elle n'était pas encore en mesure, lorsque celle des coalisés, beaucoup plus forte en nombre, s'étant également avancée pendant la nuit, nous attaqua à la pointe du jour, le 16 octobre. La canonnade, extrêmement vive, était fournie par tous les points de la ligne de bataille. On accéléra les manœuvres, et on fonça sur l'ennemi par tous les côtés. Le choc fut terrible, et il aurait eu un résultat décisif si les coalisés n'avaient pas été si nombreux et dans une position aussi avantageuse. (On portait leur armée à près de trois cent mille hommes). Cependant, après huit ou neuf heures de combat, les premiers rangs de nos adversaires furent culbutés, les colonnes ébranlées, et l'on s'empara du champ de bataille. Encore quelques heures de jour, et un nouvel effort de notre côté, cette armée considérable était défaite ; mais l'obscurité de la nuit, et la fatigue excessive de nos soldats qui étaient venus à marches forcées de Dresde, séparèrent les combattans.

Nous eûmes six mille cinq cents blessés, que nous pansâmes sur le terrain, à une très-courte distance du champ même de bataille, et souvent sous le canon de l'ennemi. Le sixième environ

était atteint de blessures d'artillerie, qui exigèrent toutes quelques opérations majeures que
nous fîmes à mesure qu'elles se présentaient.
Plusieurs de ceux qui avaient subi l'amputation
du bras à l'article furent assez heureux pour
pouvoir être évacués presque aussitôt sur France,
et y arriver sans s'arrêter nulle part. Quelques-
uns d'entre eux ont fait le trajet à pied.

Je donnai mes soins aux généraux Cammas,
Latour-Maubourg, grièvement blessés dans cette
même journée, qui nous enleva les généraux
Vial, Delmas et Friderich, tués au fort de
l'action. La mort de ces trois guerriers a été pour
l'armée une grande perte ; elle a été aussi pour
moi un sujet particulier des plus vifs regrets :
ils étaient tous trois mes anciens compagnons et
amis.

Le général Cammas avait eu une grande partie
des muscles fléchisseurs de la jambe droite emportés par un boulet. La blessure était effrayante,
et semblait nécessiter l'amputation du membre ;
cependant je conçus l'espérance de le lui conserver : j'avais déjà obtenu plusieurs succès pa-
reils. Dans cette intention, j'excisai tous les
lambeaux restés sains pour en faciliter le rapprochement et rendre cette plaie aussi simple
que possible. L'artère poplitée, dont on voyait
les pulsations, avait été respectée par le projectile.

J'appliquai sur toute cette plaie un linge fenêtré trempé dans l'eau marinée, à l'aide duquel
j'en rapprochai les bords découpés et les fixai
dans le rapport le plus favorable, mettant par
dessus de la charpie mollette, des compresses et un
bandage approprié. Cet officier général, confié aux soins particuliers d'un chirurgien-major,
a été conduit à la guérison; il lui reste très-peu
de gêne dans la progression.

Le général Latour-Maubourg, que j'opérai
presque sous le feu du canon, avait reçu un gros
biscaïen au genou gauche, lequel avait emporté la
majeure partie du condyle externe du tibia, la
tête du péronée, les tendons qui s'y insèrent et
une portion du mollet de la jambe. L'articulation
était ouverte à sa partie externe et postérieure; le
condyle correspondant du fémur était fracturé,
et l'artère péronière avait été rompue très-près
de son origine à la poplitée. Après avoir bien
reconnu ce désordre et l'avoir fait reconnaître à
plusieurs chirurgiens-majors assistans, tels que
MM. Bigarrée, Devergie, Bourgeois et autres,
je prononçai la nécessité rigoureuse de l'amputation de la cuisse, désirée par le blessé, et également jugée indispensable par ces officiers de
santé; elle fut faite en moins de trois minutes.
Le général fut évacué sur Leipsick, et de Leipsick
à Mayence.

Tous les blessés de cette journée furent transportés pendant la nuit et le lendemain à Leipsick,
où les habitans les reçurent avec humanité et
leur prodiguèrent tous les secours qui étaient
en leur pouvoir.

Je passai la journée du 17 et la nuit suivante
aux ambulances pour faire achever les pansemens de nos blessés et leur évacuation. Nos
légions commençaient à prendre le repos dont
elles avaient un si grand besoin; mais pendant ce
temps l'ennemi reçut un renfort considérable
de troupes commandé par un habile général, et
nous fûmes attaqués le lendemain, 18, à la
pointe du jour.

On s'attendait d'autant moins à cette attaque
soudaine, que la journée du 16 avait coûté cher
aux deux armées. Enfin, la bataille s'engagea sur
toute la ligne, et elle prenait déjà un caractère
décisif en notre faveur lorsque toutes les troupes
alliées, tels que les Bavarois et autres, firent
volte-face et passèrent à l'ennemi. Malgré cette
défection complète, les Français soutinrent avec
intrépidité le choc de leurs innombrables adversaires. Ceux-ci s'avancent et reculent tour à tour;
en vain s'efforcent-ils de rompre notre ligne déjà
considérablement affaiblie par les pertes que nous
avions éprouvées; la valeur de nos soldats fait
surmonter la résistance presque invincible des

colonnes serrées qui nous pressaient de toutes parts : elles sont attaquées avec une sorte de fureur qui les frappe de surprise, et les ébranle fortement. Enfin, après douze ou quatorze heures du combat le plus opiniâtre, l'armée française conserva son terrain à peu près comme dans la journée du 16. Cependant, informé d'une plus grande réunion de troupes ennemies autour de Leipsick, et des nouveaux obstacles qui se préparaient contre notre rentrée en France, dont les communications nous étaient interceptées de nouveau, on ordonna et on effectua la retraite pendant la nuit du 18 au 19, fatal anniversaire de notre départ de Moscou.

Cette bataille, qui avait été sanglante, nous donna beaucoup de blessés; c'est la seule action où je n'ai pu au juste en déterminer le nombre. La majeure partie avait été fournie par la garde, qui avait soutenu le choc des principales attaques.

Une grande quantité de blessures graves exigeaient des opérations difficiles, et je n'avais cessé d'en pratiquer pendant les premières vingt-quatre heures, en dirigeant le pansement de tous les blessés. Plusieurs amputés à l'épaule, à peine sortis de mes mains, se mirent en route et profitèrent des premiers momens où les communications étaient encore libres avec la France pour s'y rendre. Ils ont fait la route de Leipsick à Mayence sans s'arrêter, et avec quelques panse-mens faits de loin en loin par les premiers venus: enfin, ils sont arrivés dans leur patrie parfaite-ment guéris. Ces succès extraordinaires nous semblent justifier les avantages de la méthode que nous avons adoptée pour cette opération.

La plupart des blessés de la journée du 18, comme ceux de celle du 16, furent transportés à Leipsick; un bon nombre appartenant à la garde fut voituré dans les caissons de l'administration à la suite de l'armée, et sauvé ainsi de la catas-trophe de cette ville. C'est à l'activité du baron Dufour, ordonnateur de ce corps, que ces braves doivent en partie leur salut.

Le mouvement de retraite commença à minuit et se fit avec assez d'ordre jusqu'au lendemain matin. Il eût été à désirer, pour faciliter le pas-sage des canaux qui coupent la route de France au sortir de Leipsick, qu'on eût construit un certain nombre de ponts sur ces canaux, et qu'on eût établi plusieurs issues aux faibles murailles qui ferment la ville de ce côté: il ne m'appar-tient pas de juger si ces moyens avaient pu être mis en usage.

Du moment où l'ennemi eut reconnu notre marche, il se porta sur nous, harcela nos ar-rière-gardes et les poursuivit jusqu'aux portes

de la ville. Le feu de l'artillerie portant ses coups
dans l'enceinte même de Leipsick, fit précipiter
la marche de nos troupes : obligées de s'engager,
en sortant, dans le défilé assez étroit de la grande
route, elles y furent bientôt embarrassées. La
confusion devint effrayante : les ennemis arrivaient de tous côtés et jetaient l'épouvante sur
toute la colonne. Plusieurs des portes qui se
trouvaient encore fermées furent ouvertes par
les troupes alliées de la garnison, ce qui hâta la
catastrophe dont une partie de l'armée française
fut, peu d'heures après, la victime. L'ordre
avait été donné de détruire le premier pont du
chemin de retraite lorsque nos troupes seraient
passées, et à la première apparition de l'ennemi.
On n'eut égard sans doute qu'à la dernière circonstance, et de là l'erreur fatale que l'on com-
mit en faisant sauter le pont, lorsque nous avions
encore dans la ville, avec un grand nombre de
nos compagnons, tous les équipages et une
grande partie de l'artillerie. J'avais franchi
ce fatal passage quelques momens avant l'événement. Presque tous mes collaborateurs des ambulances légères furent également sauvés ; mais
tout le matériel des ambulances, sans exception,
resta dans Leipsick.

Cette nouvelle jeta la consternation dans le
reste de notre armée, dont la marche était pé-

nible et difficile. Cependant elle arriva sans de grands obstacles à Hanau. A notre passage à Erfurt, nous eûmes quelques heures de repos, dont on profita pour faire des distributions régulières et armer la citadelle. Nous étions devancés par une avant-garde qui était à deux petites journées de marche devant nous. Elle venait de traverser la ville de Hanau, lorsque le général Wrede passa le Mein et alla se placer avec son armée sur la route, entre le fleuve et un terrain marécageux, de manière à nous couper la retraite. Notre position était extrêmement critique, et personne de nous n'osait espérer en sortir. Voulant éviter le combat, on chercha vainement un passage sur les côtés; il fallut attaquer l'ennemi dans cette position pour ainsi dire inexpugnable.

Quelques-uns de nos régimens s'avancèrent d'abord, repoussèrent les avant-postes ennemis, et attaquèrent leurs lignes, mais sans les rompre. Ils furent même forcés de se replier dans quelques points. Le feu d'artillerie portait avec profusion ses obus et ses boulets dans nos rangs, et le danger était imminent: cependant il fallait franchir cet obstacle, même au péril de sa vie, ou se rendre à la discrétion des Bavarois.

Dans cette occurrence difficile, le chef de l'armée s'avance de sa personne à la tête de sa garde, et, après quelques manœuvres habiles, la lance sur l'ennemi. L'infanterie enfonce ses bataillons embusqués dans la forêt ou retranchés sur la route, tandis que la cavalerie charge, avec une impétuosité et une énergie remarquables, les corps nombreux d'infanterie et de cavalerie qui défendaient le passage à la gauche de la ville. Ce premier choc fut terrible; mais il eut pour résultat la défaite presque entière de l'ennemi, qui fut forcé dans sa position, rompu et repoussé de toutes parts. Un grand nombre de Bavarois restèrent sur le champ de bataille; les autres prirent la fuite et repassèrent le Mein avec précipitation en détruisant les ponts derrière eux. Une partie de l'artillerie tomba en notre pouvoir, et nos communications furent complétement rétablies. Comme le combat s'était prolongé assez avant dans la nuit, il fallut la passer toute entière sur le terrain. C'est un sol humide et sablonneux, coupé par de gros chênes qu'on ne pouvait faire brûler. Nous étions très-éloignés des habitations, par conséquent sans abri, sans subsistances pour les hommes et sans fourrage pour les chevaux. Le temps était froid et brumeux, aussi le bivouac fut-il un des plus pénibles que nous eussions jamais vus. Malgré cette affreuse situation et l'absence totale du matériel des ambulances, que nous avions perdu à la catastrophe de Leipsick, tous nos blessés, dont le nombre heureusement

n'était pas considérable, furent pansés et opérés.
Nous fîmes toutes les opérations avec mes instrumens que j'avais conservés, les portant habituel-
ment sur mon cheval; nous trouvâmes aussi assez
de linge dans les sacs des soldats blessés ou dans
nos porte-manteaux pour les premiers pansemens. Il m'était resté peu de chirurgiens; mais
j'eus à me louer du zèle et de l'activité de ceux
qui avaient eu le bonheur d'échapper aux dangers
de la campagne et qui avaient pu me suivre. De
ce nombre étaient plusieurs chirurgiens de la
garde, habitués depuis long-temps aux fatigues
de la guerre, tels que MM. Zink, chirurgien-
major, Desruelles et Meunier, aides-majors.

Parmi les militaires grièvement blessés que
nous opérâmes sur le champ de bataille, je ferai
remarquer un lieutenant des chasseurs à pied de
la garde, qui perdit deux membres dans ce
combat. Ce jeune officier, nommé Robsomen,
beau-frère du général Gros, son colonel, marchait à la tête de la colonne lorsqu'il fut atteint d'un boulet qui lui emporta l'avant-bras
gauche à l'articulation du coude. On le condui-
sait derrière la ligne des combattans, où je le ren-
contrai, lorsqu'il fut atteint, à quelques pas de ma
position, d'un second boulet qui lui emporta,
dans sa presque totalité, la jambe droite près de
l'articulation du genou. Son père, capitaine dans

les chasseurs de l'ex-garde, informé de son premier accident, était accouru à son secours; il le trouva étendu presque mort sur le sable. L'ébranlement imprimé par les deux coups de boulet dans les organes intérieurs, la perte considérable du sang qu'il avait éprouvée, le froid qu'il ressentait et les privations l'avaient réduit à cet état alarmant. Cependant le père, plein de courage et de sensibilité, chargea son fils sur ses épaules et s'empressa de me le porter pour m'inviter à lui donner mes soins.

Il était pâle, décoloré, sans chaleur, et les pulsations des artères radiales se faisaient à peine sentir. Malgré cet état de prostration extrême et d'épuisement, je sentis la nécessité impérieuse de lui amputer sur-le-champ les deux membres mutilés. Comme nous étions très-près du lieu du combat, je me trouvais seul avec un de mes élèves et le père de ce jeune homme. Je n'osais lui faire la proposition de tenir son fils pendant les deux opérations graves que j'allais pratiquer, et je cherchais en vain autour de moi les assistans dont j'avais besoin. « Vous pouvez compter sur moi, Monsieur, me dit ce capitaine, puisqu'il » s'agit de sauver la vie à mon fils. » Celui-ci ne fit pas un cri pendant que je l'opérai, et le père montra une fermeté rare.

Je procédai d'abord à l'amputation du bras

29 *

dans sa continuité; les vaisseaux en avaient été
rompus, aussi y avait-il eu peu d'hémorragie.
Je coupai, immédiatement après, la jambe dans
l'épaisseur des condyles du tibia, au lieu de remonter à la cuisse, comme la blessure semblait
l'indiquer. Je trouvai assez de linge sur le blessé
et sur moi pour le pansement des deux plaies
résultant de l'amputation des deux membres.

Je comptais peu sur le succès de mes opérations, vu l'état de faiblesse où était cet officier.
Toutefois je conseillai à M. Robsomen père de
chercher quelques soldats pour faire transporter
son fils au premier village. Je l'engageai à se cons-
tituer prisonnier, et à rester auprès de lui jusqu'à
l'époque de sa guérison, ou jusqu'à ce qu'il l'eût
fait placer convenablement dans l'une des villes
voisines.

Mon conseil fut suivi; et, à ma grande surprise,
ce jeune militaire est venu me rendre visite, à
son retour des prisons d'Allemagne, en octobre
1814. Ce fait, assez remarquable par la gravité
des blessures et les causes qui les avaient produites, confirme la nécessité de faire l'opération
sur-le-champ lorsqu'elle est indiquée. Quelques
instans plus tard, le jeune Robsomen était mort.

Je fis l'extirpation du bras à l'article à plusieurs
sujets qui ont été également sauvés. Deux d'entre
eux suivirent à pied jusqu'à Mayence. Le lende-

main matin on envoya chercher à Hanau des hommes et des moyens de transport pour, faire porter dans la ville tous les blessés que nous avions sur le champ de bataille, ce qui se fit avec une grande célérité. Le plus grand nombre fut évacué sur Francfort. J'ai appris depuis qu'ils avaient été très-bien traités dans ces deux villes, ainsi que les officiers de santé que j'avais laissés auprès d'eux.

L'armée continua sa marche sur Mayence, où nous arrivâmes dans la nuit du 1er au 2 novembre 1813.

CAMPAGNE DE FRANCE.

SEPTIÈME PARTIE.

DEPUIS Mayence, où je fis un court séjour, jusqu'à mon arrivée à Metz et à Paris, j'eus à m'occuper des moyens d'améliorer la situation des dépôts d'ambulance, et d'arrêter autant que possible les progrès d'une épidémie qui faisait déjà de très-grands ravages sur la ligne d'évacuation.

Pour donner à mes lecteurs une idée de tout ce qu'il m'a fallu faire, je commencerai par leur mettre sous les yeux l'extrait d'un rapport que j'ai adressé, de Metz, en date du 10 décembre 1813, à Son Excellence le Ministre de la guerre.

Ensuite je rendrai compte de tout ce qui m'a paru mériter quelque attention, soit sous le rapport de la santé des troupes, soit sous le rapport de la chirurgie, m'arrêtant fort peu sur les opérations militaires dont la marche a été si rapide qu'il aurait été très-difficile de les observer.

RAPPORT à Son Excellence le Ministre de la guerre.

Metz, le 10 décembre 1813.

MONSEIGNEUR,

« Après avoir terminé mes travaux d'administration et organisé, pour ce qui me concernait, le service de santé des hôpitaux de Mayence, j'ai reçu de M. l'intendant-général de l'armée l'ordre de me mettre en route pour Metz, et d'inspecter la ligne d'évacuation établie entre ces deux villes. J'ai rendu compte, dans chaque principale station, à M. l'intendant-général, des mesures que j'ai pu prendre ou que je devais solliciter de son autorité pour l'amélioration des ambulances que j'ai inspectées; je m'empresse maintenant de donner à Votre Excellence un aperçu du résultat de mes observations.

« Je vous l'avoue, Monseigneur, depuis Mayence jusqu'à Sarrebruck, j'ai trouvé tous les dépôts d'ambulance en très-mauvais état. J'ai dû passer une partie des nuits à faire enlever ou à enlever moi-même les cadavres enfouis depuis plusieurs jours sous la paille pourrie où gissaient encore un assez grand nombre d'individus vivans, à faire

enterrer les morts et à sanifier les locaux qui les
recélaient. J'ai écrit à M. l'intendant-général pour
le prier d'envoyer à ces ambulances tous les secours dont elles manquaient; car les habitans au-
delà de la Sarre paraissaient ne pouvoir plus
fournir à leurs besoins. A Landstoul, par exemple,
au risque de se voir tous victimes de l'épidémie
qui y régnait, ils avaient laissé dans l'église,
située au milieu de leur ville très-insalubre par
elle-même, vingt-cinq individus morts depuis
plusieurs jours : rien n'avait pu les déterminer à
les retirer de cet asile (à la vérité très-infect) pour
les faire inhumer.

« J'ai lieu de croire que M. l'intendant-général
baron Marchand s'occupera, avec le zèle et l'activité que vous lui connaissez, des moyens d'améliorer ces établissemens. J'ai vu les médecins des
communes du passage des troupes, et je leur ai
soumis mes observations sur la nature, sur les
causes de l'épidémie et les moyens que je croyais
devoir mettre en usage pour en arrêter les progrès et en prévenir les suites fâcheuses. (Nous aurons occasion d'en parler plus bas). J'ai visité
les habitans des villes et des campagnes, et je leur
ai donné tous les sujets de consolation qui ont
été en mon pouvoir.

«Avant mon départ de chacun de ces endroits,
j'ai eu la satisfaction de voir que les habitans

étaient rassurés et disposés à suivre strictement le régime qui leur était prescrit. J'ai été informé plus tard que mes conseils ne leur avaient pas été inutiles.

« Depuis Sarrebruck jusqu'à Metz inclusivement, j'ai trouvé tous les hôpitaux dans le meilleur état possible. Les citoyens comme les autorités administratives sont dignes des plus grands éloges pour les soins vigilans et assidus qu'ils ont donnés à nos malades; on a surtout de très-grandes obligations à M. le baron Marchant, maire de Metz, lequel réunit à des connaissances étendues en médecine et en administration, une philanthropie rare. . . . . . »

Le reste de mon rapport était relatif au service de santé personnel de l'armée et des régimens.

Pendant le peu de jours que je restai à Metz, je concourus autant qu'il fut en mon pouvoir à l'amélioration du service des hôpitaux. Je fis d'abord classer et séparer les divers malades que les circonstances avaient fait réunir dans les mêmes salles. Je portai une attention spéciale aux blessés; je pratiquai quelques opérations difficiles qui eurent un succès inattendu. Elles furent accompagnées d'autant de leçons de chirurgie clinique que je fis pour les jeunes officiers de santé réunis à Metz.

La maladie épidémique continuait ses progrès dans les contrées voisines du quartier général; je reçus l'ordre de M. l'intendant-général de les parcourir, autant pour prendre connaissance de l'état des malades que de la situation des hôpitaux militaires établis ou à établir dans les principaux lieux du passage des troupes. On avait beaucoup exagéré les effets de cette épidémie, que des jeunes docteurs en médecine envoyés de Paris avaient considérée comme pestilentielle et éminemment contagieuse; aussi avaient-ils proposé, pour première mesure, *la défense expresse de laisser communiquer les militaires avec les habitans des villes et des campagnes.*

Cette mesure, d'ailleurs impraticable à cette époque, aurait jeté l'alarme dans toutes les classes des citoyens sans remédier aux causes de propagation et d'insalubrité. Je ne me permettrai aucune réflexion sur les divers modes de traitement conseillés ou mis en pratique par ces zélés médecins; mais je puis dire, à la louange de ceux de l'armée, que la méthode qu'ils suivaient dans les hôpitaux où il y avait quelques ressources, avait tout le succès qu'on pouvait espérer. Personne n'était assurément plus en état que ces derniers de donner des conseils utiles et de proposer des mesures efficaces pour le traitement général de cette épidémie ; mais on ne jugea pas à propos de les consulter. Néanmoins les premiers médecins de notre armée, MM. Gorcy, Maillard, Baulac et Monceau, firent à M. l'intendant général et au ministre de la guerre des rapports particuliers et collectifs d'après lesquels il était bien facile de rédiger une instruction générale propre à caractériser la maladie, à en faire connaître les causes, le mode de traitement, à en diminuer les effets et à en arrêter la contagion lorsqu'elle avait lieu, ce que nous avons observé rarement.

Dans ma dernière inspection, j'avais visité les hôpitaux et les habitans malades de Pont-à-Mousson, de Nancy, de Thiaucourt, de Saint-Benoît, de Manthul, de Verdun, d'Etain et de Malatour. Partout la maladie épidémique nous parut avoir pour caractère essentiel une affection catarrhale inflammatoire asthénique établie sur toutes les membranes muqueuses, et souvent compliquée de gangrène de congélation aux membres, produite par les bivouacs froids et humides de la retraite de Saxe. Chez presque tous les malades, cette affection catarrhale était accompagnée d'une expectoration pénible, douloureuse, et de flux diarrhéique ou dysenterique : chez quelques-uns il y avait des symptômes d'engorgement aux membranes du cer-

veau ou dans sa propre substance; mais en
général ces symptômes marchaient lentement et
n'offraient rien de très-alarmant, en sorte qu'on
avait toujours le temps d'attaquer le mal par
les moyens indiqués. L'insalubrité des lieux,
l'entassement des sujets et le mauvais régime,
étendaient l'épidémie dans certains endroits,
comme je l'ai dit dans mes rapports particuliers,
donnaient plus d'intensité à la maladie et empêchaient les crises salutaires. Ainsi, par exemple,
dans les lieux où la mortalité était plus forte en
proportion qu'ailleurs, je découvrais des foyers
d'infection établis dans les maisons mêmes, ou
qui en étaient rapprochés; et le préjugé ridicule
qui portait à tenir les malades enfermés dans
leurs chambres chauffées avec des poêles de
fonte et du charbon de terre, concourait à cette
destruction. On leur faisait faire usage des su-
dorifiques et des purgatifs drastiques. Il fut
d'abord très-difficile de faire réformer cette pratique; cependant les changemens salutaires qui
s'opéraient journellement chez les malades traités
par nos médecins de l'armée, inspirèrent par
degrés la confiance et dissipèrent les préjugés.
Partout je pris ou proposai les mesures que je
crus propres à la salubrité générale, à l'amélioration des hôpitaux et au traitement des malades
de toutes les classes. Je rendis compte du ré-

sultat de mon inspection et de mes travaux à
M. l'intendant général et à Son Excellence le
ministre de la guerre. Ayant eu connaissance,
depuis, de la nature des rapports des médecins
précités, j'ai vu avec satisfaction que je m'étais
trouvé d'accord avec eux sur la plupart des
points.

A mon retour à Metz, j'obtins la permission
de me rendre à Paris; je passai quelques jours
dans cette capitale près de ma famille, que je
n'avais pas vue depuis mon départ pour la
Russie, en février 1812.

Le quartier général se transporta bientôt de
Metz à Châlons-sur-Marne, où le chef de l'armée
ne tarda pas à se rendre de sa personne. Ayant reçu
l'ordre de l'y suivre, je repartis en toute diligence, et j'arrivai dans cette ville le 25 janvier
1814, comme il la quittait pour aller attaquer
l'ennemi qui s'avançait de toutes parts à marches
forcées.

Informé de la direction que le quartier général avait prise, je me remis en route dès le lendemain; et, après deux journées de marche, j'arrivai, le 30 au matin, près de Brienne, où je trouvai
cinq cents blessés, provenant d'un combat que
l'avant-garde avait soutenu aux portes de cette
ville. Ce combat, qui a coûté la vie à l'un de nos

plus braves et habiles généraux, le comte Bast, colonel des marins de la garde, avait eu pour résultat la prise du château de Brienne et la retraite précipitée de l'ennemi. On poussa des reconnaissances à quelques lieues de la ville, et l'on prit position sur les hauteurs de cette place.

Les journées des 30 et 31 se passèrent en observation. Pendant ce temps j'organisai une ambulance sédentaire dans l'hospice civil, où je fis placer les blessés les plus graves de la journée du 29. Parmi ces blessés se trouvaient deux officiers russes, à l'un desquels je fis l'opération de l'empyème, qui aura eu sans doute une issue heureuse, car ce blessé allait très-bien à l'époque de notre départ. Je pratiquai plusieurs autres opérations importantes, telles que l'amputation du bras à l'épaule, et celle de la partie supérieure de la cuisse, à lambeau.

On faisait des dispositions pour sortir de Brienne et se rendre à Troyes, lorsque, dans la journée du 1er février, nos avant-gardes sont attaquées par des forces supérieures. Une partie est surprise et tombe au pouvoir de l'ennemi; le reste se met en bataille et arrête leur marche rapide. Le combat s'engage, et l'affaire devient générale. Une neige épaisse et glaciale, qui n'avait cessé de tomber tout le jour, gênait sin-

gulièrement nos manœuvres. C'est à cette cause, et
principalement au petit nombre de nos troupes,
qu'on peut attribuer le désavantage que nous
eûmes dans cette journée. Cependant on finit par
résister au choc de l'ennemi, et on l'arrêta à l'entrée de la ville. La retraite fut effectuée sur Troyes
dans le plus grand ordre. Nous pansâmes, pendant la nuit, les blessés de ce combat. Je réunis
à l'église et à l'hospice de la Charité les plus
graves; je fus chargé de remettre à la supérieure des sœurs de cet hospice cinquante
pièces d'or pour les aider à secourir ces
blessés, et je fis transporter les autres à Troyes,
où ils devancèrent l'armée. Nous arrivâmes dans
cette ville, sans beaucoup d'obstacles, le 3 au
soir. Nous y trouvâmes la vieille garde, dont on
aurait eu grand besoin à Brienne. Aussi, dès ce
moment, l'armée se crut invincible; et, en effet,
partout où elle eut ensuite à se mesurer avec
l'ennemi, elle obtint des succès plus ou moins
brillans.

Je passe rapidement sur les combats mémo-
rables et glorieux de Champaubert, de Montmirail, de Château-Thierry et de Montereau,
pour m'arrêter quelques instans à la bataille de
Craonne.

Après les combats de Montmirail et de Château-
Thierry, nous arrivâmes à marches forcées à

Guignes, où l'on rencontra la tête de la colonne autrichienne qui se dirigeait sur Paris. A
peine nos avant-gardes, composées de dragons
venus de l'armée d'Espagne, l'eurent-elles reconnue, qu'elles fondirent sur elle comme la
foudre. Jamais attaque n'avait été plus vigoureuse ; il n'y eut presque point de résistance. La
charge de nos dragons rompit en un clin d'œil
les carrés de l'infanterie autrichienne et les cul-
buta avec une grande perte. La cavalerie de nos
avant-gardes s'empara de toute l'artillerie destinée à défendre la colonne ennemie, et fit cinq
à six mille prisonniers. Le reste de l'armée précipita sa retraite sur Montereau, dont la position
est inexpugnable. Les Autrichiens s'y arrêtèrent
en effet ; mais comme on les poursuivait l'épée
dans les reins, ils y furent bientôt attaqués.
M. le maréchal Victor dirigeait cette attaque.
Cependant l'ennemi garda sa position jusqu'à
l'arrivée de la garde, à la tête de laquelle était
un bataillon de gendarmes à pied d'une intrépidité rare. Ils enfoncèrent, de concert avec les
troupes du maréchal, celles qui défendaient la
tête du pont, et se rendirent maîtres de la ville.
La position du château fut abandonnée, et le
corps autrichien chargé de la défense de ce poste
important fut dispersé. Un assez grand nombre
périt dans la charge impétueuse que nos soldats

firent au milieu de la ville et au passage des ponts; aussi les rues étaient remplies de morts et de mourans. Nous n'eûmes de notre côté que très-peu de blessés, dont quelques-uns de marque. Parmi ces derniers était le général Château, commandant l'avant-garde du duc de Bellune. Un coup de balle qu'il avait reçue presque à bout portant dans la première charge, à la tête de sa colonne, lui avait fracassé le bras droit très-près de son articulation scapulaire, et le projectile s'était perdu dans les parties voisines sous l'omoplate. Je lui proposai l'extirpation du membre, parce que je la reconnaissais indispensable; il la rejeta avec humeur et ne voulut plus en entendre parler. Sur ce refus, je fis appeler en consultation un de mes collègues, qui fut d'avis de ne point faire l'opération. Je dus donc me borner au pansement simple après avoir rempli les indications, et je fis évacuer ce général sur Paris. Les accidens graves que j'avais annoncés se déclarèrent; et, sans laisser la moindre interruption, ils se terminèrent par la mort du malade. Je fis réunir tous les autres blessés dans les hospices de Montereau où je les fis panser, et successivement évacuer sur la capitale.

On poursuivit vainement l'ennemi dans diverses directions; il ne fut pas possible de l'atteindre. On fit des marches et contre-marches. Cependant

une de ses colonnes s'arrêta dans Méry à l'instant où nous comptions traverser cette ville pour
nous rendre à Arcis-sur-Aube, qui était devenu
le point central des opérations militaires. Au moment de l'attaque, l'ennemi brûla le pont et mit
le feu dans la ville. Il ne fut plus possible de
passer, et l'on rétrograda pour se porter sur Troyes.
L'affaire de Méry nous donna quelques centaines
de blessés, du nombre desquels était l'un des
généraux de l'avant-garde, le baron Gruyères,
que je pansai sur le champ de bataille. Il avait eu
le bras droit traversé par une balle ; la partie
moyenne de l'os était fracassée, mais les parties
molles peu endommagées. Cette blessure était
bien moins grave que celle du général Château ;
aussi je me refusai à faire l'amputation du membre,
quoique le blessé le demandât. Il fut pansé avec
soin et évacué sur Paris, où mon neveu, Auguste-
Alexis Larrey, chirurgien aide-major, l'accompagna et lui continua ses soins jusqu'à sa guérison
qui eut lieu à la fin du quatrième mois.

Après plusieurs courses et plusieurs manœuvres
que leur rapidité permettait à peine d'observer,
on parvint enfin à forcer l'ennemi de s'arrêter et
d'accepter une bataille rangée. La majeure partie
de ses forces prit en effet position sur les montagnes de Craönne, ses avant-gardes s'étendant
jusqu'à Corbini, sur la grande route. Ils furent

attaqués dans cette dernière position par quelques détachemens de la garde. Cette première attaque nous donna très-peu de blessés, du nombre desquels était le général Cambronne, dont la blessure, quoique grave, ne nous a offert rien de particulier.

Après avoir forcé la première ligne de l'ennemi, on s'empara de Craonne, et les deux armées se trouvèrent en présence le 7 au matin, occupant la plaine qui couvre le plateau situé à une demi-lieue en avant de ce bourg.

L'attaque simultanée ne tarda pas à se faire; la bataille devint sanglante et se prolongea jusqu'à l'approche de la nuit. La résistance de l'ennemi fut d'abord très-forte; mais, quoique très-supérieur en nombre, il fut obligé de céder à la valeur éprouvée de nos soldats, qui enfoncèrent ses lignes, rompirent les colonnes et les forcèrent à la retraite.

Cette journée nous donna mille à douze cents blessés, dont le quart au moins était atteint grièvement. Parmi ces derniers, quatre-vingt-dix environ ont subi une ou deux amputations. Les généraux dont les noms suivent avaient reçu également des blessures graves.

Le premier fut le maréchal Victor, duc de Bellune, qui concourut puissamment au succès de la journée; il fut atteint d'une balle à la cuisse gauche. Ce projectile avait traversé le membre du côté interne au point diamétralement opposé. L'artère fémorale avait été dénudée de son enveloppe celluleuse, et tout faisait craindre sa rupture par le moindre effort ou par l'effet de la suppuration. J'eus soin de bien débrider l'entrée et la sortie de la balle, de mettre la cuisse dans un bandage contentif, et de faire porter cet honorable blessé sur une litière qui fut construite à Craönne. Malgré ces secours et ces précautions, M. le maréchal a éprouvé, pendant le traitement de ses blessures, plusieurs accidens qui retardèrent la guérison de quelques semaines.

Le général en chef de la cavalerie, comte Grouchy, reçut, d'un boulet de canon, au moment d'une charge impétueuse, une contusion violente au genou droit. Son cheval, atteint du même boulet, fut abattu et tué sous lui. Le général fut renversé, ce qui aggrava l'accident. Il fut d'abord pansé avec les résolutifs, et transporté à Craönne, où je le vis la même nuit. L'engorgement inflammatoire qui était déjà survenu, nécessita l'application de plusieurs ventouses scarifiées, et celle des cataplasmes émolliens anodins, qu'on a eu soin de continuer. Le général a été assez heureux pour conserver la jambe et les facultés de la progression.

Le général comte de la Férière fut transporté

à la même ambulance, établie au moulin......
immédiatement derrière le champ de bataille.
Un boulet de canon lui avait emporté, avec le
talon, la moitié interne des os du tarse, et fracassé les deux premiers os du métatarse. La malléole interne était rompue, et le fracas s'étendait
dans l'articulation tibio-tarsienne. Le blessé ayant
reconnu, comme plusieurs chirurgiens-majors qui
se trouvaient à l'ambulance, la nécessité de l'amputation immédiate, me témoigna le désir de la
voir pratiquer au bas de la jambe. Je me refusai à
remplir ses vues, sachant, par expérience, ainsi
que je crois l'avoir démontré dans un autre article
de mes Campagnes, que cette amputation réussit
rarement, et qu'elle n'offre aucun avantage réel
sur celle qu'on pratique au lieu d'élection indiqué
par tous les auteurs, et que j'ai porté à quelques
lignes au-dessus. Je donnai donc la préférence à
cette dernière, et je la fis avec toute la célérité possible. Malgré l'extrême sensibilité de ce général,
il la supporta avec le plus grand courage. Il y eut
quelques orages pendant le traitement de la plaie
du moignon, dont j'avais rapproché les bords
avec un linge fenêtré; car une réunion immédiate faite sur les parties sensibles, chez ce sujet
extrêmement irritable, aurait indubitablement
provoqué le tétanos. Il a eu la plus grande peine
à supporter l'appareil simplement contentif dont
on a fait usage pendant le traitement. Il n'a jamais

pu souffrir le bandage roulé autour du moignon. Cette imperfection dans les pansemens a empêché la soudure du péroné avec le tibia, qui se fait constamment après l'amputation de la jambe (comme je l'ai dit ailleurs), et qui doit avoir lieu pour diminuer le volume du moignon et donner plus de solidité à la sustentation.

Le général de la Férière est parfaitement guéri, mais l'écartement et la mobilité de ces deux fragmens d'os lui causent de la douleur et de la gêne pendant la progression.

Le général comte de Sparre avait reçu un éclat d'obus qui avait produit une plaie considérable à la jambe droite, avec déperdition de substance aux tégumens et fracas dans toute l'épaisseur de la partie moyenne du tibia. C'est un de ces cas où l'amputation semblait être indiquée : cependant le péroné et les muscles de la partie postérieure du membre étant intacts, je conçus l'espoir de lui conserver la jambe. Je débridai d'abord la plaie ; je fis l'extraction des principales esquilles et réduisis cette blessure à l'état de la plus grande simplicité possible. J'appliquai ensuite un appareil à fracture, et fis transporter le général à Paris, où il arriva sans avoir éprouvé d'accident ; il n'y en eut pas non plus dans le cours de la maladie, et il a été conduit à une guérison d'autant plus heureuse, qu'il marche aujourd'hui sans béquilles.

Ce succès extraordinaire doit être attribué spécialement à l'opération qui a été faite sur-le-champ, et au genre d'appareil à fracture (objet d'un mémoire particulier) que nous avons toujours employé avantageusement.

Après avoir assuré, pendant le combat, les secours à donner aux blessés que j'avais réunis à l'ambulance du moulin où j'avais opéré les généraux déjà nommés, je dus me rendre au bourg de Craönne pour y organiser une ambulance et faire panser les blessés qui s'y étaient réfugiés et qui n'avaient encore reçu aucun soulagement. Ici j'éprouvai les plus grandes difficultés pour leur administrer les secours les plus indispensables. Je fis réunir dans des maisons particulières abandonnées tous les blessés dispersés dans cette commune. Je laissai près de ces malades une division de chirurgiens dont on ne saurait assez faire l'éloge.

Ce devoir étant rempli, je me transportai en toute hâte à l'ambulance de la première ligne de bataille, qu'on avait établie pendant le combat, dans la ferme de Hurbise : plus de deux cents blessés, presque tous mutilés par des coups de feu d'artillerie, avaient été oubliés dans la cour de cette ferme ; on les apercevait à peine ; les uns étaient cachés dans le fumier, d'autres étaient couverts de neige. Quoique nous fussions éloignés de l'armée et entourés de Cosaques, je crus devoir m'exposer à être fait prisonnier avec mes collaborateurs, plutôt que d'abandonner ces infortunés au triste sort qui les attendait. Plusieurs avaient déjà péri d'hémorragie ou des douleurs aiguës occasionnées par la dilacération et l'attrition complète des membres. Je pris cependant quelques précautions : d'abord je fis appeler tous les paysans du village contigu à la ferme, en leur faisant recommander d'apporter, pour les blessés, du pain, de la viande, du vin et de la bière; ensuite je chargeai l'un des officiers de santé les plus intelligens, M. Desruelles, de faire remettre à ces paysans les armes de ces blessés, et de placer ces hommes ainsi armés aux portes de la ferme, afin qu'ils veillassent à la sûreté du lieu pendant que nous serions occupés du pansement.

Quelques draps de lit, des rideaux de fenêtres, de l'étoupe et les chiffons que nous trouvâmes dans cette ferme, servirent à la confection de nos appareils. Tout étant disposé, je commençai les opérations, et fis toutes celles qui présentaient quelques difficultés. Ces blessés étaient ensuite placés au fur et à mesure dans les étables et l'intérieur de la maison. Les paysans qui avaient veillé à notre conservation leur fournirent les subsistances dont ils avaient besoin. Je laissai auprès d'eux quelques officiers de santé qui devaient les accompagner jusqu'à leur destination, lorsqu'ils seraient évacués; et nous rejoignîmes pendant la nuit le quartier général à Champignon.

A notre arrivée, nous trouvâmes les troupes en marche pour Laon, alors occupé par les Prussiens. On fit de vaines attaques; et on livra plusieurs combats inutilement; il fallut renoncer à la prise de Laon, dont la position est d'ailleurs inaccessible. Ces combats opiniâtres, qu'on aurait peut-être pu éviter, nous donnèrent beaucoup de blessés, presque tous appartenant à la jeune garde. Ils furent pansés aux lieux des combats et évacués sur Soissons, où nous ne tardâmes pas à nous rendre. Pendant le séjour que nous y fîmes, je visitai les hôpitaux et j'y fis faire quelques améliorations. Je fis classer les malades qu'on avait rassemblés pêle-mêle dans divers locaux, dont quelques-uns furent supprimés à cause de leur insalubrité. Plusieurs centaines de blessés russes avaient surtout besoin de secours: je les fis tous réunir dans un seul local, et, après les avoir fait panser sous mes yeux, je les recommandai spécialement à l'administration des hospices et au commissaire des guerres. De Soissons nous passâmes à Reims, où nous essuyâmes encore un combat sérieux. Les gardes d'honneur, commandés par le général comte de Ségur, se couvrirent de gloire dans l'attaque de cette ville. Ils enlevèrent les premiers postes et les batteries de la porte d'entrée avec une rapidité inconcevable et une intrepidité rare. Nous eûmes peu de blessés, du nombre desquels était le comte de Segur lui-même. Nous trouvâmes dans les hôpitaux de cette place environ quatre cents blessés russes et prussiens. Je fis respecter les officiers de santé de ces nations; on les laissa auprès de leurs malades, à qui ils administrèrent avec nous tous les secours dont ils avaient besoin.

Je fis quelques opérations délicates, dont deux extirpations du bras à l'épaule. J'ai été informé depuis que ces deux sujets étaient guéris. J'ai admiré le zèle et l'activité de M. Noël, chirurgien-major de l'hôpital militaire où étaient ces blessés étrangers. J'ai eu également à me louer des soins attentifs que M. Quesnel, chirurgien-major de l'hôtel-dieu, et tous les autres officiers de santé de Reims, ont donnés à nos malades.

L'ennemi avait effectué sa retraite sur Arcis. On le poursuivit à marches forcées, et on atteignit ses arrière-gardes au passage du pont. Quoique la position fût avantageuse et facile à défendre, il n'y eut presque pas de résistance, et les troupes étrangères, en abandonnant la ville, allèrent se mettre en bataille au fond de la plaine. Notre avant-garde s'avança rapidement; et, dans la persuasion sans doute que nous n'avions affaire qu'à une portion des troupes coalisées, elle se déploya au sortir d'Arcis et marcha en avant.

Je suivis ce mouvement rapide avec deux ou

trois de mes élèves; mais bientôt je vis avec étonnement fondre sur nous des nuées de Cosaques, qui ne tardèrent pas à couvrir toute la plaine. Nous allions être enveloppés lorsque le chef de l'armée fit former des carrés avec le petit nombre de troupes qu'il avait sous les yeux, et les appuya aux murs de la place, où ils étaient protégés par quelques pièces de canon. La prise de notre avant-garde aurait ouvert aux ennemis les portes de la ville, dans laquelle il aurait pu y avoir une échauffourée. La ferme contenance de ce petit corps de troupes donna le temps à la garde d'arriver et de se déployer en bataille derrière les carrés. A l'aspect des bonnets de nos grenadiers, les Russes se retirèrent et allèrent reprendre leur première position. Toute l'armée s'avança, et l'on avait lieu de croire à une bataille rangée, qu'on offrit inutilement toute la journée. J'étais rentré en ville pour y faire continuer le pansement de nos blessés, que j'avais fait réunir à l'hospice et dans une grande maison. A l'entrée de la nuit, on retourna sur ses pas et l'on repassa la rivière. Dans cette retraite, qui se fit avec ordre, nous eûmes encore des blessés, qui furent pansés et successivement évacués vers les ambulances de l'intérieur.

Au lieu de se porter sur Paris, l'armée française marcha sur Saint-Dizier, et l'on découvrit ainsi le chemin de la capitale. L'armée des coalisés profita de cette contre-marche pour s'emparer des routes, tandis qu'elle nous fit poursuivre par un corps de cavalerie.

De Saint-Dizier on marcha sur Vassy, d'où nous revînmes immédiatement à Saint-Dizier, où l'on rencontra le corps de cavalerie dont nous avons parlé : après l'avoir combattu et dispersé, on changea tout-à-coup le plan des opérations militaires, et l'on se porta en toute hâte sur Troyes pour s'avancer de là vers l'intérieur.

A notre arrivée à Troyes, nous acquîmes la conviction que la nouvelle qu'on nous avait donnée à Saint-Dizier, de la marche des armées des coalisés sur Paris, était vraie. On s'y dirigea à grandes journées ; mais comme les ponts sur la Seine étaient coupés, il nous fallut passer à Sens et à Pont-sur-Yonne. Cette route nous retarda de vingt-quatre heures, et la capitale venait de se rendre lorsque nos avant-gardes entrèrent à Fontainebleau.

C'est ici que se termine ma vingt-quatrième campagne. Nos armées apprenant l'occupation de Paris, se déterminèrent à capituler. La France entière fut rapidement envahie par les troupes nombreuses des puissances étrangères. Le gouvernement politique de la France fut changé. Napoléon abdiqua l'autorité suprême, se retira dans l'île d'Elbe, et l'ancienne famille de nos rois fut replacée sur le trône. J'entrevis enfin le terme de mes fatigues et des pénibles vicissitudes que je n'avais cessé d'essuyer jusqu'à ce moment.

Pour m'acquitter entièrement de mes obligations, je m'empressai d'adresser au ministre de la guerre un rapport où j'exposais, comme premier chirurgien de la grande armée, le résultat des opérations relatives à mon service, pendant les dernières campagnes. Cette armée ayant été licenciée, je me rendis à Paris avec les principaux membres du quartier général administratif, dont les fonctions avaient cessé. A mon arrivée je repris, à l'inspection du service de santé des armées, et à l'hôpital militaire du Gros-Caillou, mes fonctions d'inspecteur général et de chirurgien en chef.

Quelque pénible qu'ait été pour moi la perte de l'un de ces emplois [1], je ne me suis pas moins livré à de nouvelles recherches sur les causes peu connues de plusieurs des maladies dont j'ai fait mention, regardant d'ailleurs l'estime et la considération publiques comme la récompense la plus flatteuse pour l'homme sensible, et la plus digne de son ambition : heureux si j'ai pu la mériter par le zèle que j'ai mis à remplir mes devoirs, et par les efforts que je n'ai cessé de faire pour concourir aux progrès de la science à l'étude de

[1] L'inspection générale a été supprimée le 15 janvier 1816, et elle a été remplacée par un Conseil de santé.

laquelle je me suis consacré ! heureux surtout si je puis encore être utile à ma patrie en lui offrant les résultats de mes travaux, de mes observations, et de trente années d'honorables services !

FIN.

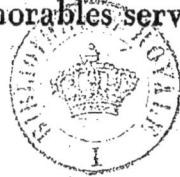

FAUTES A CORRIGER.

Depuis la page 154 (5e partie) jusqu'à la page 283 inclusivement, au lieu du titre courant : *Campagne de Russie*, il faut *Campagne de Saxe*.

Depuis la page 315 jusqu'à la page 363 inclusivement, au lieu du titre courant : *Mémoire sur les plaies de la vessie*, il faut, *Réflexions sur certaines lésions des artères*.

Depuis la page 428 jusqu'à la page 434 inclusivement, au lieu du titre courant : *Mémoire sur le cautère actuel*, il faut, *Notice sur l'extirpation du bras à l'article*.

Page 36, ligne 10, où, *lisez* ou.

96	3, cours, *lisez* secours.
103	3, inquiété, *lisez* inquiétés.
115	2 de la note, au lieu à 22 degrés : le lendemain il descendit à 18, *lisez* à 20-0 ; le lendemain il fut à 18.
262	23, antérieures, *lisez* intérieures.
283	25, aglutinées, *lisez* agglutinées.
367	25, muscle spoas, *lisez* muscle psoas.
399	20, ce raccourcissement, subi par l'application, etc., *lisez* ce raccourcissement subit, opéré par l'application, etc.
401	27, douleureux, *lisez* douloureux.
416	11, cicatrisatrion, *lisez* cicatrisation.
433	20, et que la majeure partie, etc., *lisez* et que la plupart, etc.
435	10, le 13 dudit mois, *lisez* le 19 dudit mois.

TABLE

DES MATIÈRES

CONTENUES

DANS LE QUATRIÈME VOLUME.

CAMPAGNE DE RUSSIE.

CAMPAGNE DE SAXE.

FIN DE LA TABLE DU QUATRIÈME VOLUME.

TABLE GÉNÉRALE,

ANALYTIQUE ET ALPHABÉTIQUE

DES MATIÈRES

CONTENUES DANS LES QUATRE VOLUMES.

A.

Abcès du foie à la suite des plaies de tête, IV, 176. — à la suite de l'hépatitis, II, 45. Abcès par congestion dus à la carie des vertèbres et des surfaces articulaires de l'articulation coxo-fémorale, II, 397; IV, 367, 369; Observations, IV, 372, 376, 381; traitement, IV, 397, 401, 418, 419 et suiv.

Abdomen (plaies de l'), III, 90, 262, 433; IV, 269; — avec issue de l'épiploon, IV, 273; observations, IV, 278. Contusions de l'abdomen, III, 334.

Aiguilles à suture et à anévrisme présentées à l'Académie de chirurgie avec un Mémoire qui fut couronné, I, 61.

Amaurose, I, 220; — due au froid, guérie par le moxa, III, 269.

Ambulances volantes créées par l'auteur à l'armée du Rhin, I, 58; heureuse influence de cette institution sur le moral des soldats, I, 66; — à l'armée d'Italie, I, 150.

F.

G.

H.

I.

J.

K.

L.

M.

N.

Nécessité d'amputer sur-le-champ. *Voyez* Amputations.

Nerfs; inconvéniens de leur ligature dans les amputations et l'opération de l'anévrisme, II, 293.

Nez (plaies du), III, 328.

Nourriture de bonne qualité et l'exercice sont les meilleurs préservatifs contre les maladies, I, 72.

Nyctalopie observée sur un vieillard qui avait séjourné trente-trois ans dans un cachot très-obscur, I, 6.

O.

Ophthalmie endémique en Égypte; ses causes, ses signes; traitement, I, 203; résultat singulier de cette inflammation, II, 270.

Opium uni au nitrate de potasse et au camphre, est le meilleur moyen à opposer au tétanos traumatique, I, 271.

Oreilles (plaies des), IV, 239.

Os du crâne (carie des), IV, 385. Comment les fibres des os se comportent dans la solution de continuité de ces parties, IV, 184.

P.

Paniers d'ambulance portés par des chameaux, I, 278.

Paralysie des extrémités supérieures à la suite de blessures légères des épaules, sans lésion des nerfs principaux, II, 133; traitement, II, 134.

Peste d'Égypte (Mémoire sur la), I, 316; elle n'a pas son siége dans les glandes, comme on l'a prétendu; les autopsies faites par l'auteur l'ont mis à même de constater

Plaie du bras, par l'action combinée d'un boulet et d'une portion de lame de sabre, guérie sans ligature, bien que l'artère brachiale fût certainement ouverte, III, 29. *Voy.* Amputation, Articulation, etc.

—des artères, IV, 314. *Voy.* ce mot.

Rapidité de la guérison des plaies en Égypte, II, 136.

Plique (Mémoire sur la), III, 99; IV, 15. Priorité de l'auteur dans la détermination de la nature de cette maladie reconnue factice.

Poitrine (plaies de), amènent la mort par l'hémorragie quand le poumon est lésé; utilité de la réunion dans ce cas; préceptes importans, II, 151. Observations, II, 152, 154. Plaie superficielle de poitrine, III, 79. Plaie de poitrine avec fracture du sternum, et sortie du projectile par le lieu de son entrée, III, 80,—qui provoqua un emphysème général, IV, 11. Corps étrangers dans la poitrine; leur extraction, IV, 250; observation d'un cas où il fallut couper la presque totalité d'une côte, IV, 253.

Poumon (hernie du), III, 91.

Pustule maligne, sorte de peste locale, I, 43. Mémoire sur la pustule maligne, I, 104.

R.

Rachialgie, IV, 366, 369 et suiv.

Rapport sur le résultat des opérations faites par les chirurgiens de l'armée française dans la campagne de Saxe, IV, 176.

Résection des extrémités articulaires des os, désapprouvée par l'auteur, II, 132.

S.

Sacro-coxalgie, **IV**, 386, 388 et suiv.

Sangsues avalées par les Français en Égypte; accidens qui en furent la suite, et moyens curatifs, I, 359.

Sarcocèle (Mémoire sur le), II, 110. Procédé opératoire de l'auteur, II, 121; observations, II, 122.

Scorbut (réflexions sur le), II, 272.

Soudure des deux os du moignon après l'amputation de la jambe, IV, 470.

Spiritueux, nuisibles dans le traitement des plaies d'armes à feu, I, 50.

Squelette de Soleyman-êl-Hhaleby, II, 100.—d'un sauvage de Lithuanie, IV, 17.

Submergés, soins qu'ils réclament, I, 83.

Suppuration; a paru préserver les blessés de la peste, I, 331.

Syphilis; est connue de temps immémorial en Égypte, II, 228.

T.

Tabes dorsalis (cause, symptômes et traitement du), II, 407.

Taille (opération de la) pratiquée sur une femme qui guérit en sept jours sans incontinence d'urine, I, 103; sur un autre sujet qui guérit en quinze, II, 136;—dans le cas de corps étrangers dans la vessie. *Voy.* ce mot.

Tête. Voy. Crâne.

Testicules (extirpation des), III, 423.

Tétanos traumatique observé au Caire, I, 131. Mémoire sur le tétanos, I, 235; utilité de l'application du cautère actuel sur la plaie, I, 242, 249. Le tétanos varie

suivant le nerf lésé, III, 286, 287. On trouve le nerf
médian lié et boursoufflé dans beaucoup de cas de tétanos symptomatique d'une plaie du bras amputé, III,
290. Cette affection est aussi souvent due à la répercussion
de la suppuration, III, 292; moyens à employer, III, 294;
observations, III, 297 à 307. Tétanos observé à Dresde,
IV, 168. Utilité de l'amputation pour la guérison de ce
redoutable accident, IV, 168.

U.

V.

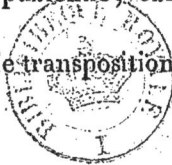

FIN DE LA TABLE GÉNÉRALE.

3

1

2

4

5

1. Pièce vue dans sa région post.ᵉ
2 et 3. Côté latéral et côté interne .
a.a.a. Artère poplitée oblitérée
b.b.b.b.b Ses portions sup.ᵗˢ
   étiolées ayant conservé leur
   calibre .
c c . Branche interne nouvelle
d.d. Branche externe nouvelle
e e . Anastomose nouvelle de la
   branche interne avec la
   tibiale post.ᵉ
f . Rameau de communication de
   la branche extérieure avec
   la tibiale ant.ᵉ
4 . Artère poplitée dans l'état sain
   en rapport avec l'arbitration
   du genou .
5 . Artère poplitée dans l'état sain ,
   isolée et avec ses rameaux .

PLAN ET SITUATION

des Ambulances

Établies depuis l'Abbaye de Koloskoi,

Jusqu'à MOSZAISK

Pendant et après la Bataille du 7 Septembre 1812.

dressé par ordre de M. le Baron LARREY,

Insp.l Gal Chirurgien en chef de la Grande Armée

par J.B. Sarlandiere Chirurgien Major.

Élévation de l'Abbaye de Koloskoi.

Échelle d'une lieue Française.

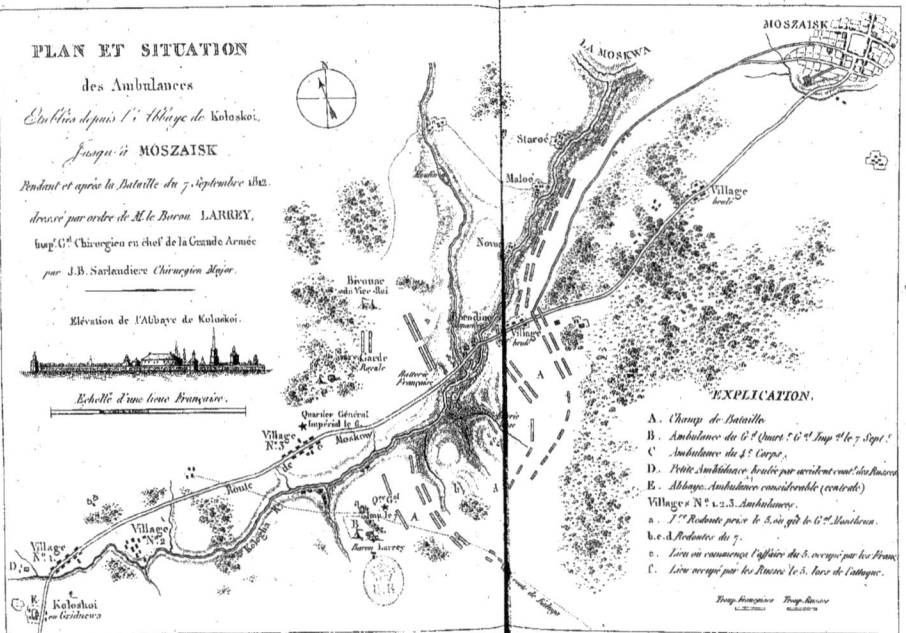

MOSZAISK

LA MOSKWA

Staroé

Maloe

Village
bouté

Novu

Bivouac
du Vice-Roi

Bendin

Village
bouté

Garde
Royale

Batterie
Française

Quartier Général
Impérial le 6.

Village
N.º 3.

Moskowf

Route de

Grand
Imp. le 7

Baron Larrey

Village
N.º 1.

Village

Koloskoi
ou Gridnews

EXPLICATION.

A. *Champ de Bataille.*
B. *Ambulance du G.d Quart.r G.al Imp.l le 7 Sept.e*
C. *Ambulance du 4.e Corps.*
D. *Petite Ambulance foulée par accident cont.l des Russes.*
E. *Abbaye. Ambulance considérable (centrale.)*
Villages N.º 1.2.3 *Ambulances.*
a. *1.re Redoute prise le 5, où git le G.al Montbrun.*
b.c.d *Redoutes du 7.*
e. *Lieu où commença l'affaire du 5, occupé par les Français.*
f. *Lieu occupé par les Russes le 5, lors de l'attaque.*

Troup. Françaises   Troup. Russes

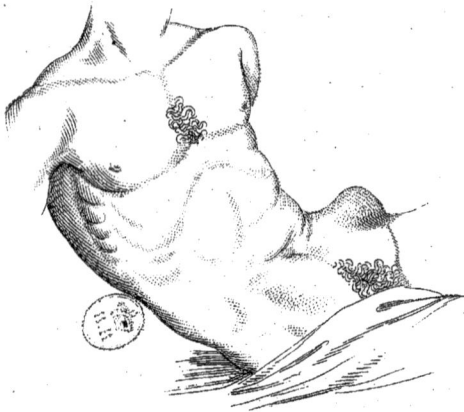

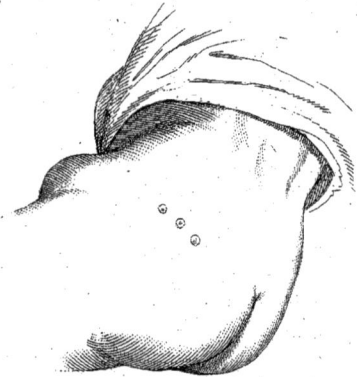

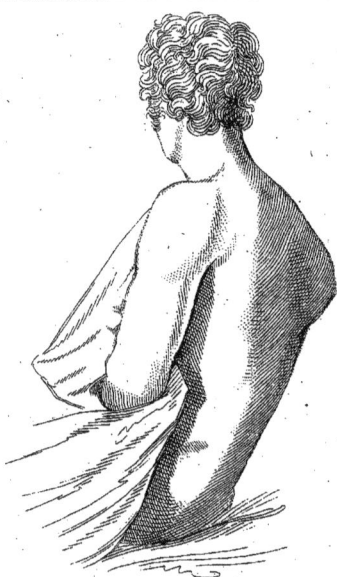

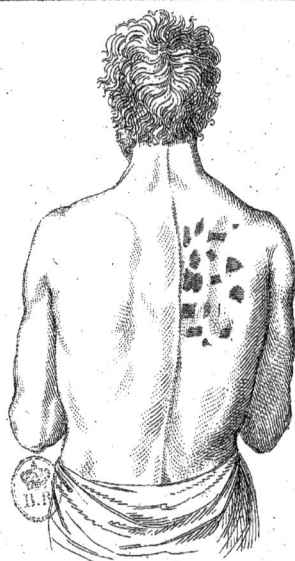

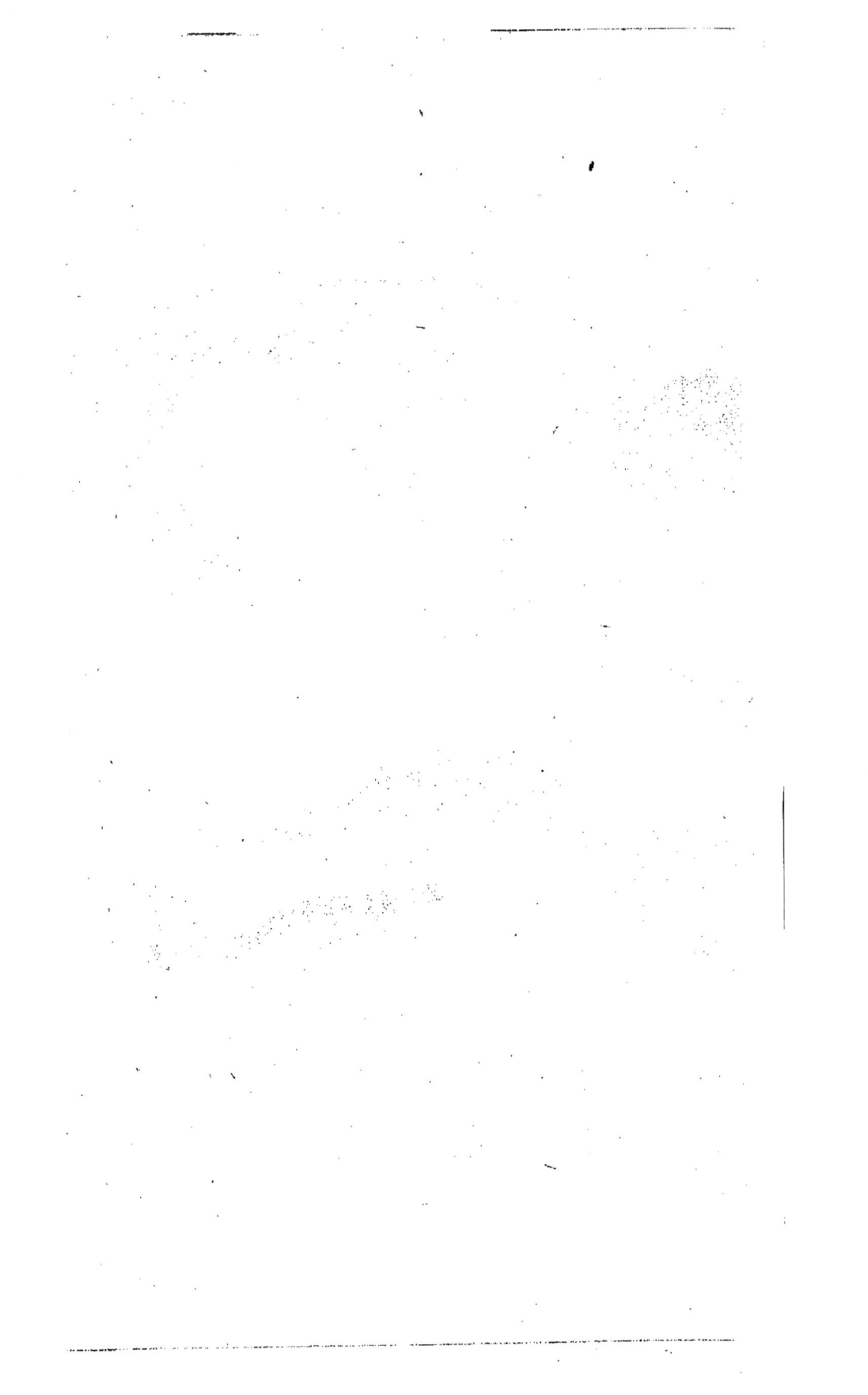

Procédé opératoire du B.ᵒⁿ Larrey.

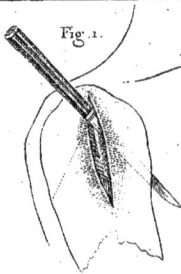

Fig. 1.

Fig. 3.

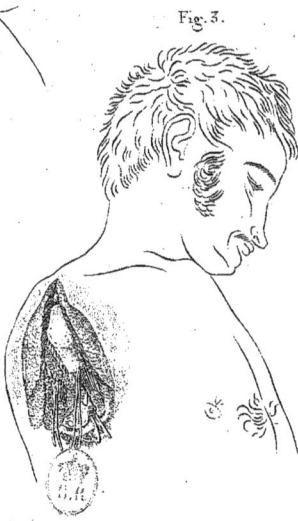

Fig. 2.

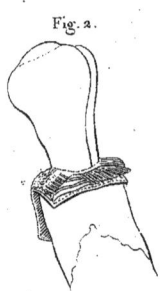

Fig. 4.

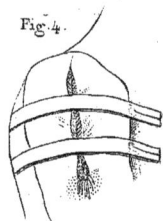

Fig. 1. Premier tems de l'opération, Couteau en position pour former les lambeaux.

Fig. 2. Tête de l'Humérus après sa désarticulation revêtue de sa capsule et lambeaux renversés.

Fig. 3. Résultat de l'opération représentant la coupe des Muscles et les ligatures.

Fig. 4. Réunion des lèvres de la plaie obtenue à l'aide des Bandelettes agglutinatives, les bouts des ligatures sortant par la gouttière.

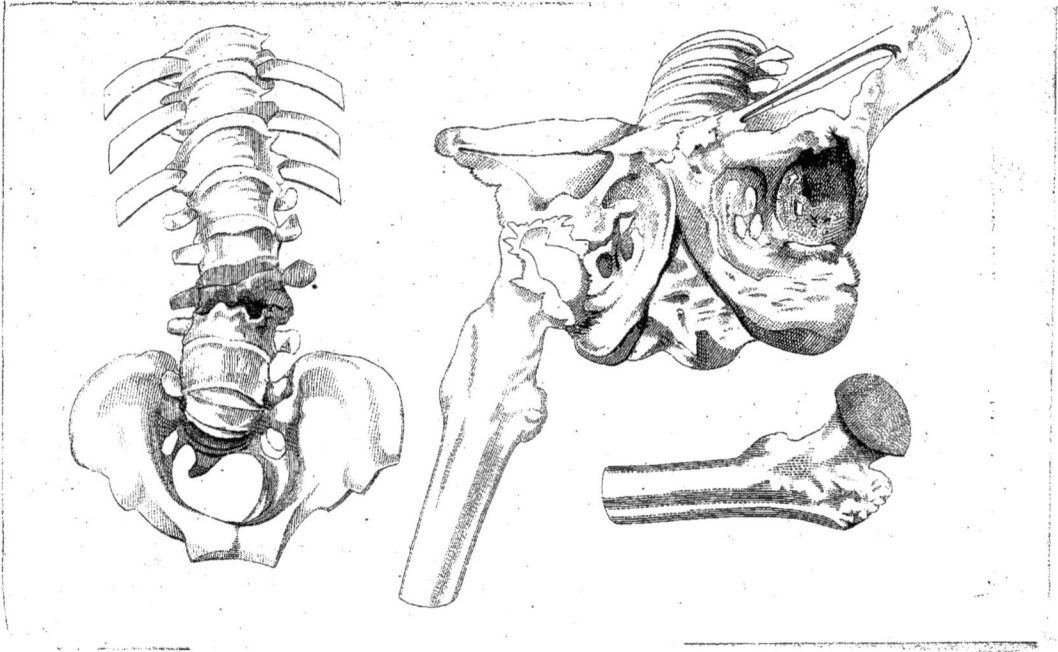

www.ingramcontent.com/pod-product-compliance
Lightning Source LLC
Chambersburg PA
CBHW060920220326

41599CB00020B/3030